儿科急危重症护理指南

于波　等　主编

吉林科学技术出版社

图书在版编目（CIP）数据

儿科急危重症护理指南 / 于波等主编. -- 长春：
吉林科学技术出版社，2020.9
　ISBN 978-7-5578-7608-1

Ⅰ. ①儿… Ⅱ. ①于… Ⅲ. ①小儿疾病－急性病－护
理－指南②小儿疾病－险症－护理－指南 Ⅳ.
①R473.72-62

中国版本图书馆 CIP 数据核字(2020)第 187557 号

儿科急危重症护理指南

主　　编	于　波等
出版人	宛　霞
责任编辑	孟　盟
助理编辑	米庆红
封面设计	济南华睿文化传播有限公司
制　　版	济南华睿文化传播有限公司
幅面尺寸	185mm×260mm　1/16
字　　数	288 千字
印　　张	12.75
印　　数	1-1500
版　　次	2020 年 9 月第 1 版
印　　次	2021 年 5 月第 2 次印刷

出　　版	吉林科学技术出版社
发　　行	吉林科学技术出版社
地　　址	长春市净月区福祉大路 5788 号
邮　　编	130118
编辑部电话	0431-81629509
网　　址	www.jlstp.net
印　　刷	保定市铭泰达印刷有限公司

书　　号	ISBN 978-7-5578-7608-1
定　　价	55.00 元

编 委 会

主 编　于　波　姚　云　薛　君　陈大飞
　　　　褚婷婷　刘桂梅

副主编（按姓氏笔画排序）
　　　　王　方　田　青　李　晨　肖　菲
　　　　陈丽华　杨　丹　张茂利　张芳芳

目　录

第一章 儿外科护理常规

第一节 小儿外科一般护理常规

（一）术前护理

1. 术前应做好心理护理，消除患儿家长的疑虑。
2. 完善术前各项检查。
3. 术前一日做好患儿的个人卫生，并做好过敏试验。
4. 根据手术需要按医嘱备血。
5. 术前晚保证患儿睡眠好，必要时可服用镇静药。
6. 术前8小时禁食、禁水。
7. 遵医嘱给予术前用药。
8. 患儿身上的贵重物品交由患儿家长保管，进手术室前嘱患儿排空大小便。

（二）术后护理

1. 病人术后回病房应向麻醉师及手术室护士了解手术过程中的情况，共同交接清楚，连接好各种引流管。
2. 病人全麻未清醒时应去枕平卧，头偏向一侧，及时清除口鼻腔分泌物及呕吐物，保持呼吸道通畅，防止呕吐物吸入呼吸道。
3. 密切观察生命体征的变化。
4. 注意保持各种引流管通畅，严密观察引流液的颜色、性质、量，如有异常及时报告医生。
5. 全麻清醒后6小时无呕吐，可给少量温开水或流质饮食。
6. 密切观察伤口渗血情况，如渗血较多及时报告医生处理。
7. 注意口腔卫生，保持口腔清洁。

第二节 颈部疾病护理常规

一、小儿肌性斜颈护理常规

（一）定义

小儿先天性肌性斜颈由一侧胸锁乳突肌挛缩所致头颈不对称畸形。

（二）症状体征

一侧胸锁乳突肌中下1/3处有一质硬的梭形肿块，肿块在出生后2~3周出现，头部向肌肉短缩的一侧倾斜屈颈，颈部向患侧旋转和向健侧屈颈受限。

（三）护理问题

1.运动障碍。与颈部向患侧作矫正畸形的活动受限有关。

2.疼痛。与手术刀口有关。

3.知识缺乏。患儿父母缺乏相应的知识。

（四）护理措施

1.术前护理

（1）按小儿外科护理常规护理。

（2）术前要为患儿洗澡、剪短头发，女孩的头发应固定在头顶部或枕后部。

2.术后护理

（1）术后6小时同全麻术后护理。

（2）监测生命体征。

（3）术后宜将患儿头部置于过度矫正的位置。

（4）观察伤口敷料有无渗出，渗血较多及时通知医生并协助处理。

（5）术后协助患儿坚持向斜颈相反方向锻炼治疗，每日3~4次，每次10~15分钟。

（五）健康宣教

出院后仍坚持下颏转向患侧，头倒向健侧的锻炼，防止切口粘连复发。

二、小儿颈部急性化脓性淋巴结炎护理常规

（一）定义

小儿急性化脓性淋巴结炎好发于颈侧、颌下等处，致病菌有乙型溶血性链球菌、金黄色葡萄球菌等。

（二）症状体征

局部淋巴结肿大、又疼痛。患者可有畏寒、发热、头痛、食欲减退等全身症状。扪诊时肿大的淋巴结与周围组织间稍可移动，质硬，有压痛。

（三）护理问题

1.疼痛。与手术刀口有关。

2.舒适的改变。与疾病疼痛有关。

3.知识缺乏。患儿父母缺乏相应的知识。

（四）护理措施

1.术前护理

（1）按小儿外科护理常规护理。

（2）术前要为患儿洗澡、备皮。

2.术后护理

（1）术后6小时同全麻术后护理。

（2）监测生命体征。

（3）遵医嘱应用抗生素。

（4）观察伤口敷料有无渗出，渗血较多及时通知医生并协助处理。

（五）健康宣教

1.防止受伤，禁止剧烈运动。

2.饮食指导，给予高蛋白、高热量、高维生素饮食。

3.定期复诊。

第三节　胸部疾病护理常规

一、小儿漏斗胸行胸膜外Nuss术护理常规

（一）定义

漏斗胸是一种先天性并常常是家族性的疾病，是由于膈中心腱过短或肋软骨过长，中心腱牵拉胸骨向后使其胸骨凹陷所致。

（二）症状体征

对称的漏斗胸不论年龄大小，胸骨与肋软骨之间没有非常大的角度。非对称性漏斗胸通常右侧凹陷较深、较陡，同时伴胸骨向右前旋转，随着病情的加重，整个胸廓失去正常形态。

（三）护理问题

1.疼痛。与手术刀口有关。

2.气体交换受损。与疾病本身、术后伤口疼痛有关。

3.焦虑。担心手术预后等。

4.潜在并发症。气胸、出血、肺不张等。

（四）护理措施

1.术前护理

（1）小儿外科术前护理常规。

（2）做好术前各项化验及检查。

（3）腹式呼吸训练。术前指导患儿及家长进行腹式呼吸的锻炼。

（4）有效咳嗽训练。术前指导患儿及家长进行有效咳嗽的锻炼。

（5）心理护理。以术前、术后的图片，病患实例介绍治疗效果，帮助其树立信心，并且打消其顾虑。

2.术后护理

（1）小儿外科全麻后护理常规。

（2）6小时内禁饮食。

（3）严密监测生命体征。

3.引流管的护理。保持胸腔引流管通畅，要妥善固定，防止扭曲、受压和脱落。观察引流尿液的性质、颜色及量，避免引流不畅。术后4 h检查胸片。

4.呼吸道护理。鼓励患儿进行腹式呼吸以增加肺活量，深吸气后进行有效咳嗽排痰，并给予雾化吸入以稀释痰液，促进排痰。

5.疼痛管理。镇痛泵持续镇痛3~4d，疼痛明显者再给予镇静剂，并加强心理护

理，分散其注意力。

（五）健康宣教

1.术后加强看护，防止受伤，禁止剧烈运动。

2.饮食指导，给予高蛋白、高热量、高维生素饮食。

3.制定康复锻炼计划，定期复诊。

二、小儿乳糜胸护理常规

（一）定义

乳糜胸是胸腔或纵隔内积聚富含三酸甘油酯、脂酸、蛋白、免疫球蛋白和淋巴细胞的乳糜液。

（二）症状体征

外伤性乳糜胸常在伤后2~10天出现，乳糜先积聚于后纵隔，X线片见肿物，穿破至胸腔后肿物消失，患儿出现面色青紫、呼吸困难、低血压。患侧呼吸音弱。

非外伤性乳糜胸因肺组织受压有呼吸困难，活动后加重，胸部疼痛等乳糜液多不继发感染，对胸膜表面亦无刺激，故胸部剧痛和发热少见。

（三）护理问题

1.疼痛。与手术刀口有关。

2.气体交换受损。与疾病本身有关。

3.潜在并发症。营养不良、免疫缺陷等。

（四）护理措施

1.术前护理

（1）小儿外科术前护理常规。

（2）做好术前各项化验及检查。

（3）呼吸道的准备。指导病人如何有效咳嗽、锻炼肺活量，有利于肺的复张。

（4）心理护理。以术前、术后的图片，病患实例介绍治疗效果，帮助其树立信心，并且打消其顾虑。

2.术后护理

（1）小儿外科全麻后护理常规。

（2）术后半卧位利于引流。

（3）严密监测生命体征。

3.引流管的护理。保持胸腔引流管通畅，要妥善固定，防止扭曲、受压和脱落，还应密切观察病人引流液的颜色、量、性状。

4.呼吸道护理。定时协助病人翻身叩背，鼓励病人有效咳嗽，促进肺膨胀。痰液黏稠不易咳出者，可行口、鼻给予吸痰，确保呼吸道通畅，减少肺部并发症。且给病人讲解咳嗽的重要性。

（五）健康宣教

1.术后加强看护，防止受伤，禁止剧烈运动。

2.饮食指导，给予高蛋白、高热量、低脂肪、高维生素饮食。

3.每天进行深呼吸、有效咳嗽、咳痰训练肺功能。

4.定期门诊复查，如有不适随时就医。

第四节　腹部疾病护理常规

一、小儿先天性肥大性幽门狭窄护理常规

（一）定义

系幽门的环肌肥厚，致幽门腔狭窄而发生的不全梗阻，是常见的消化道畸形之一，一般多于出生后2~4周发病。

（二）症状体征

1.呕吐。表现喷射性呕吐，进行性加重。呕吐物为带凝块的奶汁，不含有胆汁。

2.尿少，便秘，消瘦。体重减轻，生长发育迟缓。频繁呕吐可引起碱中毒。

体征:为上腹部膨胀,体检可见自左向右慢慢移动的胃蠕动波,右上腹可摸到橄榄样肿物。

（三）护理问题

1.有窒息危险。与溢奶和呕吐有关。

2.营养失调。与反复呕吐有关。

3.体液不足。与呕吐、胃肠减压等有关。

4.知识缺乏。与患儿家长缺乏本病护理相关知识。

（四）护理措施

1.术前护理

（1）静脉输液，恢复体液及电解质平衡。

（2）抬高床头，右侧卧位，防止呕吐误吸。

（3）病情观察：

①呕吐情况：量、性质、次数。

②腹部体征：上腹部膨隆，能否触及橄榄形肿物。

③全身状态：精神状态、哭声、有无脱水征生命体征、尿量及电解质紊乱等。

2.术后护理

（1）按小儿外科及全麻术后护理常规护理。

（2）监测生命体征及每小时尿量。

（3）清醒后取半卧位，定时翻身、拍背，观察有无嗳气、呕吐及腹部情况。

（4）遵医嘱，先进水后喂奶，奶量由15ml开始，如不吐可逐渐加量。抱起喂奶或抬高床头右侧卧位。喂完后要叩背呕气。

（五）健康宣教

1.嘱家长按住院期间方法喂养患儿，进乳要慢，喂乳时应将患儿抱起。

2.出院后定期复诊，以便医生指导康复。

二、小儿腹腔镜先天性肥大性幽门狭窄护理常规

（一）定义

系幽门的环肌肥厚，致幽门腔狭窄而发生的不全梗阻，是常见的消化道畸形之一，一般多于出生后2~4周发病。

（二）症状体征

1.呕吐。表现喷射性呕吐，进行性加重。呕吐物为带凝块的奶汁，不含有胆汁。

2.尿少，便秘，消瘦。体重减轻，生长发育迟缓。频繁呕吐可引起碱中毒。

体征:为上腹部膨胀,体检可见自左向右慢慢移动的胃蠕动波,右上腹可摸到橄榄样肿物。

（三）护理问题

1.有窒息危险。与溢奶和呕吐有关。

2.营养失调。与反复呕吐有关。

3.体液不足。与呕吐、胃肠减压等有关。

4.知识缺乏。与患儿家长缺乏本病护理相关知识。

（四）护理措施

1.术前护理

（1）静脉输液，恢复体液及电解质平衡。

（2）抬高床头，右侧卧位，防止呕吐误吸。

（3）病情观察

①呕吐情况：量、性质、次数。

②腹部体征：上腹部膨隆，能否触及橄榄形肿物。

③全身状态：精神状态、哭声、有无脱水征生命体征、尿量及电解质紊乱等。

（4）遵医嘱备皮，完善术前准备。

2.术后护理

（1）按小儿外科及全麻术后护理常规护理。

（2）监测生命体征及每小时尿量。

（3）清醒后取半卧位，定时翻身、拍背，观察有无嗳气、呕吐及腹部情况。

（4）遵医嘱，先进水后喂奶，奶量由15ml开始，如不吐可逐渐加量。抱起喂奶或抬高床头右侧卧位。喂完后要叩背呕气。

（五）健康宣教

1.嘱家长按住院期间方法喂养患儿，进乳要慢，喂乳时应将患儿抱起。

2.出院后定期复诊，以便医生指导康复。

三、小儿贲门成形术护理常规

（一）定义

食管-贲门失弛缓症（esophageal achalasia）又称贲门痉挛、巨食管、是由食管神经肌肉功能障碍所致的疾病，其主要特征是食管缺乏蠕动，食管下端括约肌（LES）高压和对吞咽动作的松弛反应减弱。

（二）症状体征

临床表现为咽下困难、食物反流和下端胸骨后不适或疼痛。

（三）护理问题

1.有感染危险。与呕吐误吸有关。

2.营养失调。与吞咽困难、反复呕吐有关。

3.体液不足。与呕吐、胃肠减压等有关。

4.知识缺乏。与患儿家长缺乏本病护理相关知识。

（四）护理措施

1.术前护理

（1）小儿外科术前护理常规。

（2）做好术前各项化验及检查。

（3）I型、II型早期非完全性梗阻患者术前进无渣软食或流质，每次进食后使用生理盐水口服冲洗，术前两天禁食。II型晚期和III型梗阻严重、食道积食者禁食，少量饮水。

（4）消化道准备。

（5）深静脉营养支持。

（6）心理护理：以术前、术后的图片，病患实例介绍治疗效果，帮助其树立信心，并且打消其顾虑。

2.术后护理

（1）①小儿外科全麻后护理常规。

②体位与早期活动。

③严密监测生命体征。

（2）引流管的护理：保持胸腔引流管通畅，要妥善固定，防止扭曲、受压和脱落。观察引流尿液的性质、颜色及量，避免引流不畅。

（3）饮食指导术后48小时左右拔除胃管，口服清水少许进行观察，术后第3天肠蠕动恢复后进食流质，少量多餐，术后第5天过渡到半流质饮食，术后第7天开始普食，以易消化、少纤维的软食为宜，细嚼慢咽,并增加水分摄入量,忌进食过多过饱，避免吃过冷或刺激性食物。

（4）并发症的观察：观察有无胃食管返流仍应列为重要监测项目，病人可表现为嗳气、返酸、胸骨后烧灼样疼痛、呕吐等症状。在患者进食时注意观察患者有无咽下困难等进食梗阻症状复发。如有上述症状出现，及时通知医生。

（5）疼痛管理：疼痛明显者再给予镇静剂，并加强心理护理，分散其注意力。

（五）健康宣教

1.术后加强看护，防止受伤，禁止剧烈运动。

2.饮食指导，进食易消化，少纤维食物，出院后可进软食1个月，再逐步恢复正常饮食。

3.制定康复锻炼计划，定期复诊。

四、小儿肠旋转不良、小肠闭锁护理常规

（一）定义

胎儿期肠道在发育过程中，因某种原因引起肠管血运障碍、肠腔完全或部分闭塞，出生后发生完全性或不完全性肠梗阻者为肠闭锁或肠狭窄。

（二）症状、体征

呕吐、腹胀、不排胎粪等症状，典型的症状是出生后有正常胎粪排出，出生后3~5天突然发生大量胆汁性呕吐，排便量减少或便秘。

（三）护理问题

1.有窒息危险。与呕吐有关。

2.营养失调。低于机体需要量 与呕吐有关。

3.体液不足。与呕吐、胃肠减压等有关。

（四）护理措施

1.术前护理

（1）按小儿外科护理常规护理。

（2）禁食，持续胃肠减压，并注意引流物的性状及量。

（3）加强呼吸管理，取头高侧卧位，酌情给氧。

（4）有计划及时输液，纠正水、电解质紊乱，改善全身状况。

（5）病情观察：

①精神状态，哭声情况。

②生命体征。

③消化系统症状：呕吐、排便、肠鸣音及腹部情况等。

2.术后护理

（1）按全麻及小儿外科术后护理常规护理。

（2）麻醉清醒后予半卧位，定时翻身、拍背。

（3）持续胃肠减压，促进其消化功能的恢复。

（4）静脉输入高营养物质，预防低蛋白血症及贫血；加强输液管理，以免外渗导致组织坏死。

（5）注意观察：精神状态，生命体征，哭声，尿量（必要时每小时尿量），消化道症状（恶心、呕吐、排便等）及腹部情况等，准确记录24小时出入量，警惕水、电解质紊乱及肠道并发症发生。

（6）术后4~5天，患儿胃肠功能恢复，可进少量盐水；如无呕吐，再进流质或母乳，应从少量开始。

（7）预防感染，按医嘱应用抗生素。

（五）健康宣教

1.嘱家长按住院期间方法喂养患儿，进乳要慢，勿暴饮暴食。

2.患儿腹胀，呕吐及时就诊。

五、小儿直肠肛门畸形—肛门闭锁或狭窄护理常规

（一）定义

先天性直肠肛门畸形是胚胎时期后肠发育障碍所致的消化道畸形（肛门直肠的闭锁、狭窄、肛门移位）。

（二）症状体征

症状：多表现为低位肠梗阻的症状，生后24h无胎便排出，或仅有少量的胎便从尿道或会阴口挤出来。

体征：绝大多数直肠肛门畸形患儿肛门部位无正常的肛门存在。恶心、呕吐初为胆汁，逐渐呈粪便样物，渐进性腹胀。

（三）护理问题

1.排便异常。与直肠肛管畸形有关。

2.有感染危险。与粪便经异常瘘口，造成逆行感染有关。

（四）护理措施

1.术前护理

（1）禁食，胃肠减压，静脉输液，注意观察有无呕吐。

（2）注意保暖，观察面色、呼吸、腹胀等情况。

（3）协助做好各种检查，了解有无其他畸形。

（4）观察外阴部有无胎便痕迹，并观察粪便出口。注意会阴部及脐部卫生，及时清洁粪污。

（5）肛门狭窄及直肠会阴前庭瘘者，术前1周回流灌肠，灌肠后扩肛或瘘管，注意观察粪便的性状及量，术晨清洁灌肠。

2.术后护理

（1）术后6小时按全麻术后护理。

（2）按医嘱禁饮食，胃肠减压直至肠蠕动恢复。

（3）注意生命体征、腹胀、排气、排便、腹部情况。

（4）会阴部暴露，观察创面是否红肿，出血及感染。保持肛门或结肠造露口周围皮肤清洁、干燥，便后及时用碘伏消毒。

（5）有导尿管者要观察尿量，并妥善固定。

（五）健康宣教

1.术后12~14天开始扩肛，以防肛门狭窄。

2.为防止造瘘口狭窄，需定期扩造瘘口。

3.指导和训练恢复排便功能，养成定时大便习惯。

六、新生儿坏死性小肠结肠炎护理常规

（一）定义

为一种获得性疾病,主要在早产儿或患病的新生儿中发生,最常发生在回肠远端和结肠近端,小肠很少受累,腹部X线平片部分肠壁囊样积气为特点,本症是新生儿消化系统极为严重的疾病。

（二）症状体征

以腹胀、呕吐、便血为主要症状,其特征为肠黏膜甚至为肠深层的坏死。

（三）护理问题

1. 体温升高。与细菌毒素有关。

2. 舒适度改变。腹胀、与肠壁组织坏死有关。

3. 腹泻。与肠道炎症有关。

4. 体液不足。与体液丢失过多及补充不足有关。

（四）护理措施

1．术前护理

（1）小儿外科术前护理常规。

（2）做好术前各项化验及检查。

（3）感染的预防，遵医嘱应用抗生素。

（4）禁食水，静脉高营养治疗，维持水电解质平衡。

（5）心理护理：加强对患儿家属心理护理，帮助其树立信心，并且打消其顾虑。

2．术后护理

（1）①小儿外科全麻后护理常规。

②禁食水，胃肠减压。

③严密监测生命体征及腹部情况。

（2）引流管的护理：保持引流管通畅，要妥善固定，防止扭曲、受压和脱落。观察引流的性质、颜色及量，避免引流不畅。

（3）伤口的护理，保持敷料清洁干燥，避免被大小便污染。

（4）疼痛管理：加强心理护理，分散其注意力。

（5）预防并发症：腹膜炎、肠穿孔，减轻消化道负担，促进其恢复正常功能。

（五）健康宣教

1.观察肢端温度及皮肤有无淤斑。注意腹部体征，以及大便的性质、次数及量。

2.提倡母乳喂养。

3.取侧卧位或半卧位。

4.每1~2个月复查，如有腹胀、呕吐等情况及时就医。

七、小儿腹腔镜梅克尔憩室切除术护理常规

（一）定义

梅克尔憩室是在胚胎发育过程中，卵黄管退化不全所形成的回肠远端憩室。临床上多无症状，往往因憩室出现并发症表现才就诊而获诊断。1808年Meckel首先发现憩室来源于卵黄管的残留，1812年他又对其胚胎学和临床表现及其并发症做了完整的描述，故该病得名梅克尔憩室。

（二）症状体征

本病的临床表现主要取决于憩室有无并发症以及并发症的种类和程度，表现为肠梗阻、消化道出血或急性憩室炎。

（三）护理问题

1.体温升高。与细菌毒素有关。

2.舒适度改变。腹胀 与肠梗阻有关。

3.血便。与憩室出血有关。

4.体液不足。与禁食、胃肠减压有关。

（四）护理措施

手术疗法

1.术前护理

（1）按小儿外科术前护理常规。

（2）遵医嘱留置胃管，备皮、给予开塞露灌肠，做好肠道准备。

2.术后护理

（1）按小儿外科术后护理常规护理。

（2）术后禁食、补液。

（3）患儿清醒后改半卧位或斜坡位。每两小时翻身一次，鼓励患儿早期下床活动（术后6小时开始），减少肠粘连发生。

（4）保持胃肠减压的通畅，观察腹痛、腹胀、腹肌紧张、肠鸣音、排气、排便情况、生命体征及切口情况。

（5）肠蠕动恢复，无腹胀，按医嘱给予是饮水，无不适后给予流质饮食，逐渐改为半流饮食到普食。进食原则：循序渐进，少量多餐，忌生冷饮食，便秘者，可进食温水果泥、蔬菜或用开塞露灌肠。

（6）观察大便情况，以了解有无出血现象。

（五）健康宣教

1.手术后1~2个月内，禁止剧烈活动学龄儿童可以避免体育一个月同时尽量少去公共场合,以减少呼吸道感染的可能。

2.康复出院后如患儿出现吐逆、腹胀、腹痛、发烧等不舒服症状，应随时来院就医。

八、小儿肠套叠护理常规

（一）定义

肠套叠是某段肠管进入邻近肠管内引起的一种肠梗阻。

（二）症状体征

阵发性腹痛、呕吐、血便呈果酱样、腹部蜡样包块等。腹部B超横断面常显示同心圆或靶环征,纵切面上呈套筒征。

（三）护理问题

1.有窒息危险。与反复呕吐有关。

2.疼痛。与肠系膜受牵拉和肠管强烈收缩有关。

3.血便。与肠管淤血出血有关。

4.体液不足。与禁食、胃肠减压有关。

（四）护理措施

非手术疗法：空气灌肠（适用于48小时内单纯肠套叠）。

1.空气灌肠前护理：

（1）按小儿外科术前护理常规护理。

（2）禁食、补液。

（3）灌肠前给患儿镇静剂和解痛剂。

2.空气灌肠复位后护理

（1）按小儿外科常规护理。

（2）禁食、补液，精神状态佳，有黄色大便排出，肠鸣音恢复正常，可进流质或半流质。

（3）注意观察精神状态、生命体征、脱水症状、大便性状、呕吐、腹痛、哭闹、腹胀、腹膜刺激征、有无阵发性哭闹等。

（4）空气灌肠失败或患儿全身情况欠佳、腹部高度膨隆、有腹膜刺激症状者，应做好术前准备。

（四）手术治疗

适应症：肠套叠超过24小时或空气灌肠复位不成功者或小肠间套叠或空气灌肠后复发者。

1.术前护理

（1）按小儿外科术前护理常规护理。

（2）禁食，胃肠减压，半卧位。

（3）静脉补充液体纠正脱水。

（4）高热者以物理降温为主，按高热护理常规，体温降至38.5℃以下方可手术。

（5）观察腹部情况，大便的颜色、哭声及精神状态等。

（6）观察尿量，必要时留置尿管，记每小时尿量。

2.术后护理

按肠梗阻术后护理。

（五）健康宣教

1.注意饮食卫生，进食易消化饮食，保持大便通畅，忌暴饮暴食忌生饮冷食。

2.饭后不宜剧烈运动和劳动，防止发生肠扭转。

3.有腹胀、腹痛等不适时，应及时到医院检查。

九、小儿粘连性肠梗阻护理常规

（一）定义

是腹部手术、炎症、创伤后形成的广泛性肠粘连，粘连带引起的肠管急性梗阻，是肠梗阻中最常见的一种类型。

（二）症状体征

呕吐、腹胀、腹痛、肛门停止排便排气等。

（三）护理问题

1.疼痛。与肠蠕动增强或肠壁缺血有关。

2.体液不足。与禁食、胃肠减压、频繁呕吐等有关。

3.潜在并发症。术后肠粘连、腹腔感染等。

（四）护理措施

1.术前护理

解痉剂的应用和呕吐的处理；维持体能平衡和运用抗生素；禁食和有效的胃肠减压；术前常规备皮、皮试和完善各项检查。

2.术后护理

（1）体位：常规给氧，保暖，防止误吸，麻醉清醒后4~6小时（生命体征稳定）

后给予半卧位。

（2）饮食：术后禁食、胃肠减压；遵医嘱做好饮食指导。

（3）术后治疗：禁食期间遵医嘱给予补液，保持水、电解质、酸碱平衡。

（4）活动：开腹术后的早期活动十分重要，有利于机体和胃肠道功能的恢复。如病情平稳，术后6小时即可开始下床活动。

（5）病情观察：术后应严密观察生命体征，腹部有无胀痛及呕吐，腹壁切口有无红肿及流出粪臭味液体，若有病情变化应及时处理，以防腹腔内感染或肠瘘等并发症的发生。

（五）健康宣教

1.出院后应注意饮食卫生，多吃易消化的食物，不宜暴饮暴食。

2.避免饭后剧烈运动。

3.保持大便畅通。

4.有呕吐、腹胀、腹痛等不适时及时就诊。

十、小儿腹腔镜肠粘连松解术护理常规

（一）定义

肠粘连是由于各种原因引起的肠管与肠管之间，肠管与腹膜之间，肠管与指导腹腔内脏器之间发生的不正常粘附。从粘连特征来讲有膜状粘连和索带状粘连两种情况；从粘连的本质来讲有纤维蛋白性粘连和纤维性粘连两个类型。

（二）症状体征

轻者可无任何不适感觉,或者偶尔在进食后出现轻微的腹痛、腹胀等，重者可经常伴有腹痛、腹胀、排气不畅、嗳气、大便干燥，腹内有气块乱窜，甚至引发不全梗阻。

（三）护理问题

1.疼痛。与肠蠕动增强有关。

2.舒适度改变。腹胀 与肠梗阻有关。

3.体液不足。与禁食、胃肠减压、频繁呕吐等有关。

（四）护理措施

非手术治疗

1.饮食管理。立即禁饮食。

2.严密观察病情变化，包括生命体征、腹部症状和体征，如高热，给予物理降温。

3.建立静脉通路。根据医嘱使用抗生素补液治疗。

4.取半坐卧位，较小婴儿斜坡位，并按医嘱予流质或禁食。

5.注意观察患儿的精神、食欲、生命体征、尿量、大便及腹部症状体征。

6.鼓励患儿下床活动。

7.非手术治疗期间，禁用止痛剂，以免掩盖病情，禁用泻剂及灌肠。

8.定时复查血常规。

手术疗法

1.术前护理

（1）按非手术疗法护理。

（2）按小儿外科术前护理常规。

（3）遵医嘱留置胃管，备皮、给予开塞露灌肠，做好肠道准备。

2.术后护理

（1）按小儿外科术后护理常规护理。

（2）术后禁食、补液。

（3）患儿清醒后改半卧位或斜坡位。每两小时翻身一次，鼓励患儿早期下床活动（术后6小时开始）。

（4）保持胃肠减压的通畅，观察腹痛、腹胀、腹肌紧张、肠鸣音、排气、排便情况、生命体征及切口情况。

（5）肠蠕动恢复，无腹胀，按医嘱给予流质饮食，逐渐改为半流饮食到普食。进食原则：循序渐进，少量多餐，忌生冷饮食，便秘者，可进食温水果泥、蔬菜或用开塞露，3天内禁止灌肠。

（五）健康宣教

1.手术后1~2个月内，禁止剧烈活动学龄儿童可以避免体育一个月同时尽量少去公共场合,以减少呼吸道感染的可能。

2.康复出院后如患儿出现吐逆、腹胀、腹痛、发烧等不舒服症状，应随时来院就医。

十一、小儿先天性巨结肠症护理常规

（一）定义

先天性巨结肠症是一种多因子遗传性疾病，即遗传和环境因素联合作用结果。

（二）症状体征

不排胎便或胎便排出延迟、腹胀等肠梗阻症状。

（三）护理问题

1.便秘。与远端肠段痉挛、低位肠梗阻有关。

2.营养失调。低于机体需要量 与便秘、腹胀有关。

3.生长发育迟缓。与呕吐、腹胀、便秘等有关。

4.知识缺乏。家长缺乏疾病治疗及护理的相关知识。

（四）护理措施

1.术前护理

（1）小儿外科术前常规护理。

（2）协助做好检查：腹部X片、钡剂灌肠造影（钡灌后次日注意洗尽肠内钡剂，以免肠内结块）等。

（3）给高热量、高蛋白、高维生素、易消化吸收的饮食；对消瘦、营养不良、贫血患儿输血、输液，改善营养状态。

（4）术前2周，每日用生理盐水回流灌肠一次。

（5）注意观察病情变化：体温、脉搏、呼吸、神志、精神状态、食欲、腹胀、呕吐，有无脱水、电解质失衡及贫血等。

（6）术前三日改全流质饮食，并给予肠道抗生素，术前一日进流质饮食或禁食、输液，预防术后感染。

（7）术前晚及术晨清洁灌肠。术前插胃管，抽空胃液。

2.术后护理

（1）按小儿外科术后护理常规护理。

（2）卧位：经腹手术后予半卧位（斜坡位），经会阴手术予平卧位。

（3）留置肛管，术后肛门少许渗血在24小时内属正常情况，并用稀释碘伏消毒肛门，保持肛周皮肤清洁。

（4）禁食，持续胃肠减压，观察引流液量、颜色、性状，腹部症状及肠鸣音恢复情况。肠功能恢复后开始进食以糖盐水—流质—半流质、软食的顺序进行。

（5）留置尿管，观察尿液性状及每小时尿量。

（6）观察患儿腹部、排便情况，发现异常及时报告医师。

（五）健康宣教

1.交待家长坚持排便训练，养成每日定时大便的习惯。

2.出院后定期复诊，以便医师依情指导康复。

十二、小儿急性阑尾炎护理常规

（一）定义

阑尾炎为各种原因引起的阑尾炎症改变，阑尾炎为小儿常见急腹症之一，居各种急腹症的首位。

（二）症状体征

1.症状

腹痛。多起于脐周或上腹部，开始疼痛严重，位置不固定，呈阵发性。数小时后疼痛转移至右下腹，疼痛呈持续加重。

胃肠道症状。常有呕吐、恶心、厌食、发热、便秘。

全身症状。早期可由乏力、头痛、发热等。

2.体征

右下腹压痛腹膜刺激征象。有腹肌紧张、反跳痛和肠鸣音减弱或消失。

（三）护理问题

1.疼痛。与阑尾炎症刺激、手术创伤有关。

2.体液不足。与禁食、胃肠减压、频繁呕吐等有关。

3.潜在并发症。切口感染、粘连性肠梗阻等 。

（四）护理措施

非手术治疗

1.饮食管理。立即禁饮食。

2.严密观察病情变化，包括生命体征、腹部症状和体征，如高热，给予物理降温。

3.建立静脉通路。根据医嘱使用抗生素补液治疗。

4.取半坐卧位，较小婴儿斜坡位，并按医嘱予流质或禁食。

5.注意观察患儿的精神、食欲、生命体征、尿量、大便及腹部症状体征。

6.阑尾脓肿者，应限制其活动，卧床休息，以防脓肿破裂引起急性腹膜炎。

7.非手术治疗期间，禁用止痛剂，以免掩盖病情，禁用泻剂及灌肠。

8.定时复查血常规。

手术疗法

1.术前护理

（1）按非手术疗法护理。

（2）按小儿外科术前护理常规。

2.术后护理

（1）按小儿外科术后护理常规护理。

（2）术后禁食、补液。

（3）患儿清醒后改半卧位或斜坡位。每两小时翻身一次，鼓励患儿早期下床活动（术后6小时开始），减少肠粘连发生。

（4）观察腹痛、腹胀、腹肌紧张、肠鸣音、排气、排便情况、生命体征及切口情况。

（5）肠蠕动恢复，无腹胀，按医嘱给予流质饮食，逐渐改为半流饮食到普食。进食原则：循序渐进，少量多餐，忌生冷饮食，便秘者，可进食温水果泥、蔬菜或用开塞露，3天内禁止灌肠。

（6）阑尾炎穿孔术后者，应注意观察大便情况，以了解有无盆腔脓肿早期现象。

（五）健康宣教

1．手术后1~2个月内，禁止剧烈活动学龄儿童可以避免体育一个月同时尽量少去公共场合，以减少呼吸道感染的可能。

2．康复出院后如患儿出现吐逆、腹胀、腹痛、发烧等不舒服症状，应随时来院就医。

十三、小儿腹腔镜阑尾切除术护理常规

（一）定义

阑尾炎为各种原因引起的阑尾炎症改变，为小儿常见急腹症之一，居各种急腹症的首位。

（二）症状体征

1.症状

腹痛。多起于脐周或上腹部，开始疼痛严重，位置不固定，呈阵发性。数小时后疼痛转移至右下腹，疼痛呈持续加重。

胃肠道症状。常有呕吐、恶心、厌食、发热、便秘。

全身症状。早期可由乏力、头痛、发热等。

2.体征

右下腹压痛。腹膜刺激征象。有腹肌紧张、反跳痛和肠鸣音减弱或消失。

（三）护理问题

1.疼痛。与阑尾炎症刺激、手术创伤有关。

2.体液不足。与禁食、胃肠减压、频繁呕吐等有关。

3.潜在并发症。切口感染、粘连性肠梗阻等。

（四）护理措施

手术疗法

1.术前护理

（1）按非手术疗法护理。

（2）按小儿外科术前护理常规。

（3）遵医嘱留置胃管，备皮、给予开塞露灌肠，做好肠道准备。

2.术后护理

（1）按小儿外科术后护理常规护理。

（2）术后禁食、补液。

（3）患儿清醒后改半卧位或斜坡位。每两小时翻身一次，鼓励患儿早期下床活动（术后6小时开始），减少肠粘连发生。

（4）保持胃肠减压的通畅，观察腹痛、腹胀、腹肌紧张、肠鸣音、排气、排便情况、生命体征及切口情况。

（5）肠蠕动恢复，无腹胀，按医嘱给予流质饮食，逐渐改为半流饮食到普食。进食原则：循序渐进，少量多餐，忌生冷饮食，便秘者，可进食温水果泥、蔬菜或用开塞露，3天内禁止灌肠。

（6）阑尾炎穿孔术后者，应注意观察大便情况，以了解有无盆腔脓肿早期现象。

（五）健康宣教

1.手术后1~2个月内，禁止剧烈活动学龄儿童可以避免体育一个月同时尽量少去公共场合,以减少呼吸道感染的可能。

2.康复出院后如患儿出现吐逆、腹胀、腹痛、发烧等不舒服症状，应随时来院就医。

十四、小儿腹股沟斜疝护理常规

（一）定义

小儿腹外疝是腹腔内器官或组织通过腹壁或盆壁的薄弱点、缺损或间隙向体表突出，腹股沟疝最多见，可分为腹股沟斜疝和直疝，临床上见到的几乎均为斜疝。

（二）症状体征

为患儿站立、行走、哭闹、咳嗽、便秘等突然增加腹压时，疝内容肠向体表突出，平卧安静休息时，可自行或推送其回纳到腹腔，病人多无自觉症状。

（三）护理问题

1.急性疼痛　与疝块嵌顿、手术创伤有关。

2.知识缺乏：缺乏腹外疝成因、预防疝内压升高等知识。

3.潜在并发症：术后阴囊水肿、切口感染等。

（四）护理措施

1.术前护理

（1）按小儿外科术前护理常规护理。

（2）观察患儿有无咳嗽、腹胀、便秘等可能引起腹压增高的病症，指导患儿积极接受治疗。

（3）给予半流质饮食，多吃蔬菜，预防因便秘引起腹压增高致疝囊突出。

（4）避免患儿哭闹，以免发生嵌顿疝。

（5）对急性嵌顿性腹股沟疝不能徒手复位者，予禁食，留置胃管，并做好术前准备。

2.术后护理

（1）按小儿外科术后护理常规护理。

（2）观察阴囊有无肿胀及腹部情况，有异常及时报告医师。

（3）饮食护理：一般腹外疝手术，麻醉清醒后6小时可进水，如无恶心、呕吐可进食。急性嵌顿疝手术后禁食至消化道功能恢复后逐渐进食。嘱进食易消化、高营养的半流食物，防止便秘。有便秘者，可用开塞露协助排便。

（4）术后卧位与活动：取平卧位，刀口拆线后下床活动。

（5）预防呼吸道感染：咳嗽时用手按压伤口，避免腹压剧增而影响伤口愈合。

（五）健康宣教

出院后1~3个月内复诊一次，以便及时发现和处理术后阴囊内并发症，1~3个月内不进行剧烈活动，预防感冒及便秘。

十五、小儿腹腔镜疝囊高位结扎术护理常规

（一）定义

小儿腹外疝是腹腔内器官或组织通过腹壁或盆壁的薄弱点、缺损或间隙向体表突出，腹股沟疝最多见，可分为腹股沟斜疝和直疝，临床上见到的几乎均为斜疝。

（二）症状体征

为患儿站立、行走、哭闹、咳嗽、便秘等突然增加腹压时，疝内容肠向体表突出，平卧安静休息时，可自行或推送其回纳到腹腔，病人多无自觉症状。

（三）护理问题

1.急性疼痛　与疝块嵌顿、手术创伤有关。

2.知识缺乏：缺乏腹外疝成因、预防疝内压升高等知识。

3.潜在并发症：术后阴囊水肿、切口感染等。

（四）护理措施

1.术前护理

（1）按小儿外科术前护理常规护理。

（2）观察患儿有无咳嗽、腹胀、便秘等可能引起腹压增高的病症，指导患儿积极接受治疗。

（3）给予半流质饮食，多吃蔬菜，预防因便秘引起腹压增高致疝囊突出。

（4）避免患儿哭闹，以免发生嵌顿疝。

（5）对急性嵌顿性腹股沟疝不能徒手复位者，予禁食，留置胃管，并做好术前准备。

（6）遵医嘱备皮、给予开塞露灌肠，做好肠道准备。

2.术后护理

（1）按小儿外科术后护理常规护理。

（2）观察阴囊有无肿胀及腹部情况，有异常及时报告医师。

（3）饮食护理：一般腹外疝手术，麻醉清醒后6小时可进水，如无恶心、呕吐可进食。急性嵌顿疝手术后禁食至消化道功能恢复后逐渐进食。嘱进食易消化、高营养的半流食物，防止便秘。有便秘者，可用开塞露协助排便。

（4）术后卧位与活动：取平卧位，刀口拆线后下床活动。

（5）预防呼吸道感染：咳嗽时用手按压伤口，避免腹压剧增而影响伤口愈合。

（五）健康宣教

出院后1~3个月内复诊一次，以便及时发现和处理术后阴囊内并发症，1~3个月内不进行剧烈活动，预防感冒及便秘。

十六、小儿鞘膜积液护理常规

（一）定义

睾丸的大部分有鞘膜包裹，脏层与壁层之间形成固有鞘膜，里面常有少量浆液，使睾丸在鞘膜腔内有一定的滑动范围。如果鞘膜腔内液体积留过多，即成鞘膜积液。

（二）症状、体征

一般无全身症状，仅表现为腹股沟或阴囊侧或两侧出现肿块，大小不一，增长较慢，不引起疼痛，肿块较大者可有坠涨感。

（三）护理问题

1.急性疼痛。与手术创伤有关。

2.潜在并发症。术后阴囊水肿、切口感染等。

（四）护理措施

1.术前护理

（1）按小儿外科术前护理常规护理。

（2）观察患儿有无咳嗽、腹胀、便秘等可能引起腹压增高的病症，指导患儿积极接受治疗。

（3）给予半流质饮食，多吃蔬菜。

2.术后护理

（1）按小儿外科术后护理常规护理。

（2）观察阴囊有无肿胀及腹部情况，有异常及时报告医师，阴囊肿大者可用纱布托起阴囊，必要时用纱袋压迫伤口。

（3）饮食护理：一般手术，麻醉清醒后4小时可进水，如无恶心、呕吐可进食。嘱进食易消化、高营养的半流食物，防止便秘。有便秘者，可用开塞露协助排便。

（4）术后卧位与活动：取平卧位，刀口拆线后下床活动。

（5）预防呼吸道感染：咳嗽时用手按压伤口，避免腹压剧增而影响伤口愈合。

（五）健康宣教

出院后1个月内复诊一次，以便及时发现和处理术后阴囊内并发症，3个月内不进行剧烈活动，预防感冒及便秘。

十七、小儿腹腔镜鞘状突高位结扎术护理常规

（一）定义

睾丸的大部分有鞘膜包裹，脏层与壁层之间形成固有鞘膜，里面常有少量浆液，使睾丸在鞘膜腔内有一定的滑动范围。如果鞘膜腔内液体积留过多，即成鞘膜积液。

（二）症状、体征

一般无全身症状，仅表现为腹股沟或阴囊侧或两侧出现肿块，大小不一，增长较慢，不引起疼痛，肿块较大者可有坠涨感。

（三）护理问题

1.急性疼痛 与手术创伤有关。

2.潜在并发症：术后阴囊水肿、切口感染等。

（四）护理措施

1.术前护理

（1）按小儿外科术前护理常规护理。

（2）观察患儿有无咳嗽、腹胀、便秘等可能引起腹压增高的病症，指导患儿积极接受治疗。

（3）给予半流质饮食，多吃蔬菜。

（4）遵医嘱备皮、给予开塞露灌肠，做好肠道准备。

2.术后护理

（1）按小儿外科术后护理常规护理。

（2）观察阴囊有无肿胀及腹部情况，有异常及时报告医师，阴囊肿大者可用纱布托起阴囊，必要时用纱袋压迫伤口。

（3）饮食护理：一般手术，麻醉清醒后4小时可进水，如无恶心、呕吐可进食。嘱进食易消化、高营养的半流食物，防止便秘。有便秘者，可用开塞露协助排便。

（4）术后卧位与活动：取平卧位，刀口拆线后下床活动。

（5）预防呼吸道感染：咳嗽时用手按压伤口，避免腹压剧增而影响伤口愈合。

（五）健康宣教

出院后1个月内复诊一次，以便及时发现和处理术后阴囊内并发症，3个月内不进行剧烈活动，预防感冒及便秘。

十八、小儿胆总管囊肿护理常规

（一）定义

小儿常见的一种先天性胆道疾病，以腹痛、腹部包块、黄疸为主要临床表现。本病一经诊断均需及早手术，以减轻胆道感染、阻塞性黄疸所导致的胆汁性肝硬化。

（二）症状、体征

新生儿及幼儿通常表现为腹部肿块、梗阻性黄疸和白便，年长儿通常表现为典型的三联症，即腹痛、腹部肿块和黄疸，以腹痛为主，而发热和呕吐也有发生。

（三）护理问题

1.疼痛。与炎症刺激、手术创伤有关。

2.体液不足。与禁食、胃肠减压等有关。

3.潜在并发症。吻合口瘘、腹腔出血等。

（四）护理措施

1.术前护理

（1）心理护理。告知家长治疗计划及各项操作的意义。给患儿以安慰，有利于健康的恢复。

（2）病情观察。注意患儿的安全，必要时加床栏，防止坠床，导致外伤或囊肿破裂。

（3）机体营养状况。遵医嘱保肝治疗，静脉补充葡萄糖，维生素C，维生素K等，还应给予高热量、高蛋白、低脂肪、富含维生素类饮食。

（4）控制感染。遵医嘱合理使用抗生素，防止菌群失调。温热者清水擦洗全身，以减轻皮肤瘙痒，擦洗时预防感冒。

（5）术前准备。做交叉配血试验。术前备皮，清洁肠道，禁食水6~8h，于术前1h留置胃管。

2.术后护理

（1）全麻后护理。采取去枕平卧位，头偏向一侧，保持呼吸道通畅，防止呕吐物误吸造成窒息或肺部感染。同时给予吸氧，严密观察生命体征，并记录。

（2）伤口护理。保持切口敷料清洁.干燥，注意伤口有无红肿，渗液，引流口处有无胆汁样液体渗出，根据年龄应适当固定四肢以防抓脱伤口敷料及引流管。

（3）胃肠减压的护理。每日口腔护理2次，防止口腔炎的发生。如果胃肠引流液减少，肠蠕动恢复后即可拔出胃管。

（4）腹腔引流管的护理。妥善固定引流管，保持其通畅，观察记录引流液的量、颜色.性质等，防止引流管扭曲·打折，定期更换引流袋，并严格无菌操作。

（5）体温护理。患儿术后多有不同程度的发热反应，对术后反应性发热的患儿，体温在38℃以下者，一般不作特殊处理。若体温在38℃左右，采用温水擦浴或药物降温贴效果较好，体温在39℃以上易发生高热惊厥，应及时处理。

（五）健康宣教

1.加强卫生宣教。使新生儿消化道畸形能尽早发现，以获得早期的诊治，强化对小儿饮食安全卫生的监护。

2.教会家长对术后患儿的生活护理，包括保温、哺乳方法及异常征象的判断，掌握健康育婴知识。

3.继续给家长以心理支持，嘱家长定期复诊，若患儿有异常，能随时就诊。

十九、小儿脾破裂护理常规

（一）定义

脾脏是一个血供丰富而质脆的实质性器官，它被与其包膜相连的诸韧带固定在左上腹的后方，尽管有下胸壁、腹壁和膈肌的保护，但外伤暴力很容易使其破裂引起内出血。

（二）症状、体征

以内出血及血液对腹膜引起的刺激为其特征，并常与出血量和血速度密切相关，出血量大而速度快的很快就出现低血容量性休克。

（三）护理问题

1.急性疼痛。与腹部损伤有关。

2.体液不足。与呕吐、禁食、损伤致腹腔内出血等有关。

3.潜在并发症。腹腔器官再出血、休克等。

（四）护理措施

1.术前护理

（1）严密观察监护伤员病情变化：把病人的脉率、血压、神志、氧饱和度及腹部体征作为常规监测项目，建立治疗时的数据，为动态监测病人生命体征提供依据。

（2）补充血容量：建立两条静脉通路，快速输入平衡盐液及血浆或代用品，扩充血容量，维持水、电解质及酸碱平衡，改善休克状态。

（3）保持呼吸道通畅：及时吸氧，改善因失血而导致的机体缺氧状态，改善有效通气量，并注意清除口腔中异物、假牙，防止误吸，保持呼吸道通畅。

（4）密切观察病人尿量变化：怀疑脾破裂病员应常规留置导尿管，观察单位时间的尿量，如尿量＞30ml/h，说明病员休克已纠正或处于代偿期。如尿量＜30ml/h甚至无尿，则提示病人已进入休克或肾功能衰竭期。

（5）术前准备：观察中如发现继续出血(48小时内输血超过1 200ml)或有其他脏器损伤，应立即做好药物皮试、备血、腹部常规备皮等手术前准备。

（6）心理护理：对病人要耐心做好心理安抚，让患者知道手术的目的、意义及手术效果，消除紧张恐惧心理，还要尽快通知家属并取得其同意和配合，使病人和家属都有充分的思想准备，积极主动配合抢救和治疗。

2.术后护理

（1）体位：术后应去枕平卧，头偏向一侧，防止呕吐物吸入气管，如清醒后血压平稳，病情允许可采取半卧位，以利于腹腔引流。患者不得过早起床活动。一般需卧床休息10~14天。以B超或CT检查为依据，观察脾脏愈合程度，确定能否起床活动。

（2）密切观察生命体征变化：按时测血压、脉搏、呼吸、体温，观察再出血倾向。部分脾切除患者，体温持续在38℃~40℃ 2~3周，化验检查白细胞计数不高，称为"脾热"。对"脾热"的病人，按高热护理及时给予物理降温，并补充水和电解质。

（3）管道护理：保持大静脉留置管输液通畅，保持无菌，定期消毒。保持胃管、导尿管及腹腔引流管通畅，妥善固定，防止脱落，注意引流物的量及性状的变化。若引流管引流出大量的新鲜血性液体，提示活动性出血，及时报告医生处理。

（4）改善机体状况，给予营养支持：术后保证病人有足够的休息和睡眠，禁食期间补充水、电解质，避免酸碱平衡失调，肠功能恢复后方可进食。应给予高热量、高蛋白、高维生素饮食，静脉滴注复方氨基酸、血浆等，保证机体需要，促进伤口愈合，减少并发症。

（五）健康宣教

1.病人住院2~3周后出院，出院时复查CT或B超，嘱患者每月复查1次，直至脾损伤愈合，脾脏恢复原形态。

2.嘱病人若出现头晕、口干、腹痛等不适，均应停止活动并平卧，及时到医院检查治疗。

3.继续注意休息，避免剧烈运动，如弯腰、下蹲、骑摩托车等。注意保护腹部，避免外力冲撞。

4.避免增加腹压，保持排便通畅，避免剧烈咳嗽。

5.脾切除术后，病人免疫力低下，注意保暖，预防感冒。坚持锻炼身体，提高机体免疫力。

6.指导患者注意养成良好的生活习惯，做好个人卫生，协助患者擦身、按摩、翻身等，以防压疮等并发症的发生。

二十、小儿肛周脓肿护理常规

（一）定义

直肠肛管周围脓肿指直肠肛管周围间隙内或其周围软组织内的急性化脓性感染，并发展成为脓肿。

（二）症状体征

肛门周围脓肿，位置多表浅，以局部症状为主，疼痛、肿胀和局部压痛为主要表现。早期局部红肿、发硬，压痛明显，脓肿形成后波动明显，全身感染症状不明显。

（三）护理问题

1.急性疼痛。与炎症及手术有关。

2.便秘。与疼痛惧怕排便有关。

3.体温升高。与脓肿继发全身感染有关。

（四）护理措施

1.术前护理

（1）按小儿外科护理常规护理。

（2）术前要为患儿洗澡、备皮。

2.术后护理

（1）术后6小时同全麻术后护理。

（2）监测生命体征。

（3）遵医嘱应用抗生素。

（4）观察伤口有无渗出，渗血较多及时通知医生并协助处理。

（五）健康宣教

1.饮食指导，忌食辛辣食物，给予高热量、高维生素饮食。

2.知道患儿家属保持患儿肛周清洁。

3.定期复诊。

第五节 泌尿生殖系统疾病

一、小儿先天性肾积水护理常规

（一）定义

由于尿路阻塞而引起的肾盂肾盏扩大伴有肾组织萎缩。

（二）症状、体征

腹部均能触及肿块，表面光滑且有压痛。腰腹部间歇性疼痛。血尿。

（三）护理问题

1.急性疼痛。与尿路梗阻有关。

2.排尿障碍。与尿液潴留于肾盂导致排尿减少或无尿相关。

3.潜在并发症：肾脓肿、肾衰竭等。

（四）护理措施

1.术前护理

（1）小儿外科术前护理常规。

（2）术前一天备皮，做药敏试验，向陪住家属交代患儿禁饮食时间。

2.术后护理

（1）按小儿外科术后护理常规。观察记录生命体征。

（2）饮食护理：禁食期间给予口腔护理。术后第2天进食，遵医嘱给予饮食指导。

（3）引流管护理：妥善固定，并检查引流管及支架管是否通畅或移位、脱落、打折、扭曲。

（五）健康宣教

避免剧烈活动，免体育课1个月。注意饮食，忌暴饮暴食，勿进食生冷食物。术后3~6月来院复诊。

二、小儿尿道下裂护理常规

（一）定义

尿道下裂是一种因前尿道发育不全而至尿道口达不到正常位置的阴茎畸形。

（二）症状、体征

异位尿道口、阴茎下弯、包皮的异常分布：全部包皮转至阴茎背部呈帽状堆积。

（三）护理问题

1.排尿障碍。与尿道开口异常相关。

2.疼痛。与手术刀口、阴茎勃起有关。

3.潜在并发症。尿瘘、尿道口狭窄等。

（四）护理措施

1.术前护理

（1）小儿外科术前护理常规。

（2）做好术前各项化验及检查。

（3）术前一天备皮，做药敏试验，向陪住家属交代患儿禁饮食时间。

2.术后护理

（1）小儿外科术后护理常规。

（2）饮食护理。术后6小时给予进流质饮食，次日软饭。

（3）引流护理。妥善固定尿管于床旁，翻身或操作需搬动病人时应防止脱落，随时检查固定情况。保持尿管通畅，观察尿液颜色、量、性质，有异常时及时通知医生。

（五）健康宣教

避免剧烈活动，观察排尿情况，有无尿漏、尿道狭窄。如有异常及时来院再次治疗。

三、小儿睾丸扭转护理常规

（一）定义

又称精索扭转，由于剧烈运动或暴力损伤阴囊时螺旋状附着于精索上的提睾肌强烈收缩，导致扭转并引起睾丸的急性血液循环障碍。

（二）症状、体征

症状：突发性阴囊部剧烈疼痛，可向下腹部或股内侧放射，伴恶心、呕吐等症状。

体征：睾丸肿大上移，呈横位是本病特异性体征，触痛明显，精索呈麻绳状扭曲、缩短。托起阴囊或移动睾丸时疼痛不减或加剧即Prehn征阳性。睾丸附睾均肿大、界限不清。透光试验阴性。

（三）护理问题

1.焦虑与恐惧。与患者精神紧张、担心疾病相关。

2.疼痛。与手术刀口、睾丸扭转有关。

3.知识缺乏。与患儿家长缺乏本病相关知识。

（四）护理措施

1.术前护理

（1）按小儿外科术前护理常规护理。

（2）观察患儿有无疼痛情况，指导患儿积极接受治疗。

（3）给予禁食、补液。

（4）遵医嘱备皮。

（5）心理护理。达到消除精神紧张及种种顾虑，以稳定情绪。

2.术后护理

（1）了解手术的情况，做到心中有数，采取有针对性的护理措施。一般在手术探查时，行睾丸复位后，经过精索封闭、睾丸热敷的处理及观察后，血运恢复即保留患侧睾丸，并行睾丸、精索固定术。若睾丸血运不能恢复，或已发生睾丸坏死者，即行患侧睾丸切除术。

（2）同时行对侧睾丸、精索固定术。以防对侧出现睾丸扭转。重点加强对阴囊局部的观察和护理。

（3）除一般的基础护理，对阴囊局部应注意以下几点：

观察创口及引流有无渗血及其进展的情况，保持创口清洁干燥，及时更换敷料。观察创口有无炎症反应的表现。平卧时应托起阴囊，起床活动时帮助患者使用提睾带。

（五）健康宣教

1.应向患者强调术后定期随诊的重要性，一般经过及时诊断及治疗，疗效是比较满意的。患侧睾丸由于缺血再灌注损伤，不仅会影响患侧睾丸功能的减退，而且可诱导抗精子抗体的形成而损害对侧睾丸。

2.在切除睾丸的患者，还应注意有无心理方面的影响，作好患者的心理辅导。因此，应作好患者的随访工作。患者出院后，在生活上有一定的注意事项。

3.患者在术后1个月内应避免剧烈运动和抬举重物，防止发生拉伤。

四、小儿隐睾护理常规

（一）定义

一侧或双侧睾丸在下降过程中停留而未降至阴囊内称隐睾。

（二）症状、体征

一侧或双侧阴囊空虚。

（三）护理问题

1.急性疼痛。与手术刀口有关。

2.有感染危险。与手术刀口容易被尿液污染等有关。

3.潜在并发症。阴囊血肿、刀口感染等。

（四）护理措施

1.术前护理

（1）按小儿外科护理常规护理。

（2）保持会阴部清洁，阴囊处皮肤肥皂水清洗干净。

2.术后护理

（1）术后6小时同全麻术后护理。

（2）监测生命体征。

（3）伤口观察及时护理，每日观察有无渗出及红肿。

（4）饮食指导：病儿完全清醒后进半流质饮食，宜消化食物。

（5）保持伤口敷料清洁干燥，排尿时避免污染。

（五）健康宣教

避免剧烈活动，儿童免体育课3月。

五、小儿腹腔镜隐睾护理常规

（一）定义

一侧或双侧睾丸在下降过程中停留而未降至阴囊内称隐睾。

（二）症状体征

一侧或双侧阴囊空虚。

（三）护理问题

1.焦虑与恐惧。与患者精神紧张、担心疾病相关。

2.疼痛。与手术刀口、睾丸扭转有关。

3.潜在并发症。阴囊血肿、刀口感染等。

（四）护理措施

1.术前护理

（1）按小儿外科护理常规护理。

（2）保持会阴部清洁，阴囊处皮肤肥皂水清洗干净。

（3）遵医嘱备皮、给予开塞露灌肠，做好胃肠道准备。

2.术后护理

（1）术后6小时同全麻术后护理。

（2）监测生命体征。

（3）伤口观察及时护理，每日观察有无渗出及红肿。

（4）饮食指导：病儿完全清醒后进半流质饮食，宜消化食物。

（5）保持伤口敷料清洁干燥，排尿时避免污染。

（五）健康宣教

避免剧烈活动，儿童免体育课3月。

六、小儿包茎护理常规

（一）定义

包茎指包皮口狭小，紧包着阴茎头，不能向上翻开使阴茎头外露。

（二）症状体征

包皮口细小者，排尿时尿流缓慢、歪斜、尿线细，包皮隆起，严重者排尿时用劲或哭闹不安。长期的排尿困难可引起上尿路损害及脱肛。

（三）护理问题

1.排尿障碍。与包皮过长、嵌顿相关。

2.疼痛。与手术刀口、阴茎勃起有关。

3.知识缺乏。与患儿家长缺乏本病相关知识。

（四）护理措施

1.术前护理

（1）按小儿外科护理常规护理。

（2）保持会阴部清洁，阴囊处皮肤肥皂水清洗干净。

（3）遵医嘱备皮。

2.术后护理

（1）术后6小时同全麻术后护理。

（2）监测生命体征。

（3）伤口观察及时护理，每日观察有无渗出及红肿。

（4）饮食指导：病儿完全清醒后进半流质饮食，宜消化食物。

（5）保持伤口清洁干燥，排尿时避免污染。

（五）健康宣教

1.避免剧烈活动，观察排尿情况。

2.合理饮食，多食高纤维食物，保持大便通畅。

3.术后阴茎水肿，多饮水，警惕尿路感染。

4.如有异常及时来院就诊。

七、小儿隐匿阴茎护理常规

（一）定义

隐匿阴茎是一种常见的先天发育异常和畸形性疾病，也称埋藏式阴茎。

（二）症状体征

阴茎外观短小，包皮口呈"鸟嘴"状，向阴茎根部推移皮肤可显露部分阴茎体，放松后恢复原状，阴茎体近端部分或完全包埋于皮下。

（三）护理问题

1.疼痛。与手术刀口、阴茎勃起有关。

2.知识缺乏。与患儿家长缺乏本病相关知识。

（四）护理措施

1.术前护理

（1）小儿外科术前护理常规。

（2）做好术前各项化验及检查。

（3）术前一天备皮，做药敏试验，向陪住家属交代患儿禁饮食时间。

2.术后护理

（1）小儿外科术后护理常规。

（2）饮食护理：术后6小时给予进流质饮食，次日软饭。

（3）引流护理：妥善固定尿管于床旁，翻身或操作需搬动病人时应防止脱落，随时检查固定情况。保持尿管通畅，观察尿液颜色、量、性质，有异常时及时通知医生。

（五）健康宣教

1．避免剧烈活动，观察排尿情况。

2．合理饮食，多食高纤维食物，保持大便通畅。

3．术后阴茎水肿，多饮水，警惕尿路感染。

4．如有异常及时来院就诊。

第六节　运动系统疾病护理常规

一、小儿先天性髋关节脱位护理常规

（一）定义

先天性髋关节脱位又称发育性髋关节脱位（DDH），是一种较常见的儿童先天性畸形。

（二）症状体征

单侧病儿学会走路后，立位时患侧骨盆向对侧倾斜；双侧脱位者有"鸭步"步态，会阴加宽，大粗隆向外侧突出，臀部平而宽，骨盆前倾，脊柱腰椎生理前突加大。

（三）护理问题

1.疼痛。与关节脱位引起局部组织损伤及神经受压有关。

2.躯体移动障碍。与关节脱位、制动有关。

3.潜在并发症。血管、神经受损。

（四）护理措施

1.术前护理

（1）严重脱位者在复位前需采用皮牵引，既便于复位，又可避免并发股骨头缺血性坏死。采用皮牵引期间密切观察患肢末梢循环、牵引的力量、力线、及牵引带有无松散或滑脱。

（2）饮食指导：要求高蛋白、高维生素、含钙丰富、易消化饮食，并保持营养丰富，同时嘱家长让患儿多饮水，防止泌尿系感染及大便秘结。

（3）遵医嘱完成术前各项准备，备皮、备血、皮试等。

2.术后护理(以Salter截骨术为例)

（1）小儿外科全麻术后护理常规。

（2）石膏或支具外固定的护理。观察末梢运动、感觉、皮温及颜色。石膏周边部位贴上棉花或者松软物，保持清洁干燥，不可用硬物撞击避免石膏断裂。行髋人字石膏固定时应讲会阴和尾骨露在石膏外，大小便后做到勤观察、勤问、勤换洗、勤按摩。

（3）饮食指导：进食宜清淡、稀、易消化的高蛋白、高维生素、含钙丰富的食物，少食多餐，保持大便通畅。

（五）健康宣教

麻醉清醒后即进行踝、趾关节活动。开始床上锻炼髋关节、膝关节，决不允许站立。可将患儿抱起，使患儿双髋关节外展。

二、小儿臀肌挛缩症护理常规

（一）定义

是由多种原因引起的臀肌及其筋膜纤维变性、挛缩引起髋关节功能受限所表现的特有步态、体征的临床症候群。

（二）症状体征

1.站立时双下肢轻度外旋不能靠拢。

2.坐时下肢轻度外展、外旋，双髋外展。外旋，几乎成一条直线，如蛙式位。

3.下蹲时双膝外展、外旋，不能靠拢，或在下蹲过程中，双膝先向外分开后才能下蹲，严重者下蹲时跌倒。

4.双侧病变者，则呈"线圈"步态或摇摆步态仿如八字步。

（三）护理问题

1.疼痛。与手术创伤有关。

2.焦虑。与肢体活动受限及担心预后有关。

3.潜在并发症。坐骨神经损伤、粘连。

（四）护理措施

1.术前护理

（1）遵医嘱完成各项术前检验及检查。

（2）术前术区备皮，做药敏实验，通知禁饮食时间。

2.术后护理

（1）全麻术后护理常规。

（2）俯卧位时间依病人耐受程度及切口渗血决定：若病人耐受能力强，伤口渗血少则俯卧位时间长；反之则缩短俯卧位时间。一般仰卧位时间2~3小时后更换到俯卧位。

（3）术后24小时内严格交接班，一旦发现骶尾部变红、变暗，立即俯卧位，尽量避免仰卧位或减少仰卧位时间，以解除局部受压，减少皮肤损害。

（4）观察伤口渗血及负压引流量。渗血较多时及时通知医生。

（5）指导患者进行正确的功能锻炼方法，巩固疗效。

（五）健康宣教

1.患儿下地时，家长牵住其双手使其下蹲。

2.患儿扶着床栏杆下蹲。

3.下蹲时足跟要着地，并用双手抱膝。

4.锻炼时遵守循序渐进的原则。用力过大致伤口出血时，应暂停锻炼，且卧床休息，以免增加切口感染机会、延缓愈合。

5.2周拆线后练习跷二郎腿,对锻炼尚有困难的患儿可行理疗。

三、小儿滑膜炎护理常规

（一）定义

是一种多发性疾病，其发病部位主要在膝关节。膝关节是人体滑膜最多，关节面最大和结构最复杂的关节，由于膝关节滑膜广泛并位于肢体表较浅部位，故遭受损伤和感染的机会较多，膝关节滑膜炎主要是因膝关节扭伤和多种关节内损伤，而造成的一组综合征。

（二）症状体征

以关节疼痛为主，关节肿胀不显著或伴有轻度肿胀，走路咯吱咯吱弹响，上下楼或用力时关节疼痛或有不适感；长时间行走关节有发烧、发僵的感觉，疼痛加剧。

（三）护理问题

1.疼痛。与炎性液刺激有关。

2.躯体移动障碍。与疼痛、肿胀有关。

（四）护理措施

1.心理护理。患儿入院时常有恐惧、哭闹、不配合治疗，尤其是年幼儿。我们应配合医生做好家长的工作，向其讲解疾病的相关知识及预后，减轻家长的心理负担，以协助治疗与护理。

2.皮肤牵引的护理（见皮肤牵引护理）。

3.饮食的护理。治疗期间患儿给予清淡、易消化饮食。多食富含优质蛋白和维生素饮食，如新鲜蔬菜，水果等。所以患儿在治疗期间均应多饮水。

（五）健康宣教

1.注意天气变化，关节保暖，防寒防潮湿。

2.正确的体育锻炼，保持正常体重，避免肥胖。

3.多食富含优质蛋白和维生素饮食，如新鲜蔬菜，水果等。所以患儿在治疗期间均应多饮水。

4.康复出院后如患儿出现任何不舒服症状，应随时来院就医。

四、小儿先天性马蹄内翻足护理常规

（一）定义

先天性马蹄内翻足的发病率约占存活儿童的1‰，尽管大部分为散发病例，但有文献报告，本畸形有家族性，属常染色体显性遗传伴不完全外显率。双足畸形占50%。

（二）症状体征

马蹄内翻足的三种主要病理变化是跖屈、内翻和内收畸形。然而。畸形的严重程度则不尽一致，整个足可以处于跖屈和内翻的位置伴前足内收及高弓畸形。畸形也可不很严重，仅有轻度的跖屈内翻畸形。马蹄内翻足多伴有胫骨内旋，踝关节、跗骨间关节以及距下关节都有病理改变。

（三）护理问题

1.躯体活动障碍。与患儿足部畸形及手术有关。

2.体像紊乱。与患儿足部畸形有关。

3.知识缺乏。患儿家属缺乏疾病相关知识。

4.焦虑。与足部畸形和身体移动障碍有关。

（四）护理措施

1.术前护理

（1）小儿外科术前护理常规。

（2）做好术前各项化验及检查。

（3）严格进行足部皮肤准备，术前晚浸泡洗净足部、小腿及趾关节，软化胼底体角质，修剪趾甲。

（4）指导肌肉静态舒缩运动的模拟练习。

（5）心理护理：安慰患儿及家属，帮助其树立信心，并且打消其顾虑。

2.术后护理

（1）①小儿外科全麻后护理常规。

②6小时内禁饮食。

③严密监测生命体征。

（2）观察伤口渗血情况。观察趾端血运，注意趾端感觉、温度、颜色、水肿情况，有无肢体疼痛及感觉障碍，异常情况立即报告医师并协助处理。

（3）指导年长患儿进行石膏内的肌肉舒缩运动，石膏固定患肢不能负重。石膏拆除后每日按摩肌肉2~4次，并加强足趾或踝关节功能锻炼。

（4）疼痛管理：加强心理护理，分散患儿注意力。

（五）健康宣教

1.清淡饮食，避免暴饮暴食。

2.避免剧烈运动，防止意外跌伤。

3.带石膏出院者，指导家长石膏固定护理。鼓励坚持足趾或踝关节的功能锻炼。

4.拆除石膏和外固定架后，为防止畸形复发，须穿矫形鞋套维持数年，直至无复发迹象后才可脱掉矫形鞋套。

5.每1~2个月回医院复查，如有针道感染或石膏异味等情况及时就医。

五、小儿狭窄性腱鞘炎护理常规

（一）定义

狭窄性腱鞘炎又称"扳机拇指"是指屈拇肌腱的腱鞘在掌指关节处的狭窄导致该肌腱增粗，当患指屈曲时，伸指动作受近端增粗肌腱的影响而受限。

（二）症状体征

症状：可在出生后数周或数月发现，多发于5岁前儿童，患儿出现拇指伸直受限伴局部包块，一小部分患儿有疼痛，多无诱因，极少数有外伤史。

体征：拇指指间关节固定在屈曲位，不能主动地伸直拇指。

（三）护理问题

1.关节活动受限。与疾病、手术有关。

2.疼痛。与手术刀口有关。

3.知识缺乏。患儿家属缺乏疾病相关知识。

（四）护理措施

1．术前护理

（1）小儿外科术前护理常规。

（2）做好术前各项化验及检查。

（3）严格进行皮肤准备，修剪指甲。

（4）心理护理：安慰患儿及家属，帮助其树立信心，并且打消其顾虑。

2．术后护理

（1）①小儿外科全麻后护理常规；②6小时内禁饮食；③严密监测生命体征。

（2）观察伤口渗血情况。观察患肢血运，注意肢端感觉、温度、颜色情况，有无肢体疼痛及感觉障碍，异常情况立即报告医师并协助处理。

（3）指导患儿功能锻炼。

（4）疼痛管理：加强心理护理，分散患儿注意力。

（五）健康宣教

1.清淡饮食，避免暴饮暴食。

2.避免剧烈运动，防止意外跌伤。

3.按时复诊，如有任何不适随时就诊。

六、小儿多指畸形护理常规

（一）定义

多指又称"赘指"，是一种以手指或其组分，如指骨、掌骨数目高于正常为主要表现的先天畸形。

（二）症状体征

一个或多个指全部或部分重复。

（三）护理问题

1.疼痛。与手术刀口有关。

2.有肢体血液循环障碍危险。与患指加压包扎有关。

3.知识缺乏。患儿家属缺乏疾病相关知识。

（四）护理措施

1.术前护理

（1）小儿外科术前护理常规。

（2）做好术前各项化验及检查。

（3）严格进行皮肤准备，修剪指甲。

（4）心理护理：安慰患儿及家属，帮助其树立信心，并且打消其顾虑。

2.术后护理

（1）①小儿外科全麻后护理常规；②6小时内禁饮食；③严密监测生命体征。

（2）观察伤口渗血情况。观察患指血运，注意指端感觉、温度、颜色情况，有无肢体疼痛及感觉障碍，异常情况立即报告医师并协助处理。

（3）指导患儿功能锻炼。

（4）疼痛管理：加强心理护理，分散患儿注意力。

（五）健康宣教

1.清淡饮食，避免暴饮暴食。

2.指导患儿功能锻炼。

3.按时复诊，如有任何不适随时就诊。

第七节　常见骨折疾病护理常规

一、小儿肱骨髁上骨折护理常规

（一）定义

肱骨髁上骨折是指肱骨干与肱骨髁交界处发生的骨折。

（二）症状体征

1.症状：受伤后肘部出现疼痛、肿胀和功能障碍，肘部后凸起，患肢处于半屈曲位，可有皮下瘀斑。

2.体征：局部明显压痛和肿胀，有骨摩擦音及反常活动，肘部可扪到骨折断端，肘后三角关系正常。若正中神经、尺神经或桡神经受损，可有手臂感觉异常和运动功能障碍。若肱动脉挫伤或受压，可因前臂缺血而表现为局部肿胀、剧痛、皮肤苍白、发凉、麻木，桡动脉搏动减弱或消失，被动伸指疼痛等。由于肘后方软组织较少，骨折断端锐利，屈曲型骨折端可刺破皮肤形成开放骨折。

（三）护理问题

1.有外周神经血管功能障碍的危险。与骨和软组织损伤、外固定不当有关。

2.不依从行为。与患儿年龄小、缺乏对健康的正确认识有关。

（四）护理措施

1.术前护理

（1）小儿外科术前护理常规。

（2）做好术前各项化验及检查。

（3）观察患肢肿胀情况。

（4）用药护理，告知药物的作用及副作用。

（5）心理护理：安慰患儿，帮助其树立信心，并且打消其顾虑。

2.术后护理

（1）小儿外科全麻后护理常规。

（2）6小时内禁饮食。

（3）严密监测生命体征。

3.病情观察：观察伤肢肿胀程度、颜色、温度、感觉、运动及指端血液循环情况。特别是24小时内应严密观察，如出现伤肢剧痛，桡动脉搏动消失或减弱，指皮肤苍白发凉，被动伸直手指时引起前臂剧烈疼痛，应检查固定是否过紧，立即报告医师并协助处理。

4.石膏或牵引固定者，按相应护理常规护理抬高伤肢，促进静脉血液回流，减轻肿胀和疼痛。

5.疼痛管理：镇痛泵持续镇痛3~4天，疼痛明显者再给予镇静剂，并加强心理护理，分散其注意力。

6.功能锻炼：

（1）早期功能锻炼一般在术后2周内开始。锻炼方式主要限于肢体原位不动，进行自主的肌肉收缩和舒张，上肢的握拳训练。

（2）中期功能锻炼在骨折后3~6周进行，上肢可较大幅度地活动肩、肘、腕关节，下肢练习抬腿及伸膝关节。

（3）晚期功能锻炼是指骨折部分除去外固定后，可进行全面的锻炼，直到功能恢复。

（五）健康宣教

1.合理饮食，补充钙质、维生素类食物，如牛奶、鸡蛋等，必要时服用钙片。

2.保护石膏，防止意外跌伤和再骨折。

3.指导患儿保持肢体功能位，说明功能锻炼重要性，根据不同部位骨折指导功能锻炼方法，防止关节僵硬，影响功能。

4.术后1月到医院复查X线片，观察骨折愈合情况，约定石膏拆除时间及复诊时间。

5.出现石膏内异味或伤口处疼痛、肿胀、体温升高时及时就医。

二、小儿孟氏骨折护理常规

（一）定义

尺骨上1/3骨折合并桡骨小头脱位称孟氏骨折。孟氏骨折多发生于青壮年及小儿，直接或间接暴力皆可引起。1914年意大利外科医生Monteggia最早报导了这种类型骨折，故称孟氏骨折。

（二）症状体征

1.伸直型。可于肘窝触到桡骨头，前臂短缩，尺骨向前成角。

2.屈曲型。可于肘后触及桡骨头，尺骨向后成角。

3.内收型。可于肘外侧触及桡骨头和尺骨近端向外成角。

4.特殊型。桡骨头处于肘前，尺桡骨骨折处有畸形及异常活动。

（三）护理问题

1.疼痛。与关节脱位引起局部组织损伤及神经受压有关。

2.躯体活动障碍。与关节脱位、疼痛、制动有关。

3.潜在并发症。血管、神经受损。

4.有皮肤完整性受损的危险。与外固定压迫局部皮肤有关。

（四）护理措施

1.术前护理

（1）小儿外科术前护理常规。

（2）做好术前各项化验及检查。

（3）观察患肢肿胀情况。

（4）用药护理，告知药物的作用及副作用。

（5）心理护理：安慰患儿，帮助其树立信心，并且打消其顾虑。

2.术后护理

（1）小儿外科全麻后护理常规。

（2）6小时内禁饮食。

（3）严密监测生命体征。

3.病情观察：观察伤肢肿胀程度、颜色、温度、感觉、运动及指端血液循环情况。特别是24小时内应严密观察，如出现伤肢剧痛，桡动脉搏动消失或减弱，指皮肤苍白发凉，被动伸直手指时引起前臂剧烈疼痛，应检查固定是否过紧，立即报告医师并协助处理。

4.石膏或牵引固定者，按相应护理常规护理抬高伤肢，促进静脉血液回流，减轻肿胀和疼痛。

5.疼痛管理：镇痛泵持续镇痛3~4天，疼痛明显者再给予镇静剂，并加强心理护理，分散其注意力。

6.功能锻炼

（1）早期功能锻炼一般在术后2周内开始。锻炼方式主要限于肢体原位不动，进行自主的肌肉收缩和舒张，上肢的握拳训练。

（2）中期功能锻炼在骨折后3~6周进行，上肢可较大幅度地活动肩、肘、腕关节，下肢练习抬腿及伸膝关节。

（3）晚期功能锻炼是指骨折部分除去外固定后，可进行全面的锻炼，直到功能恢复。

（五）健康宣教

1.合理饮食，补充钙质、维生素类食物，如牛奶、鸡蛋等，必要时服用钙片。

2.保护石膏，防止意外跌伤和再骨折。

3.指导患儿保持肢体功能位，说明功能锻炼重要性，根据不同部位骨折指导功能锻炼方法，防止关节僵硬，影响功能。

4.出现石膏内异味或伤口处疼痛、肿胀、体温升高时及时就医。

三、小儿肋骨骨折护理常规

（一）定义

肋骨骨折指暴力直接或间接作用于肋骨，使肋骨的完整性和连续性中断，是最常见的胸部损伤。

（二）症状体征

1.症状：肋骨骨折断端可刺激肋间神经产生局部疼痛，当深呼吸、咳嗽或转动体位时疼痛加剧；部分病人可因肋骨骨折断向内刺破肺组织而出现咯血；由于肋骨骨折损伤程度不同，可有不同程度的呼吸困难、发绀或休克等。

2.体征：受伤胸壁肿胀，可有畸形；局部明显压痛，挤压胸部疼痛加重，甚至产生骨擦音；多根多处肋骨骨折者，伤处可见反常呼吸运动；部分病人出现皮下血肿。

（三）护理问题

1.气体交换障碍。与肋骨骨折导致的疼痛、胸廓运动受限、反常运动活动有关。

2.急性疼痛。与胸部组织损伤有关。

3.潜在并发症。肺部和胸腔感染。

（四）护理措施

1.术前护理

（1）小儿外科术前护理常规。

（2）做好术前各项化验及检查。

（3）半卧位，听诊双肺呼吸音，观察有无反常呼吸。

（4）心理护理：鼓励患儿配合治疗，帮助其树立信心。

2.术后护理

（1）小儿外科全麻后护理常规。

（2）6小时内禁饮食。

（3）严密监测生命体征。

3.病情观察：观察患儿呼吸情况及肺部情况。特别是24小时内应严密观察，如出现呼吸音消失或减弱，立即报告医师并协助处理。

4.胸腔闭式引流管的护理：保持引流通畅，严密观察并记录引流颜色、量、性质以及胸腔闭式引流瓶水柱波动情况。

5.疼痛管理：疼痛明显者遵医嘱给予止痛药，并加强心理护理，分散其注意力。

6.术后并发症的观察及预防：呼吸功能锻炼，及下肢踝泵运动，预防下肢深静脉血栓形成。

（五）健康宣教

1.清淡饮食，避免暴饮暴食。

2.避免剧烈运动，防止意外跌伤。

3.指导患儿呼吸功能锻炼重要性。

4.出现胸闷气急、剧烈胸痛、切口红肿、渗液、体温大于38℃及时就医。

四、小儿骨盆骨折护理常规

（一）定义

骨盆骨折是一种严重外伤，多由直接暴力挤压骨盆所致，半数以上伴有合并症或多发伤，最严重的是创伤性失血性休克，及盆腔脏器合并伤。

（二）症状体征

以局部疼痛、肿胀，会阴部、腹股沟部或腰部可出现皮下瘀斑，下肢活动和翻身困难，患侧下肢可有短缩畸形为主要表现，发生在包括骶骨、尾骨、髋骨、耻骨、坐骨等部位的骨折。

（三）护理问题

1.组织灌注量不足　与骨盆损伤、出血有关。

2.潜在并发症：出血性休克、膀胱损伤、尿道损伤、直肠损伤或神经损伤等。

（四）护理措施

1.术前护理

（1）小儿外科术前护理常规。

（2）做好术前各项化验及检查。

（3）绝对卧床休息，每2小时小幅度健侧翻身，翻身时使用翻身拉单或浴巾，尽量少搬动。

（4）外固定支架护理。

（5）心理护理：鼓励患儿配合治疗，帮助其树立信心。

2.术后护理

（1）小儿外科全麻后护理常规。

（2）6小时内禁饮食。

（3）严密监测生命体征。

（4）病情观察：观察伤口肿胀程度、颜色、温度、感觉、运动及指端血液循环情况。特别是24小时内应严密观察，如出现伤肢剧痛，足背动脉搏动消失或减弱，立即报告医师并协助处理。

（5）石膏或牵引固定者，按相应护理常规护理伤肢。

（6）疼痛管理：镇痛泵持续镇痛3~4天d，疼痛明显者再给予镇静剂，并加强心理护理，分散其注意力。

（7）术后并发症的观察及预防：踝泵运动，预防下肢深静脉血栓形成。

（五）健康宣教

1.补充钙质、维生素类食物，如牛奶、鸡蛋。

2.防止意外跌伤。

3.指导患儿保持肢体功能位，说明功能锻炼重要性。

4.术后1月到医院复查X线片，观察骨折愈合情况。

5.出现伤口处疼痛、肿胀、体温升高时及时就医。

五、小儿股骨干骨折护理常规

（一）定义

股骨干骨折是指股骨转子以下、股骨髁以上部位的骨折。

（二）症状体征

1.症状。受伤后患肢疼痛、肿胀，远端肢体异常扭曲，不能站立和行走。

2.体征。患肢明显畸形，可出现反常活动、骨擦音。单一股骨干骨折因失血量较多，可能出现休克前期表现；若合并多处骨折，或双侧股骨干骨折，发生休克的可能性很大，甚至可以出现休克表现。若骨折损伤腘动脉、腘静脉、胫神经或腓总神经，可出现远端肢体相应的血液循环、感觉和运动功能障碍。

（三）护理问题

1.躯体活动障碍。与骨折或牵引有关。

2.潜在并发症。低血容量性休克。

（四）护理措施

1.术前护理

（1）小儿外科术前护理常规。

（2）做好术前各项化验及检查。

（3）严密监测患儿生命体征变化，观察患肢肿胀情况，及患肢血运状况。

（4）用药护理，告知药物的作用及副作用。

（5）心理护理：帮助其树立信心，并且打消其顾虑。

2.术后护理

（1）小儿外科全麻后护理常规。

（2）6小时内禁饮食。

（3）严密监测生命体征。

（4）病情观察：观察伤肢肿胀程度、颜色、温度、感觉、运动及指端血液循环情况。特别是24小时内应严密观察，如出现伤肢剧痛，足背动脉搏动消失或减弱，指皮肤苍白发凉，立即报告医师并协助处理。

（5）石膏或牵引固定者，按相应护理常规护理抬高伤肢，促进静脉血液回流，减轻肿胀和疼痛。

（6）疼痛管理：镇痛泵持续镇痛3~4天d，疼痛明显者再给予镇静剂，并加强心理护理，分散其注意力。

（7）功能锻炼：指导患儿踝泵运动。

（五）健康宣教

1.合理饮食，补充钙质、维生素类食物，如牛奶、鸡蛋等，必要时服用钙片。

2.保护石膏，避免剧烈运动，防止意外跌伤和再骨折。

3.指导患儿保持肢体功能位，说明功能锻炼重要性，根据不同部位骨折指导功能锻炼方法，防止关节僵硬，影响功能。

4.术后1月到医院复查X线片，观察骨折愈合情况，约定石膏拆除时间及复诊时间。

5.出现石膏内异味或伤口处疼痛、肿胀、体温升高时及时就医。

六、小儿胫腓骨干骨折护理常规

（一）定义

胫腓是指胫骨平台以下至踝以上部分发生的骨折。

（二）症状体征

1.症状。患肢局部疼痛、肿胀，不敢站立和行走。

2.体征。患肢可有反常活动和明显畸形。由于胫腓骨表浅，骨折常合并软组织损伤，形成开放性骨折，可见骨折端外露。胫骨上1/3骨折可致胫后动脉损伤，引起下肢严重缺血甚至坏死。胫骨中1/3骨折可引起骨筋膜室压力升高，胫前区和腓肠区可有张力增加。胫骨下1/3骨折由于血运差，软组织覆盖少，容易发生延迟愈合或不愈合。腓骨颈有移位的骨折可损伤腓总神经，可出现相应感觉和运动功能障碍。小儿青枝骨折表现为不敢负重和局部压痛。

（三）护理问题

1.有外周神经血管功能障碍的危险。与骨和软组织损伤、外固定不当有关。

2.潜在并发症。肌萎缩、关节僵硬。

（四）护理措施

1.术前护理

（1）小儿外科术前护理常规。

（2）做好术前各项化验及检查。

（3）严密监测患儿生命体征变化，观察患肢肿胀情况，及患肢血运状况。

（4）用药护理，告知药物的作用及副作用。

（5）心理护理：帮助其树立信心，并且打消其顾虑。

2.术后护理

（1）小儿外科全麻后护理常规。

（2）6小时内禁饮食。

（3）严密监测生命体征。

（4）病情观察：观察伤肢肿胀程度、颜色、温度、感觉、运动及指端血液循环情况。特别是24小时内应严密观察，如出现伤肢剧痛，足背动脉搏动消失或减弱，指皮肤苍白发凉，立即报告医师并协助处理。

（5）石膏或牵引固定者，按相应护理常规护理抬高伤肢，促进静脉血液回流，减轻肿胀和疼痛。

（6）疼痛管理：镇痛泵持续镇痛3~4天，疼痛明显者再给予镇静剂，并加强心理护理，分散其注意力。

（7）功能锻炼：指导患儿踝泵运动。

（五）健康宣教

1.合理饮食，补充钙质、维生素类食物，如牛奶、鸡蛋等，必要时服用钙片。

2.保护石膏，避免剧烈运动，防止意外跌伤和再骨折。

3.指导患儿保持肢体功能位，说明功能锻炼重要性，根据不同部位骨折指导功能锻炼方法，防止关节僵硬，影响功能。

4.术后1月到医院复查X线片，观察骨折愈合情况，约定石膏拆除时间及复诊时间。

5.出现石膏内异味或伤口处疼痛、肿胀、体温升高时及时就医。

七、儿科肿瘤疾病的护理常规

（一）小儿肾母细胞瘤护理常规

1.定义

肾母细胞瘤也称肾胚胎瘤，是婴幼儿最多见的恶性实体瘤之一。

2.症状体征

（1）症状：腹部肿块或腹大是最常见的症状，部分患儿伴血尿、高血压，巨大肿瘤或有转移瘤者。

（2）体征：肿块位于上腹部季肋一侧，表面光滑，中等硬度，无压痛。B超可发现下腔静脉及右心房瘤栓。

3.护理问题

（1）知识缺乏：与缺乏肾母细胞瘤疾病知识有关。

（2）排尿异常。血尿、疼痛（腹痛），与疾病症状有关。

（3）疼痛。与手术切口有关。

（4）睡眠状态紊乱。与手术伤口疼痛有关。

（5）预感性悲哀。与恶性疾病有关。

（6）潜在并发症：出血、感染等，与手术、疾病本身有关。

4.护理措施

（1）术前护理

①按小儿外科护理常规护理。

②加强营养，以增强体质，防止呼吸道等感染。

③保护患儿卧床休息，避免腹部肿物受撞击。

④术前完善各项检查，术前晚排便灌肠一次，向陪住家长交代禁饮食时间，早晨留置胃管。

（2）术后护理

①术后6小时同全麻术后护理。

②监测生命体征，观察患儿有无休克先兆，警惕肾切除术后因肾蒂结扎线脱落引起大出血。

③观察伤口有无渗出。

④保持胃肠减压的通畅，注意观察腹胀、腹痛及腹膜刺激征，以及时发现肠梗阻及腹膜炎等情况。

⑤禁食至消化道功能完全恢复（术后2~3天）逐渐给可口有营养的饮食。

5.健康宣教

术后7~10天依情况给化疗或放疗，协助转科。

（二）小儿骨肿瘤护理常规

1.定义

发生于骨骼或其附属组织（血管、神经、骨髓等）的肿瘤，是常见病。

2.症状体征

（1）症状：主要表现为疼痛、肿块、功能障碍。

（2）体征：无痛的骨性肿块为主要症状，常发生于生长活跃的干骺端，以股骨下端、胫骨上端多见。良性骨肿瘤X线表现：骨质破坏有界限，即有硬化带；很少破坏骨皮质或不穿破骨皮质，一般无骨膜反应，即无codman三角和放射性骨针；以及不向软组织侵袭。而恶性肿瘤与之相反。

3.护理问题

（1）恐惧。与担心肢体功能丧失和预后不良有关。

（2）疼痛。与肿瘤浸润压迫周围组织、病理性骨折、手术创伤、术后幻肢痛有关。

（3）躯体活动障碍。与疼痛、关节功能受限及制动有关。

（4）自我形象紊乱。与手术引起的副作用有关。

（5）潜在并发症。病理性骨折。

4.护理措施

（1）术前护理

①遵医嘱通知禁食水时间。

②饮食指导：要求高蛋白、高维生素、含钙丰富、易消化饮食，并保持营养丰富，同时嘱家长让患儿多饮水，防止泌尿系感染及大便秘结。

③遵医嘱完成术前各项准备，备皮、备血等。

（2）术后护理

①小儿外科全麻术后护理常规。

②监测患儿生命体征。

③伤口护理：保持敷料清洁固定，如有渗血渗液立即通知医生，及时更换敷料。

④饮食指导：进食宜清淡、稀、易消化的高蛋白、高维生素、含钙丰富的食物，少食多餐，保持大便通畅。

5.健康宣教

（1）保持平稳心态，树立战胜疾病的信心。

（2）恶性肿瘤病人应坚持按计划接受综合治疗。

（3）指导病人正确使用各种助行器，如拐杖、轮椅等，尽快适应新的行走方式。

（4）制定康复锻炼计划，定期复诊。

（三）小儿血管瘤护理常规

1.定义

一种先天性血管瘤病变，这种疾病通常在出生前(胎儿期)就已经形成了，在出生后才出现或者逐渐出现的。

2.症状体征

（1）毛细血管瘤：有无数密集的毛细血管或完全由内皮细胞组成，多数为错构瘤，在皮肤表面，女婴多发（草莓状痣）皮肤红斑、渐大、界清，压之稍退色，释后复红。

（2）海绵状血管瘤，由发育畸形的无数血窦组成。蓝紫色、柔软的包块，可压缩。体位元移动试验阳性，即瘤体低于心脏平面时瘤内血液回流受阻，瘤体增大，瘤体高于心脏平面时血液回流通畅，瘤体缩小。在柔软的瘤体内有时可扪及静脉石。穿刺抽出可凝固全血。

（3）蔓状血管瘤，由血管壁显著扩张的动脉与静脉直接吻合而成。肿瘤高起呈串珠状，表面温度较高。扪诊有搏动感，听诊有吹风样杂音。压闭供血动脉则搏动及杂音消失。

3.护理问题

（1）担心。与担心预后不良有关。

（2）疼痛。与手术切口有关。

（3）潜在并发症：出血、感染、破溃。

4.护理措施

（1）术前护理

①遵医嘱通知禁食水时间。

②饮食指导：要求高蛋白、高维生素、含钙丰富、易消化饮食，并保持营养丰富，同时嘱家长让患儿多饮水。

③遵医嘱完成术前各项准备，备皮、备血等。

（2）术后护理

①小儿外科全麻术后护理常规。

②监测患儿生命体征。

③伤口护理：保持敷料清洁固定，有无红肿热痛、渗液，如有渗血渗液立即通知医生，及时更换敷料。

④饮食指导：进食宜清淡、稀、易消化的高蛋白、高维生素、含钙丰富的食物，少食多餐，保持大便通畅。

⑤术后当天减少活动，防止出血。

5.健康宣教

（1）出院后1~3个月都应该来医院复诊检查。确定是否彻底治愈，还是需要巩固治疗。

（2）饮食宜新鲜,清淡可口而富于营养，忌辛辣刺激；保持创面清洁干燥，不要受到摩擦而破溃出血，预防感染。

第二章 住院儿童的护理

第一节 儿科医疗机构的设置及护理管理

我国儿童医疗机构分为三类：儿童医院、妇幼保健院和综合医院中的儿科。其中，以儿童医院的设置最为全面，包括门诊、急诊及病房。

一、儿科门诊

（一）设置

1. 预诊处。为患儿就诊前的第一服务窗口。预诊处的主要任务是鉴别传染病，区分平诊、急诊及协助患儿家长选择就诊科别，以缩短就诊时间，减少患儿间交叉感染，赢得抢救机会。预诊处一般设在距儿童医疗机构大门最近或最醒目处，综合医院设在儿科门诊入口处。预诊检查主要通过望、闻、问、触、听及简单体检，在短时间内做出判断，若遇到急需抢救的危重患儿，预诊护士必须负责护送。

2. 候诊处。候诊处是患儿候诊的场所。由于患儿就诊均由家长陪伴，故候诊大厅应宽敞清洁、空气流通，有足够的候诊椅。为了减轻患儿就诊时的紧张心理，室内布置应尽可能生活化，以减轻儿童的陌生感和恐惧感，并且应有饮水处等便民设施。

（二）护理管理特点

儿科门诊的人员流动性大且患儿抵抗力弱，因此，应做好以下护理管理工作。

1. 维护就诊秩序。为了提高就诊质量及就诊效率，护士要做好诊前准备、诊中协助及诊后解释工作，从而保证就诊工作有条不紊地进行。

2. 观察病情变化。患儿具有病情变化快、不能准确表述其不适等特点，护士应在预诊、候诊等过程中严密观察患儿的病情变化，发现异常情况及时与医生联系并配合处理。

3. 杜绝医疗差错。严格执行查对制度，各项操作应认真负责，避免忙中出错。

4. 预防交叉感染制定并严格执行消毒隔离制度，发现传染病的可疑征象要及时隔离；并根据传染病情况做好疫情上报工作。

5. 开展健康宣教。根据季节、疾病流行及护理热点问题等，利用候诊时间，采取图表宣传、节目播放、集体指导、个别讲解或咨询等方式，向患儿及家长宣传儿童保健知识，同时进行相关疾病的健康教育。

二、儿科急诊

（一）设置及特点

1. 儿科急诊设置。综合医院儿科急诊应设置诊查室、抢救室、治疗室、观察室、隔离观察室；儿童医院的急诊除具备以上设置外，还应有小手术室、药房、化验室、收费处等，形成独立单元，确保24小时接诊。急诊各诊室仪器设备必须配备齐全，以确保抢救工作顺利进行。

2．儿科急诊特点

（1）儿科急诊常具有起病急、来势凶、病情变化快、意外事故较多及死亡率高的特点。

（2）儿科疾病症状不典型，有些疾病甚至在典型症状出现之前可能会危及生命。因此，遇到危重患儿就诊时要做到及时抢救，确保患儿的生命安全。

（3）儿科疾病的种类有一定的季节规律性，因此，应根据疾病的发病规律做好准备。

（二）护理管理特点

1．重视五要素。急诊抢救的五要素为：人、医疗技术、急救药品、仪器设备和时间，其中人是最主要的。因此，急诊护士要有高度的责任心、敏锐的观察力、精湛的技术、较强的组织能力和协作能力。此外，药品齐备、仪器设备先进、功能完好、争取时间也是保证抢救成功的重要环节。

2．严格执行岗位责任制度。护士必须坚守岗位，主动巡视，及时发现病情变化，随时做好抢救准备。对抢救设备的使用、保管、补充、维护等应分工明确，并严格执行交接班制度。

3．建立抢救护理常规。急诊护士应熟练掌握儿科常见急危重症的抢救程序、护理措施，不断总结经验，以提高抢救成功率。

4．规范文件管理。急诊病历要规范完整，紧急抢救时的口头医嘱必须当面复述确定无误方可执行，并要及时补记医嘱。经急诊进入观察室或住院的患儿应做好登记，以便完善患儿的病历资料。

三、儿科病房

（一）设置

1．普通病房设置。儿科普通病房设置与其他科室病房类似，设有病室、护士站、治疗室、值班室、配膳（奶）室、厕所等。病室墙壁可装饰儿童喜欢的图案，以减轻患儿的紧张心理；病室间用玻璃隔断，便于观察患儿病情变化及患儿间彼此交流；幼儿专用厕所可不加门，儿童专用的可加门不加锁，一旦发生意外，便于抢救。

2．重症监护病房设置。主要收治病情危重、需要观察及抢救的患儿，室内各种抢救设备齐全，重症监护室与医护人员办公室之间用玻璃隔断，便于观察患儿。患儿病情平稳后方可转入普通病室。

（二）护理管理

1．环境管理。病房环境应符合儿童心理、生理特点，病室窗帘应颜色鲜亮、图案生动，以减少患儿的陌生感和恐惧感。病室应安装地（壁）灯，以免影响睡眠。病室应根据患儿的年龄调整适宜的温湿度，新生儿病室室温以22~24℃为宜，婴幼儿为20~22℃，相对湿度为55%~65%；儿童病室室温以18~20℃为宜，相对湿度为50%~60%。

2．生活管理。根据患儿病情及年龄合理安排作息时间，帮助其建立规律的生活习惯。饮食应符合患儿疾病治疗并满足其生长发育的需要，并提供热奶、热餐设施及消毒柜等，餐后食具均须消毒。医院还应为患儿提供样式简单、面料柔软、透气性好的衣裤和被服，经常换洗，保持整洁。另外，根据患儿病情安排适当的游戏，以减轻患儿寂寞、焦虑心理。

3. 安全管理。由于患儿好动、好奇心强且防范意识差，病房的安全管理尤其重要。应建立病房安全管理制度并告知家长遵守。所有设施、设备均应有保护措施，如病床带床档，窗户加护栏，暖气加罩；病房中药品、电源插头等都应置于患儿不易触及处；消防、照明器材位置固定，紧急通道畅通并有明显标识，以免发生意外。在治疗护理操作中应严格执行查对制度，杜绝医疗事故的发生。

4. 感染控制。建立并严格执行消毒隔离制度，病房每天应定时通风，按时消毒，医护人员操作前后均须洗手，并加强对家长和患儿健康宣教，提高自我防护意识。

第二节　儿童健康评估的特点

对儿童健康状况进行评估时，要掌握其身心特点，运用多学科知识，来获得全面、正确的主观和客观资料，为制订护理方案奠定基础。

一、健康史的收集

健康史由患儿、家长、其他照顾者及相关医护人员的叙述获得。

（一）内容

1. 一般情况。包括患儿姓名（乳名）、性别、年龄、民族、入院日期，父母的姓名、年龄、职业、文化程度、家庭地址、联系电话等。准确记录患儿年龄，必要时写明出生年、月、日。

2. 主诉。患儿来院就诊的主要原因和持续时间。

3. 现病史。即来院诊治的发病原因及经过，包括发病时间、起病过程、主要症状、病情发展及严重程度、是否进行过处理等，还包括全身伴随症状和其他系统同时存在的疾病等。

4. 个人史。包括出生史、喂养史、生长发育史、生活史等情况。根据不同年龄及不同健康问题进行询问。

（1）出生史：胎次、胎龄、分娩方式及过程，母孕期情况、出生时体重、身长，有无窒息、产伤，Apgar评分等。新生儿及婴幼儿应详细了解。

（2）喂养史：婴幼儿和营养性疾病、消化系统疾病患儿要详细询问喂养史。询问是母乳喂养还是人工喂养，人工喂养以何种乳品为主、如何调配，喂哺次数及量，添加转换期食物和断奶情况等。年长儿应了解有无挑食、偏食、吃零食等不良饮食习惯。

（3）生长发育史：了解患儿体格生长指标如体重、身高、头围增长情况；前囟闭合时间及乳牙萌出时间、数目；大运动和语言的发育情况；学龄儿还应了解在校学习情况及与同伴间的关系等。

（4）生活史：患儿的生活环境及卫生、睡眠、排泄习惯，有否特殊行为问题，如吮拇指、咬指甲等。

5. 既往史。包括既往患病史和预防接种史等。

（1）既往患病史：患儿既往患过的疾病、患病时间和治疗效果；着重了解传染病史；认真了解有无食物或药物过敏史。

（2）预防接种史：接种疫苗的名称、次数、年龄以及接种后有无不良反应。

6. 家族史。家族有无遗传性疾病、过敏史或急慢性传染病史、父母是否近亲结婚，母亲妊娠史和分娩史以及家庭其他成员的健康状况。

7. 心理-社会状况。内容包括：①患儿的性格特征，是否活泼、好动或喜静、合群或孤僻、独立或依赖；②患儿及其家庭对住院的反应，是否了解住院的原因、对医院环境能否适应、能否配合治疗护理、是否信任医护人员；③患儿父母的年龄、职业、文化程度和健康状况；④父母与患儿的沟通方式；⑤家庭经济状况、居住环境、有无宗教信仰；⑥学龄儿还应询问在校学习情况及与同伴间的关系等。

（二）注意事项

1. 收集健康史最常用的方法有交谈、观察。在交谈前，护理人员应安排适当的时间、地点并明确谈话的目的。

2. 采集病史时，语言应通俗易懂，态度和蔼可亲，耐心询问，认真倾听以获得准确、完整的资料。要避免使用暗示的语气，以免引导家长或患儿作出主观期望的回答。

3. 鼓励年长儿自己叙述病情，由于患儿害怕各种诊疗活动或表达能力欠缺，会导致信息失真，要注意分辨真伪。

4. 病情危急时，应简明扼要、边抢救边询问主要病史，以免耽误救治，翔实的询问可在病情稳定后进行。

二、体格检查

（一）儿童体格检查的原则

1. 环境舒适。体格检查的房间要安静、光线充足、温度适宜。检查用品齐全、适用，根据需要提供玩具、书籍以安抚患儿。检查时婴幼儿体位不固定，可由父母抱着检查，怕生的儿童可从背部查起，尽可能让儿童与家人在一起，以增加其安全感。

2. 态度和蔼。在检查前要与患儿交流或逗引片刻，用鼓励表扬的语言取得其信任与合作，与此同时观察患儿的精神状态、对外界的反应及智力情况。对年长儿要说明检查的部位，有何感觉，使患儿能主动配合。

3. 顺序灵活。检查的顺序可根据患儿的情况灵活掌握。在患儿安静时先进行心肺听诊、腹部触诊、测量呼吸、脉搏；皮肤、四肢躯干、骨骼、全身淋巴结等容易观察到的部位则随时检查；口腔、咽部和眼结合膜、角膜等对患儿刺激较大的检查应放在最后进行；急诊时首先检查重要生命体征和疾病损伤相关的部位。

4. 技术熟练。检查中应全面仔细，动作轻柔，注意保暖，冬天检查时接触患儿的所有物品等均应先温暖。

5．保护和尊重患儿。检查前后均需洗手，听诊器应消毒，防止发生院内感染，对学龄儿和青少年注意保护隐私。

（二）体格检查的内容和方法

1．一般状况。观察患儿发育与营养状况、精神状态、面部表情、皮肤颜色、哭声、语言应答、活动能力、对周围事物反应、体位、行走姿势等。在患儿不注意时开始观察，以便取得可靠资料。通过观察可初步判断患儿的神志状况、发育营养、病情轻重、亲子关系等。

2．一般测量。包括体温、脉搏、呼吸、血压、体重以及身高（长）的测量等。

（1）体温：根据患儿的年龄和病情选择测温方式。能配合的年长儿可测口温，小婴儿可测腋温，肛温较准确但对患儿刺激大，也不适合腹泻患儿。

（2）呼吸和脉搏：测量时患儿应处于安静状态。婴幼儿以腹式呼吸为主，按小腹起伏计数。除呼吸频率外，还应注意呼吸的节律及深浅。婴幼儿腕部脉搏不易扪及，可计数颈动脉或股动脉搏动，也可通过心脏听诊测得。

（3）血压：测量时袖带的宽度应依患儿年龄不同进行选择，袖带宽度为上臂的2/3。新生儿及小婴儿可用心电监护仪或简易潮红法测定。

（4）体重、身高（长）。

3．皮肤和皮下组织。观察皮肤颜色，有无苍白、潮红、黄疸、皮疹、瘀点、瘀斑等；观察毛发颜色、光泽，有无脱发；触摸皮肤温湿度、弹性、皮下脂肪厚度，有无脱水、水肿等。

4．淋巴结。检查枕后、颈部、耳后、腋窝、腹股沟等处淋巴结的大小、数目、质地和活动度等。

5．头部

（1）头颅：头颅形状、大小并测量头围，检查前囟大小和紧张度、是否隆起或凹陷；婴儿注意有无颅骨软化、枕秃；新生儿有无产瘤、血肿等。

（2）面部：有无特殊面容。

（3）眼耳鼻：眼睑有无水肿、下垂，眼球是否突出、斜视，结膜是否充血，巩膜是否黄染，角膜有无溃疡以及瞳孔的大小和对光反射情况；注意外耳道有无分泌物，提耳时是否疼痛；鼻翼是否扇动，有无鼻腔分泌物、鼻塞等。

（4）口腔：口唇是否苍白、发绀、干燥，有无张口呼吸，硬腭和颊黏膜有无溃疡、麻疹黏膜斑、鹅口疮，牙的数目和排列，有无龋齿，咽部是否充血，扁桃体是否肿大等。

6．颈部。有无斜颈等畸形，甲状腺是否肿大，气管是否居中，有无颈抵抗等。

7．胸部

（1）胸廓：检查胸廓是否对称，有无畸形，如肋骨串珠、鸡胸、漏斗胸等；肋间隙是否凹陷，有无"三凹征"等。

（2）肺：注意呼吸频率、节律，有无呼吸困难；触诊语颤有无改变；叩诊有无浊音、鼓音等；听诊呼吸音是否正常，有无啰音等。

（3）心：注意心前区是否隆起，心尖搏动是否移位；触诊有无震颤；叩诊心界大小；听诊心率、节律、心音，注意有无杂音等。

8. 腹部。新生儿注意脐部有无分泌物、出血，有无脐疝；触诊腹壁紧张度，有无压痛、反跳痛，有无肿块、肝脾肿大等，并注意有无肠型，叩诊有无移动性浊音；听诊肠鸣音是否亢进；腹水患儿应测腹围。

9. 脊柱和四肢。观察脊柱有无畸形，有无"O"形或"X"形腿，有无手镯、足镯征等佝偻病体征。

10. 肛门及外生殖器。检查有无畸形、肛裂，女孩阴道有无分泌物，男孩有无包皮过长、阴囊鞘膜积液、隐睾、腹股沟疝等。

11. 神经系统。观察患儿的神志、精神状态，有无异常行为，检查四肢的活动、肌张力和神经反射，注意是否存在脑膜刺激征。新生儿应检查某些特有反射是否存在，如吸吮反射、握持反射、拥抱反射等。

三、家庭评估

家庭评估是儿童健康评估的重要组成部分，患儿与其家庭成员的关系是影响其身心健康的重要因素。

（一）家庭结构评估

1. 家庭组成。应包括整个家庭支持系统。评估时涉及父母目前的婚姻状况，是否有分居、离异及死亡情况，同时了解患儿在家庭危机事件中的反应。

2. 家庭成员的职业及教育状况。父母的职业包括目前所从事的工作、工作强度、工作满意度、工作地与居住地之间的距离以及是否暴露于危险环境等，还应评估家庭的经济状况、医疗保险等。父母的教育状况是指教育经历、所掌握的技能等。

3. 家庭及社区环境。家庭环境包括住房类型、居住面积、房间布局、安全性等。社区环境包括邻里关系、学校位置、上学交通状况、娱乐空间和场所、环境中潜在的危险因素等。

4. 文化及宗教特色。此方面的评估应注重家庭育儿观念、保健态度、饮食习惯等。

（二）家庭功能评估

1. 家庭成员的关系及角色。成员之间是否亲近、相互关心，有无偏爱、溺爱、冲突、紧张状态等。

2. 家庭中的权威及决策方式。评估父母的权力分工对家庭的影响。传统上，母亲在照顾家人生活和健康上承担更多责任，父亲在家庭重大事项的决策上起主导作用。

3. 家庭的沟通交流。评估父母是否鼓励孩子与他们交流，孩子是否耐心倾听父母的意见，家庭是否具有促进患儿生理、心理和社会性成熟的条件；与社会的联系情况，是否能从中获得支持。

4. 家庭卫生保健功能。评估家庭成员有无科学育儿的一般知识、家庭用药情况、对患儿疾病的认识、提供疾病期间护理照顾的能力等，同时了解家庭其他成员的健康状况。

（三）注意事项

护士应使用沟通技巧，获得家长的信任、理解和支持，应注意保护涉及隐私的问题。

第三节　住院患儿及其家庭的心理反应与护理

患儿疾病带来其躯体上的痛苦，住院后接触陌生的环境、接受各种检查和治疗护理操作等，又会使患儿产生恐惧、焦虑不安的心理反应。因此，护士应了解住院患儿的心理反应，做好心理护理。

一、各年龄期患儿对疾病的认识

1．幼儿及学龄前期儿童。此期儿童对自己身体各部位及器官的名称开始了解，对于发病的原因常用自身的感情行为模式来解释，常将痛苦与惩罚联系在一起，对疾病缺乏认识。

2．学龄期儿童。此期儿童认知水平逐渐增强，对身体各部分的功能以及疾病的病因有了一定的认识，在疾病治疗过程中关注自己的身体和治疗，开始恐惧身体的损伤和死亡。

3．青春期儿童此期儿童抽象思维能力进一步提高，能够认识疾病的原因以及对疾病的发生和治疗有了一定的理解，但对疾病造成身体功能的损害和外表改变难以接受。

二、患儿对住院的反应与护理

（一）住院患儿的心理反应

1．分离性焦虑。指由现实或预期的与家庭、日常接触的人或事物分离时引起的情绪低落，甚至功能损伤。

（1）分离性焦虑表现的分期

1)反抗期：患儿常表现为哭叫、认生、咒骂，拒绝医护人员的照顾和安慰等。

2)失望期：发现分离的现状经过自身的努力不能改变，表现为沉默、沮丧、顺从。部分

患儿可出现退化现象，即出现患儿过去发展阶段的行为，如尿床、吸吮奶嘴和过度依赖等，这是患儿逃避压力常用的一种行为方式。

3)否认期：长期与父母或亲密者分离可进入此阶段。患儿克制自己的情感，能与周围人交往，配合医护人员的各种诊疗程序，以满不在乎的态度对待父母或亲密者的探视或离去。这一阶段往往会被误认为患儿对住院生活适应良好，但却使患儿与父母之间的信任关系受到损害，患儿成年后不易与他人建立信任关系，甚至影响成年后的人际交往，患儿还可能出现注意力缺陷、以自我为中心以及智力下降等问题。

（2）不同年龄阶段分离性焦虑的特点

1)婴幼儿期：患儿对父母或照顾者的依恋十分强烈，6个月后的婴儿就能意识到与父母或照顾者的分离，住院导致的分离性焦虑常表现为明显的哭叫行为。

2)学龄前期：患儿由于进入日托机构接受学前教育等原因，其社会交往范围较婴

儿期扩大，日常生活中对父母或照顾者的依恋没有婴幼儿期明显，但在疾病和住院影响下，患儿往往希望获得陪伴和安慰，住院导致的分离性焦虑常表现为偷偷哭泣、拒绝配合治疗等。

3)学龄期和青春期：患儿已开始学校的学习生活，由于学校生活、同学和朋友在其日常生活中所占位置越来越重要，住院的分离性焦虑更多的来源于与同学和朋友的分离，患儿常担心学业的落后，感到孤独等。

2．失控感。是对生活中和周围所发生的事情感到有一种无法控制的感觉。医院的各项规章制度和住院期间的各种诊疗活动，常使患儿体验到失控感。不同年龄段儿童由于住院导致失控感的原因和后果也有所不同。

（1）婴儿期：此期患儿已能通过简单的表情、姿势等逐渐学会对外部世界的控制，住院的诊疗活动，特别是侵入性的诊疗活动会使患儿有失控感，易导致患儿产生不信任感和不安全感。

（2）幼儿及学龄前期：此期患儿正处于自主性发展的高峰，住院的规章制度和诊疗活动带来的失控感会使患儿感受强烈的挫折，患儿常有剧烈地反抗，同时伴有明显的退化行为。

（3）学龄期：此期患儿已能较好地处理住院和诊疗活动导致的限制和挫折，但对死亡、残疾和失去同学和朋友的恐惧会导致失控感。

（4）青春期：此期患儿独立自主意识增强，住院和诊疗活动常使其感到对自己身体和生活的控制受到威胁，感到挫折和愤怒，很难接受诊疗引起的外表和生活方式改变，从而导致对治疗的抵触和不依从。

3．对疼痛和侵入性操作的恐惧。对疼痛的恐惧在各年龄段都是相似的，但幼儿及学龄前期患儿会害怕身体的完整性受到破坏，对侵入性操作和手术过程会感到焦虑和恐惧。

4．羞耻感和罪恶感。幼儿和学龄前期患儿易将患病和住院视为惩罚，如错误观念得不到纠正，随着学龄后期道德观念的建立，患儿会产生羞愧、内疚和罪恶感等心理反应。

（二）住院患儿的心理护理

1．平时教育。在日常生活中，鼓励父母和教师等对儿童进行医院功能的简单介绍，禁止用住院或者诊疗行为进行恐吓，使儿童对医院形成正确的认识。条件允许时可组织参观医院，学习简单的健康知识，有利于患儿理解住院的目的，尽快熟悉医院环境。

2．防止或减少被分离的情况。有条件时，应鼓励父母和照顾者来院陪护，可以明显缓解婴幼儿和学龄前儿童的分离性焦虑。同时护士应注意满足陪护者的生活需求，体现以家庭为中心的护理理念。

3．减少分离的不良反应。当住院导致的分离不可避免时，护士应与家长协作，采用积极的方式应对分离。

（1）陌生的环境和工作人员可能使患儿感到恐惧，护士可将病房布置为患儿熟悉的环境，建议家长准备患儿喜欢的日常用品，如玩具、杯子、毯子等，提高其适应分离的能力。

（2）护士在护理患儿时主动介绍自己，以及介绍医院的环境和同病室患儿，有利于患儿尽快适应医院环境，缓解不安和焦虑。

（3）学龄期患儿可坚持学习，与学校老师和同学通讯联系，允许同学来院探视。

（4）家长应向患儿解释分离的原因，并应定期探视。

4. 缓解失控感

（1）在不违反医院规定和患儿病情允许的情况下，鼓励患儿自由活动。有条件时，可尽量保持患儿住院前的日常活动，如收看患儿喜欢的电视节目、参与其喜爱的娱乐活动等。

（2）在诊疗活动中，护士也可提供一些自我决策的机会缓解失控感，例如：在静脉输液时，提供各种颜色的止血带让患儿选择、固定针头时选择胶布的数量和长短等，这样能明显地缓解住院带来的失控感。但是，护士在提供选择时，应避免询问患儿不能进行选择的情景，例如询问患儿"要不要打针？"会让患儿觉得可以不打针，应该询问患儿"要打针了，你想选择坐着打，还是躺着打呢？"。

5. 应用游戏或表达性活动来减轻压力。游戏不仅有助于患儿的生长发育，在住院时也可帮助患儿应对住院带来的各种压力。

（1）游戏可以促进患儿表达，帮助护士理解患儿的想法。例如：可通过医师、护士和患者的角色扮演游戏或木偶游戏，了解患儿对疾病、住院、诊疗的认知、感受和需求。

（2）游戏可以帮助治疗，护士可采用放松和转移注意力的游戏缓解疼痛，例如：术后需要进行深呼吸训练时，可以让患儿吹风车分散注意力以缓解疼痛。

6. 发掘住院的潜在正性心理效应。护士应积极地引导和发挥这种潜在的正性心理效应。

（1）住院虽然是不愉快的经历，但住院作为患儿生活中的一个应激事件，是促进父母和患儿关系发展的契机。

（2）住院是一个教育过程，根据患儿及其家庭的需要和理解程度，护士为其提供相关疾病的健康指导。

（3）成功地应对疾病能提高患儿的自我管理能力。患儿能发挥其独立能力，自我护理，从而更加自信。

（4）住院为患儿提供了一个特殊的接触社会的机会，能够近距离了解医务人员的工作，同其他患儿和家长交流，互相支持。

三、家庭对患儿住院的反应与护理

儿童患病和住院会使家庭进入应激状态，家庭需作出调整以应对危机。良好的适应能帮助和支持患儿积极应对疾病，并维持正常、健康的家庭功能。

（一）家庭对患儿住院的反应

1. 家庭对患儿住院的心理反应

（1）父母对患儿住院的心理反应

1)否认和质疑：在患儿确诊疾病和住院的初期，家庭处于震惊和慌乱中，如果患儿的疾病较为严重，父母往往对患儿的确诊表示质疑和难以接受。

2)自责和内疚：患儿父母通常会追寻疾病的原因，如有线索提示父母有任何行为或因素导致患儿患病及病情加重，特别是当患儿病情严重时，父母常会感到自责和内疚。

3)不平和愤怒：父母常会感到不平和愤怒，并将这种愤怒向家庭其他成员以及护士发泄，引起患儿父母与家庭成员或护士间的矛盾和冲突。

4)痛苦和无助：目睹患儿忍受病痛和接受痛苦的诊疗时，父母会非常痛苦，面对压力不知所措，产生无助和孤独感。

5)焦虑和悲伤：患儿预后的不确定性，会让家庭成员焦虑、担忧和预期性的悲伤，严重时会产生心理障碍，甚至影响生理功能。

（2）兄弟姐妹对患儿住院的心理反应：对于有多个孩子的家庭，患儿住院的初期，兄弟姐妹们可能会为过去与患儿打架或对其不够友爱而感到内疚，并认为他们的某些行为导致了患儿的疾病。兄弟姐妹也可能对自己的身体健康表示担忧，害怕自己患上类似疾病，产生焦虑和不安全感。随着患儿住院时间的延长，兄弟姐妹可能嫉妒患儿独占了父母的注意力和关爱，甚至产生怨恨的心理。

2．患儿住院对家庭功能的影响

（1）确诊疾病和住院的初期：家庭为了应对危机，会作出调整和妥协，家庭成员会更关心家庭事务，在工作、个人爱好和照顾患儿之间作出选择、让步和妥协。疾病可能会帮助家庭暂缓一些家庭所面临的危机，也有可能加剧矛盾，导致家庭成员对立和家庭的分裂。

（2）患病和住院的延续期：随着患儿住院时间的延长，家庭的重心将不会一直放在患儿身上，家庭成员会希望并逐渐恢复日常生活，如果患儿疾病未能好转或持续恶化，家庭需要接受由此导致的永久改变，家庭成员可能会因为儿童的疾病而感到筋疲力尽。

（二）住院患儿的家庭支持

儿科护理强调以家庭为中心，护士应与患儿家庭合作，帮助家庭应对危机，维持正常的家庭功能。护士应评估每个家庭的需要，有针对性地进行干预。

1．对患儿父母的支持

（1）向父母介绍医院的环境、工作人员，讲解疾病的知识，解释患儿的情况、用药的目的等，帮助父母缓解患儿住院带来的无助感。

（2）鼓励父母探视或陪护患儿，也可让父母参与患儿的护理，并指导父母科学照顾患儿；同时安排家庭成员轮换陪护患儿，并提供陪护的各项便利措施，如陪护床、简便的生活设施等，使父母能得到休息。

（3）鼓励和提醒父母休息、活动和摄取足够营养，以保持身体健康，向父母解释保持身体健康才能更好地帮助和支持患儿。

（4）组织住院患儿的父母们座谈，分享患儿住院后的感受和经验，互相鼓励提供支持；告知医院的电话和联系方式，在父母有疑问时可以与医院联系。

（5）安排充足的时间与父母沟通，使用开放性问题向父母提问，倾听患儿父母的感受，以减轻父母内心的压力。

2．对患儿兄弟姐妹的支持

（1）鼓励和提醒父母向患儿的兄弟姐妹解释患儿的情况，并公开讨论，了解其内心的想法和感受，使疑惑获得解答，避免兄弟姐妹感觉被家庭隔绝在外。

（2）允许兄弟姐妹到医院探视或通过电话与患儿交流，或者可以给兄弟姐妹提供患儿的照片；医院探视时，应向兄弟姐妹介绍医院环境和设备，避免产生恐惧或发生意外；鼓励兄弟姐妹参与对患儿的护理。

（3）鼓励家庭集体活动，如家庭聚餐、集体游戏等。

（4）帮助父母理解、应对患儿兄弟姐妹所经历的反应，如果兄弟姐妹有内疚应注意评估，给予关注，如果内疚感持续存在，则需要进一步心理干预。

第四节　与患儿及其家长的沟通

沟通是人与人之间传递信息、观念、态度或情感的交流过程。良好的沟通是顺利落实护理计划的必要条件，也是增进护患关系的基础。

一、与患儿的沟通

（一）儿童沟通的特点

儿童在8岁前，语言沟通能力差，抽象思维发育不成熟，不能用语言准确表述自己的想法，但在非语言沟通方面，儿童已经能够熟练地通过他人的面部表情、着装、语调、手势等获取正确的信息。8岁后才开始流利地使用语言沟通，并逐渐接近成人。儿科护士应根据患儿的年龄，灵活运用语言和非语言的沟通方式与患儿交流。

（二）与患儿沟通的技巧

1．适当地使用语言沟通。与患儿交流时，护士应注意患儿的年龄和发育水平，选择适合的方式与患儿交流，并根据患儿的反应随时调整沟通的方式。在沟通中，护士应吐字清晰，注意语速、语调和音量，避免使用模棱两可、封闭式、否定式的语句，而应使用肯定语句和患儿熟悉的语言，既可帮助患儿理解，又能使患儿主动配合。

2．平等对待和尊重患儿。患儿虽然年龄小、经历少甚至对外界一无所知，但护士在与患儿交流时要给予尊重、平等对待。在体态上，护士与患儿交流时应保持目光的接触，与患儿的视线保持水平，但不可凝视，既维护患儿自尊，又增加亲切感，增强沟通效果。

3．保持诚信。与患儿交流时，避免使用哄骗性语言，应如实向患儿提供有关的知识，特别是患儿将要听到、看到和感受到的信息，不要试图隐瞒和欺骗，以免破坏护患之间的互信关系。

4．适时使用非语言沟通。护士应仪表整洁、面带微笑，以增加患儿安全感和信任感，增加交流的主动性。在适当的时候使用肢体的接触给予患儿拥抱或抚摸，有利于其获得安全感及身心方面的满足，同时也是一种很好的交流方式。

5. 合理安排娱乐活动。护士可与患儿一起参与游戏，并善于利用游戏与患儿交流，了解患儿内心的想法，帮助患儿发泄痛苦；护士也可通过绘画、讲故事的形式，了解患儿难以用语言表达的内心感受，在接受侵入性操作后，可以让患儿给玩具打针以发泄痛苦和内心感受，以及利用玩偶扮演医师和患者的医疗游戏向患儿解释手术程序。

二、与患儿家长的沟通

为使与患儿家长沟通顺畅、有效，儿科护士应尽量做到以下几点。

1. 建立良好的第一印象。与患儿家长沟通时，取得患儿家长的信任是首要任务。护士在与患儿家长初次接触时，应积极热情，耐心倾听患儿家长的观点和想法，体现对患儿健康状况的关心，并告知家长如何获取护士的帮助，避免家长感觉被冷落和忽视。

2. 使用开放性问题鼓励家长交谈。护士应尽量使用开放性问题鼓励家长交谈，并注意倾听和观察非语言信息，适时引导谈话主题，避免与患儿家长的交流偏离目标和主题。

3. 恰当地处理冲突。由于担忧患儿的病情，家长易产生怀疑，表现出心情烦躁、易怒。护士应换位思考，理解患儿家长的心情，针对家长的问题，不可搪塞应付或使用家长难以理解的医疗术语。进行各项操作时应给予耐心细致的解释，表现出对患儿的关心爱护，避免让患儿家长产生不信任感。

第五节　儿童用药特点与护理指导

药物是治疗疾病的一个重要手段。儿童与成人不同，儿童的器官功能发育尚不成熟，对药物的不良反应较为敏感，因此儿童用药要注意药物的选择、给药途径及精确的剂量等，做到合理用药。

一、儿童用药特点

（一）不同年龄阶段用药特点

1. 新生儿期。由于婴儿的肝脏发育不成熟，药物代谢较差，易在体内蓄积，如氯霉素可引起灰婴综合征；磺胺药、维生素K_3等可引起高胆红素血症。肾脏功能发育不全，药物排泄缓慢，故在应用庆大霉素、巴比妥等药物时，应注意用量。由于新生儿皮肤薄，皮肤局部用药吸收较多，容易引起中毒。

2. 婴幼儿期。婴幼儿的神经系统发育尚未完善，一些药物易通过血－脑屏障而引起中枢神经系统症状，用药时应特别慎重。如吗啡、哌替啶（杜冷丁）等药物容易引起呼吸中枢抑制，一般不宜使用；但对苯巴比妥、水合氯醛等镇静药，敏感性较低，耐受性较大，需注意合理使用。

3. 儿童期。机体尚未发育成熟，对药物的反应与成人有所不同。如对于镇静药、阿托品、磺胺类药、激素等耐受性较大；对水、电解质的调节能力差，使用影响水、电解质代谢和酸碱代谢的药物较成人更易发生紊乱，如用酸碱类药物较易发生酸、碱失衡，使用利尿药较易引起低血钾。此外，四环素可使牙釉质发育不良，牙齿发黄，因此7岁以前忌用。

（二）乳儿受母亲用药的影响

一般情况下，乳母用药后对乳儿的影响不大。但有些药物在乳汁中的含量较大，如苯巴比妥、地西泮、水杨酸盐、阿托品等，故应慎用。有些药物在乳汁中的浓度较高，如抗癌药、放射性药物、抗甲状腺激素药物等，哺乳期应禁用。

（三）先天遗传因素

对有遗传病史的患儿要考虑到对某些药物的先天性异常反应，家族中有药物过敏史者，要慎用某些药物。

二、药物选择

为患儿用药时，护士除需掌握所用药物的特点外，还要结合其年龄、病情，合理用药，并注意药物的特殊反应和远期影响，以达到最佳疗效。

（一）抗生素

患儿使用抗生素应严格掌握适应证和用药的注意事项。如不合理的使用链霉素、庆大霉素、妥布霉素等，可能会造成听神经和肾的损害；不合理使用喹诺酮类抗生素，可能会影响骨骼发育；大剂量或多种抗生素滥用，可导致肠道菌群失调和消化功能紊乱等。故应严格把握用药的剂量、疗程，密切观察药物反应及不良反应。

（二）退热药

儿童发热，在体温高于38.5℃时才使用药物降温，有高热惊厥史患儿可在体温上升期及早应用退热药物，多采用对乙酰氨基酚和布洛芬退热，但剂量不宜过大，用药后注意观察病情变化、及时补充液体。小婴儿退热多采用物理降温和多饮水等措施，婴儿不宜使用阿司匹林，防止发生Reye综合征。

（三）镇静止惊药

患儿出现高热、惊厥、烦躁不安等情况时，可选用镇静止惊药。常用药物有苯巴比妥、水合氯醛、地西泮等。使用时应注意观察患儿呼吸、脉搏、血压的变化，尤其注意防止呼吸抑制的发生。

（四）镇咳、化痰、平喘药

婴幼儿一般不用镇咳药，当呼吸道分泌物多、痰液黏稠不易咳出时，可用化痰药物或雾化吸入法稀释分泌物，配合叩背、体位引流及多饮水，则易于咳出；哮喘患儿提倡用p₂受体激动剂局部用药，使用时注意观察精神症状。

（五）止泻药与泻药

患儿腹泻一般不主张用止泻药，因为止泻药虽然可以缓解症状，但可加重肠道毒素的吸收，故一般采用饮食调整、补充液体，或加用活菌制剂如双歧杆菌、乳酸杆菌，调节肠道微生态环境。患儿便秘较少使用泻药，多通过饮食调整，如多食蔬菜、水果、蜂蜜等，必要时遵医嘱使用缓泻药。

（六）糖皮质激素

在诊断未明确时不宜滥用，以免掩盖病情。使用时必须严格掌握适应证，告知患儿及家长严格遵医嘱执行，不可随意停药或减量，避免出现反跳现象。长时间使用可抑制骨骼生长，影响蛋白质、脂肪、水和电解质代谢，降低机体抵抗力。因此，应注意保护患儿避免发生感染。另外，水痘患儿禁用糖皮质激素，防止加重病情。

三、药物剂量计算

（一）按体重计算

是最基本、最常用的计算方法。许多药物已经标出每千克体重、每日或每次需要量，此法计算非常方便。计算公式为：

每日（次）剂量=患儿体重(kg)×每日（次）每千克体重所需药量

患儿体重应按实际所测得值为准。若按体重计算结果超过成人剂量，则以成人量为限。

（二）按体表面积计算

此法计算药物剂量更准确，因体表面积与基础代谢、心搏量等生理活动关系密切。儿童体表面积的计算公式为：

$\leq$30kg体表面积(m^2)=体重(kg)×0.035+0.1

＞30kg体表面积(m^2)=[体重(kg) -30] ×0.02＋1.05

儿童用药剂量=体表面积(m^2)×每日（次）每平方米体表面积需药量

（三）按年龄计算

用于不需精确计算药物剂量和剂量范围大的药物，如营养类药物。

（四）按成人剂量计算

由于所得剂量偏小，一般不常采用。计算公式为：儿童剂量=成人剂量×儿童体重(kg)/50。

四、给药方法

给药的方法应根据年龄、病情、药物性质来选择，以保证药效和减少对患儿的不良影响为目的。

（一）口服法

是最常用的给药方法。婴幼儿常用糖浆、水剂、冲剂，也可将药片捣碎加水调匀后吞服（有些肠溶片及缓释制剂不可用此法），亦可用滴管法。年长儿应尽量教会并鼓励患儿自己服药。小婴儿喂药时最好将其抱起或抬高头部，避免呛咳，必要时可采用鼻饲给药。任何药物均不宜用奶送服。

（二）注射法

注射法对患儿精神刺激大，对局部造成一定的损伤，故非病情必需较少采用，多用于急重症、药物不宜口服或频繁呕吐者的患儿。包括肌内注射、静脉注射、静脉点滴。2岁以下儿童肌内注射多选用臀中肌、臀小肌注射，对不合作的患儿，注射时采取"三快"即进针快、注药快、拔针快，以减轻疼痛，避免断针等意外。长时间肌内注射易引起臀肌挛缩，影响下肢功能，应注意调整、更换注射部位。静脉注射多用于抢救，注射时速度宜慢并注意防止药液外漏。静脉点滴在临床广泛使用，应注意根据患儿年龄、病情、药物性质调节滴速，并保持静脉通畅。

（三）外用药

外用药的剂型有软膏、水剂、混悬剂、粉剂等。因用药部位的不同，对患儿的手可采取适当的约束，避免儿童抓摸药物，误入口、眼引起意外。

（四）其他方法

雾化吸入法较常采用。灌肠法、舌下含化、含漱法常用于年长儿。

第三章　儿科危重症的观察抢救与护理

第一节　高热

发热是指体温异常升高。体温超过39℃称为高热。高热是小儿最常见的急诊症状。高热时间超过2周称为长期高热。长时间高热可引起氧消耗增加、脱水、细胞代谢紊乱、神经功能障碍等。急剧升高的体温常伴随着抽搐发生，因此，对高热患儿应加以重视，及时处理。

一、临床表现

（一）热型

小儿热型多不如成人典型。

1. 稽留热。体温恒定地维持在39~40℃以上的高水平，24小时内体温波动范围不超过1℃。

2. 弛张热。体温在39℃以上，波动幅度大，24小时内波动范围超过2℃而最低体温始终高于正常。

3. 间歇热。体温骤升至39℃以上，持续数小时又迅速降至正常，高热期与无热期反复交替出现。

4. 波浪热。体温逐渐上升达39℃以上，数天后又逐渐降至正常水平，如此反复。

5. 周期热。体温升高呈一定周期。

（二）伴随症状

高热伴随症状常有寒战、烦躁不安、头痛、面色潮红、皮肤发热、皮疹、出血点、淋巴结肿大、肝脾大、黄疸、昏迷等。

二、护理

（一）病情观察

观察患儿意识、体温、心率、呼吸、面色、皮肤温度、有无皮疹或出血点、有无寒战等。

1. 高热时必须定时测量体温，并准确记录以观察热型。一般每4小时测量一次，如超高热或其他特殊情况须1~2小时测量一次，降温处理后0.5~1小时需复测一次，以观察降温效果。高热患儿宜测量肛门温度：取肛表将水银柱甩至35℃以下，液状石蜡润滑肛表前端后轻插入肛门3~4cm，2~3分钟后取出读数。婴幼儿及烦躁不安或意识不清的患儿测肛温时需在旁扶持体温表。

2. 体温每升高1℃，颅内血流量增加8%，可增加颅内压，使大脑皮层过度兴奋或高度抑制，患儿表现为烦躁、头痛、惊厥或昏睡、昏迷。先高热后昏迷常见于流行性乙型脑炎、流行性脑脊髓膜炎、中毒性菌痢等。先昏迷后发热常见于颅内出血等。

3. 由于发热时氧耗量增加，产热过多，需加速散热，所以患儿心率呼吸会随之增快。一般体温每升高1℃，心率增加15~18次，呼吸增加5~7次。临床上当患儿心率呼吸明显增快，在排除缺氧、心衰等原因外应考虑到高热的可能，及时测量体温。

4. 小儿高热较成人多见，观察患儿时不能靠感觉其皮肤冷暖来判断体温的高低。在体温上升期，因产热大于散热，散热减少，患儿可皮肤苍白、皮温下降、畏寒或寒战。高热时部分患儿表现皮肤潮红且温度升高，部分患儿出现肢体发凉，常伴有精神萎靡、昏睡甚至昏迷，以严重感染患儿多见。

5. 高热伴随有皮疹常见于麻疹、风疹等，观察皮疹性质、分布、出现日期以协助诊断。高热伴皮肤、黏膜出血常见于重症感染、某些急性传染病和血液病，如败血症、流行性出血热、急性白血病等。

6. 高热伴寒战常见于败血症、急性肺炎、急性肾盂肾炎、输液（血）反应等。寒战是肌肉强烈收缩大量产热的过程，寒战后体温会显著升高，所以在患儿寒战时应予保暖，寒战停止后应及时测量体温，并积极降温处理。

7. 小儿年龄越小，体温调节越差。因中枢神经调节功能未成熟、体表面积相对大、皮肤汗腺发育不良，尤其早产儿、新生儿皮下脂肪较薄，肌肉不发达，体温极易波动。但小儿对发热的耐受力较好或反应不多，高热与病情轻重不一定平行，如小婴儿感冒时体温可突然上升至40℃左右而患儿一般情况可较好，热退后恢复亦较快。年长儿若高热时全身情况较差，往往反映有较严重疾病发生。

8. 采用降温处理后应注意观察降温效果，避免体温骤降，观察有无面色苍白、血压下降、心跳加快、脉搏细速、四肢冰冷、大汗、软弱无力等虚脱现象。如出现虚脱表现应予保暖、饮热水，严重者需静脉补液。一般体温降至38.5℃左右即可停止物理降温措施。

（二）降温措施

1. 物理降温

（1）宽衣松被解包：利用热辐射作用散热，尤其适用于新生儿、小婴儿。

（2）降低环境温度：开窗通风、利用空气的对流作用散热，但应避免对流风；可以利用空调控制室温在21~22℃；也可在室内放置冰块降低室温。

（3）头部冷湿敷：通过传导散热。一般用20~30℃冷水浸湿软毛巾后稍挤压使不滴水，折好置于前额，每3~5分钟更换一次。或使用退热贴降温，将退热贴凝胶面直接贴于前额，使用过程中通过凝胶水分的汽化带走热量，从而降低体温。

（4）头部冰枕：通过传导散热，可以降温并减少脑细胞耗氧量。取冰块用锤子敲碎成小块，放在盆中用水冲去棱角，以免划破冰袋和导致患儿不适。将小冰块及少量水装入冰袋至半满，压挤冰袋排出袋内空气，夹紧袋口，倒提冰袋检查无漏水后装入布套内，放置于患儿枕部。冰块融化或布套浸湿应及时更换，并应观察枕部皮肤有无冻伤。做好交接班。

（5）冰敷：将装有碎冰块的冰囊置于腋下、腹股沟等体表大血管行走处，通过传导散热。需及时更换并观察局部皮肤有无冻伤。

（6）温水浴：适用于急性起病的高热患儿。水温比体温低2~3℃，洗浴时间10~15分钟，多擦洗皮肤，促进散热。危重患儿因病情危重，且监护设施及管道多，不适宜选用温水浴。末梢循环差的危重卧床患儿，可将其肢体浸入热水中擦洗，以扩张血管增加血流，使散热增多。

（7）0.9%冷氯化钠溶液灌肠：适用于体温高达40℃以上的患儿，达到深部降温的目的。新生儿一般不用，腹胀患儿禁用。选用20℃左右的0.9%氯化钠溶液低压灌肠，灌肠液量：<6个月：50ml；6个月~1岁：100ml；1~2岁：200ml；2~3岁：300ml；>3岁：400ml。肛管插入长度8~10cm，灌肠筒距肛门约30~40cm，臀部稍抬高，速度要慢。婴幼儿对灌肠的耐受差，往往随灌随排出。高热患儿常有便秘，灌肠既可降温又可通便。

（8）酒精擦浴：适用于高热降温。酒精有刺激皮肤血管扩张而促进散热的作用，且酒精在皮肤上蒸发时，可带走大量的热。酒精擦浴前置冰袋于患儿枕部以帮助降温，热水袋置于足底部，可加强擦浴的生理效应，促进发汗和增加患儿舒适。准备25%~35%的酒精200~300ml，擦浴从颈部一侧开始沿上臂外侧擦至手背；从腋下、臂内侧擦至手心，下肢自髋部沿腿外侧擦至足背；自腹股沟沿腿内侧经腘窝擦至足跟。在大血管行经表浅的部位可反复轻轻擦片刻，以增加降温作用。左右两侧均擦浴后助患儿侧卧擦背部。整个擦浴过程为15~20分钟。禁擦胸前区、腹部、后颈、足底，这些部位对冷刺激较敏感。擦胸前区可引起反射性心率减慢；腹部受凉可导致腹泻；足心对冷敏感，可引起产热增多及反射性血管收缩影响散热效果。血液病患儿凝血机制差，酒精擦浴可使皮肤出现散在出血点，不宜使用。新生儿、小婴儿因皮肤薄，毛细血管丰富，可经皮肤吸收而出现酒精中毒，不宜采用。

2. 药物降温

（1）对乙酰氨基酚：近年来推荐为儿科首选解热药物。作用于下丘脑的体温调节中枢，有退热镇痛作用。口服吸收迅速，服药后10分钟即发挥退热作用，2~3小时达最佳退热效果，一般可维持4小时。副作用少，安全范围大。

（2）氨基比林、安乃近：因粒细胞减少发生率较高，一般不用。

（3）阿司匹林：因其能引起瑞氏综合征，现在多不主张使用。

（4）肾上腺皮质激素：不作为常规退热药物应用。降温是非特异性的，因可能使感染扩散，病毒感染尤其是水痘时应禁用。应用指征：严重感染、中毒症状重或合并休克者可以与足量抗生素联合应用；胸腔、腹腔、关节腔等细菌性或结核性感染时为防止粘连可以应用；变态反应性疾病或结缔组织疾病引起的发热也可应用。

（5）复方冬眠疗法：适用于持续高热伴烦躁、惊厥者。氯丙嗪、异丙嗪每次0.5~1mg/kg肌内注射或静脉注射。使用时必须注意血管扩张与体温过低引起的虚脱。应在血容量补足的条件下使用。

（三）营养与饮食

高热时体内分解代谢增加，各种营养素大量消耗，体温每升高1℃基础代谢率增高13%。又由于高热时迷走神经兴奋性降低，胃肠蠕动减弱，消化腺分泌减少，消化酶活力降低而影响消化功能，故有食欲不振、腹胀、便秘等症状。应供给高热量、高蛋白、高维生素、易消化的流质或半流质饮食，鼓励患儿少食多餐，不能进食者应予鼻饲补充营养。高热时呼吸增快、出汗使机体丧失大量水分，鼓励患儿多饮水或静脉补充液体、电解质，补充水分增加尿量还可促进体内毒素排出。

（四）口腔护理

高热患儿唾液分泌减少，口腔内食物残渣利于细菌繁殖，易发生口腔炎症。同时，由于高热时机体抵抗力降低及维生素缺乏易引起口腔溃疡，应加强口腔护理。每天用生理盐水或口泰液（含灭滴灵）清洁口腔或协助漱口3次。

（五）一般护理

1. 保持室内环境安静，空气流通。

2. 卧床休息。因高热使患儿代谢增快、消耗增多，但进食减少，体质虚弱。

3. 在退热过程中往往大量出汗，应及时擦干汗液并更换衣服，防止受凉。加强皮肤护理，勤擦浴，保持皮肤清洁干燥，避免汗腺阻塞。

第二节　昏迷

昏迷是维持正常意识状态的脑干网状结构（自延髓、脑桥和下丘脑至丘脑相连接的网状核）和大脑皮层的代谢活动因疾病发展到危重阶段而被高度抑制引起意识完全丧失的一种临床表现。是最严重的意识障碍，是临床上常见的急症之一。

一、临床表现

除脑外伤、脑血管意外等，昏迷往往有由浅入深的发展过程，通常依据其严重程度分为浅昏迷、中昏迷和深昏迷。

1. 浅昏迷。患儿意识大部分丧失，无自发言语和自主运动，对周围声、光等刺激的反应消失，对疼痛刺激有痛苦表情或肢体退缩等防御性动作，角膜反射、瞳孔对光反射、咳嗽反射、吞咽反射、腱反射等存在，有时可有无目的的四肢舞动或谵语，生命体征一般无明显改变，大小便潴留或失禁。

2. 中昏迷。患儿对外界一般刺激无反应，强烈疼痛刺激时有防御反射活动，角膜反射减弱，瞳孔对光反射迟钝，眼球无活动。

3. 深昏迷。患儿意识完全丧失，对任何刺激均无反应，深、浅反射均消失，生命体征可有改变，呼吸不规则，血压或有下降，大小便失禁，偶潴留。

美国耶鲁大学儿科制定的昏迷分期标准为：①4期：弛软、对疼痛刺激无反应、无深腱反射及瞳孔对光反射、无自主呼吸；②3期：自发地或于剧痛刺激时出现去大脑（伸展）姿态、对光反应仍可保持；③2期：疼痛刺激时有躲缩动作，虽不能唤醒，但有自发运动；④1期：轻刺激时自发运动较多，但对简短命令无任何反应。4期和3期为深昏迷，2期和1期为浅昏迷。

二、护理

（一）病情观察

1. 生命体征观察①体温：体温调节中枢受到损害致使功能失调可出现低温或发热，感染性中枢神经系统疾病除昏迷外常有不同程度的发热；②脉搏：注意快慢、强弱、节律等。颅内高压时脉搏常缓慢有力；③呼吸：注意呼吸频率、节律、深浅度等。出现潮式呼吸提示间脑受损；延髓病变时则可出现深大和节律不规则的共济失调呼吸；持续的过度通气见于中脑和脑桥病变；呼吸过快与呼吸暂停交替出现，提示双侧半球受累而脑干完好，有时这种呼吸预示颞叶疝将要发生；酸中毒者呼吸深大；呼出气带氨味见于尿毒症昏迷；呼出气带烂苹果味见于糖尿病昏迷；带大蒜味者见于有机磷农药中毒；④血压：颅内高压时血压常高于正常，血压过低见于休克、阿-斯综合征等。

2. 瞳孔。正常瞳孔约3~4mm大小。双侧瞳孔散大见于多种药物和食物中毒，如巴比妥类、氰化物、阿托品、肉毒杆菌中毒等；双侧瞳孔缩小见于有机磷中毒、吗啡、水合氯醛等中毒；双侧瞳孔不等大常提示脑疝形成；单侧瞳孔散大提示海马沟回疝压迫动眼神经。观察瞳孔大小时应注意对光反射是灵敏、迟钝或是消失。

3. 眼球。两眼向下凝视见于丘脑或丘脑底部病变；两眼球向偏瘫对侧凝视则病变在大脑半球；两眼注视偏瘫侧则病变多在脑干；明显的分离性斜视提示中脑病变或动眼神经瘫痪。

4. 肌张力和身体姿势。肌张力是指静息状态下的肌肉紧张度。触摸肌肉时有坚实感，作被动检查时阻力增加为肌张力增强；触诊时肌肉松软，被动运动时无阻力为肌张力减弱，可表现关节过伸。在去皮层状态中，双臂屈曲而腿伸直，这种姿势说明大脑半球受损；去脑强直表现为上、下肢伸直，尤其见于对疼痛刺激反应时，说明病变位于中脑水平；软瘫提示涉及大脑半球和脑干的广泛病变。

（二）头部降温

体温每下降1℃，脑代谢可降低6.7%，颅内压降低5.5%。头部低温可降低脑细胞的耗氧量及代谢率，提高对缺氧的耐受性，并且可降低脑血流量、减轻脑水肿、降低颅内压，还可防止或减轻脑损害后的反应性高热，保护中枢神经系统，此外还可延长高渗脱水剂的作用时间。头部降温可采用冰帽、冰袋等，应尽早施行，通常要求脑温降至28℃（肛温32℃）时才能达到满意效果。降温过程要平稳，平均每小时降低1℃为宜。当低温坚持到患儿出现听觉反应、四肢活动等大脑皮层功能恢复时逐渐复温，复温以每天上升1~2℃为宜。体温不升时可采用保暖措施。

（三）保持呼吸道通畅

昏迷患儿常有舌后坠或因吞咽反射减弱而使口腔涎液增多，堵塞气道，因此患儿应平卧，头偏向一侧或侧卧；对舌后坠患儿可托起下颌或放置口咽通气管，并经常检查通气道是否通畅，必要时用舌钳将舌牵出。及时用吸引器吸尽鼻腔与口腔分泌物，防止痰液、呕吐物等吸入气管造成窒息。必要时行气管插管或气管切开。吸痰时应避免过度刺激气管黏膜导致咳嗽而使颅内压增高。

（四）压疮的预防

压疮容易发生在身体受压和缺乏脂肪组织保护、无肌肉包裹或肌肉层较薄而支持重量较多的骨突处，如枕部、肩胛部、骶尾部、外踝部、足跟部等处。

1．对昏迷患儿每2~3小时翻身一次，最长不超过4小时。翻身时将患儿身体抬起再挪动位置，避免拖、拉、推等动作。骨突处及易受压部位可贴防压疮帖、垫气圈、棉垫或海绵垫等，气圈充气2/3满即可，并加布套。

2．对大小便失禁、出汗多及分泌物多的患儿，及时擦洗皮肤，保持皮肤清洁干燥。被服污染要及时更换，随时整理床铺，使之清洁、干燥、平整，避免潮湿及摩擦对皮肤的刺激。

3．经常检查受压部位，受压部位发红立即解除受压即可。发红部位禁用按摩疗法，因为压疮发生于皮肤，渐次向深部扩展，损伤面呈以皮肤为顶点向骨方扩展的圆锥形，即使皮肤稍红，亦应考虑到皮下组织可能存在较大的损伤，因此用力摩擦时反而加重局部损伤使之进一步恶化。按摩疗法适用于皮肤发红以外的部位。

（五）保持肢体于功能位

膝关节伸展150°，踝关节背屈90°，腕关节背屈，拇指对掌，掌指关节屈曲成握球状。被动活动关节和按摩肢体，预防肌肉萎缩、关节僵硬等问题出现：

（六）一般护理

1．体位。抬高床头15°~30°，有利于脑水肿消退，降低颅内压。

2．每次翻身变换体位时轻拍患儿背部3~5分钟，预防坠积性肺炎的发生。

3．口腔护理。昏迷患儿不能自行进食，口腔自洁能力降低，为口腔内微生物繁殖创造条件，引起口腔炎，甚至导致腮腺炎、中耳炎等并发症。每天用生理盐水或口泰液（含灭滴灵）清洁口腔3~4次，注意擦洗口腔时棉球蘸水不能过多过湿，以防患儿将漱口液吸入呼吸道。血管钳夹紧棉球，每次用一个进行擦洗，防止棉球遗留在口腔内。口唇干燥者涂以液状石蜡或鱼肝油。

4．眼部护理。用棉签蘸无菌生理盐水擦洗双眼，每天2~3次，有分泌物者擦洗后滴眼药水或涂眼膏。眼睑不能闭合者，涂抗生素眼膏后用油纱布覆盖。注意纱布不能接触角膜，以免导致角膜损伤。

5．营养供给。留置胃管鼻饲高热量、高蛋白、高维生素、易消化的流质或静脉输入TPN溶液，以保证患儿所需营养和热卡。

第三节　惊厥及惊厥持续状态

惊厥是由多种原因所引起的大脑运动神经元突然大量的异常放电，是大脑神经元暂时性功能紊乱的一种表现。惊厥持续状态是指惊厥持续30分钟以上或频繁发作而发作间歇意识不恢复者。

据统计6岁以下小儿惊厥的发生率约为成人的10~15倍，因为小儿的大脑皮质功能发育未成熟，皮质神经细胞分化不全，神经元的树突发育不全，轴突的神经髓鞘未完全形成，兴奋性易于泛化。当某种刺激因素作用于中枢神经系统或脑的某一部位，致使神经细胞处于过度兴奋状态，神经原群发生过度的反复放电活动，在超过一定限度时，临床上就表现出局限性或全身性抽搐。再者小儿脑组织的耗氧量高，未成熟脑组织的化学成分及神经介质的动态平衡与成人不同。除发热与无热惊厥外，新生儿产伤、脑发育畸形等原因引起的惊厥也是小儿惊厥发生率较成人高的原因之一。

一、临床表现

1．惊厥发作时全身或局部肌群突然发生阵挛、松弛交替，或强直性抽搐。根据其发作持续时间、间歇时间、部位不同可分为全身性抽搐和局限性抽搐。

（1）全身性抽搐：可为强直一阵痉挛发作。患儿表现为突然意识丧失、肌肉剧烈强直收缩、全身肌张力增高、四肢伸直、头后仰甚至角弓反张。多伴有呼吸暂停和青紫，持续1~2分钟转入阵挛期，肢体有节律抽动，数分钟后逐渐减慢至停止。或表现为躯干四肢对称性抽动，双眼球上斜固定。

（2）局限性抽搐：表现为一侧眼轮匝肌、面肌、口轮匝肌抽动，或一侧肢体，或趾、指抽动。局部以面部（特别是眼睑、口唇）和拇指抽搐为突出，双眼球常有凝视、发直或上翻，瞳孔扩大，同时有不同程度的意识障碍。

2．高热惊厥是婴儿时期最常见的热性惊厥：惊厥大多发生于急骤高热（患儿体温常高达39~40℃以上）开始后12小时内，一般发作时间短暂，仅数秒钟至数分钟，较长者可达10~30分钟以上，偶可呈持续状态。

3．由于咽喉肌的抽搐，而致口吐白沫、喉部痰鸣甚至窒息；腹肌抽搐可致大、小便失禁；严重抽搐可致舌咬伤、肌肉关节损害、跌倒外伤。惊厥发作每次持续数秒至数分钟不等，大多在5~10分钟以内。多数患儿伴有意识障碍，也有意识正常者。患儿发作后肌肉软弱无力、嗜睡，醒后乏力。

二、护理

（一）病情观察

1．惊厥发作时有憋气、发绀、大量出汗、体温上升、大小便失禁。发作持续数秒至数分钟停止，然后进入昏睡状态。轻症惊厥仅表现眼球上翻、四肢稍有抽动。

（1）观察惊厥是否为突发性的，有无前驱症状，婴幼儿在惊厥发作前有无情绪不良、行为变化等，学龄儿在发作前有无腹部不适、眩晕、头痛、心悸、恶心、视觉、听觉等异常。

（2）惊厥是在何种情况下发生的（如高热时或在睡前、吃饭时、还是高兴时等），从什么部位开始，后蔓延至何处，惊厥开始的时间与持续时间。

（3）发作时是否伴有意识障碍和伴随症状，尤其注意生命体征和一般情况。

2．对突然发生惊厥的患儿，在首先紧急止痉的同时，要详细了解患儿有无外伤或误服有毒物质、有无感染及发热、有无诱因、既往有无惊厥、发作类型有无不同、有无智力障碍或发育异常等病史。

3．对既往有高热惊厥史的发热患儿，应密切观察体温的变化，迅速及时作好降温准备，警惕高热惊厥的发生。

4．应用抗惊厥的药物和脱水剂等对症处理后，注意观察药物疗效、用药反应及药物副作用，并记录药名、时间、用法等。惊厥停止后，一般情况下可停用各种镇静剂。

5．详细记录病情变化，如惊厥发作的次数、部位、持续时间、有无呼吸停止、面色改变、大小便失禁等情况，记录于护理记录单上。

（二）惊厥发作时的护理

在临床上遇到患儿发生惊厥，在呼叫医师的同时，必须镇静自如，争分抢秒，迅速、果断、有条不紊地进行急救，并做好家长的工作，稳定家长的情绪。

1. 体位。惊厥发作时患儿有憋气、呼吸暂停，应让患儿平卧或半卧位，头偏向一侧，以免口腔分泌物或呕吐物流入气管内而引起窒息。并及时吸出口鼻咽部分泌物或痰液，颈部和背部塞上小毛巾使颈部处于伸展位或将患儿下颌托起，防止意识丧失过程中的舌后坠，以畅通气道。用消毒纱布1~2块包裹好压舌板，置于口腔一侧上、下磨牙之间，以防舌咬伤，但在牙关紧闭时切勿强行撬开。

2. 上氧。惊厥引起严重通气不良和呼吸暂停，导致低氧血症，氧的需要量增加，应及时给予氧气吸入以提高血氧分压，防止组织缺氧与脑损伤，减少惊厥后的脑损伤。

3. 保暖。为患儿解松衣领裤带，减少被服对身体的压迫，以免影响呼吸，但需注意保暖的护理。

4. 镇静止痉。指压人中或针刺百会、十宣、合谷、内关等其中1~2个穴位，予强刺激。同时，遵医嘱立即给予快速、足量、有效的镇静、抗惊厥药物。

5. 防止外伤。患儿惊厥时，应专人守护：随时拉好床栏，患儿发作时护理人员应轻微握持患儿肢体，避免关节损伤和摔倒等意外；为防止坠床，四肢可用约束带加以约束；为防止头部碰撞到床头，可将枕头或海绵垫放置床头以保护头顶部。

6. 建立静脉通路。及时应用镇静止痉药物；根据不同病因对症处理如低钙、低镁、低血糖、维生素B_6缺乏症等原因引起的惊厥，分别补充钙剂、镁剂、葡萄糖、维生素B_6等；无论何种原因造成的惊厥，给予足够的葡萄糖可减少脑损伤的发生率，并防止惊厥持续状态所引起的血糖的进一步降低。

7. 对惊厥持续不止者，要准备好气管插管用物以备抢救中枢性呼吸衰竭。

8. 记录。护理人员应详细记录惊厥发作的过程、临床表现、病情变化及处理。

（三）环境

惊厥患儿应置单间，室内温湿度适宜，空气流通，房间不宜太亮，光线不可过强，避免强光所致的物理刺激；工作人员在开关门窗时应注意动作轻缓，保持环境安静，尽量减少不良刺激。检查、治疗、护理尽量集中进行，减少对患儿不必要的干扰。高热惊厥者，还应特别注意室温的调节，以利降温。

（四）供给足够的营养和水分

按医嘱给予5%或10%的葡萄糖液静脉滴注，以补充惊厥或退热出汗丢失的水分。静脉滴注时，针头应固定牢固，以防惊厥时针头脱落。惊厥缓解后应注意给患儿补充足够的水分。能口服进饮者，每天供给患儿的水分不少于100ml/kg。患儿惊厥发作时禁食禁饮。惊厥缓解后神志清醒者，可给予糖水或营养丰富、易消化、高热量的流质或半流质。惊厥停止后，应根据具体情况为患儿提供平日喜爱的、可口的饮食。

（五）惊厥停止后的护理

1. 避免诱发惊厥的各种因素以免惊厥再次发作，保持室内安静，保证患儿足够的睡眠，减少刺激或不必要的干扰。高热惊厥者密切观察体温变化。

2．防止并发症。注意患儿口腔、眼睛、皮肤护理。惊厥停止后，可用生理盐水或朵贝液清洁口腔，随时擦干患儿身上汗水和口腔分泌物，必要时更换内衣和床单，保持皮肤清洁干燥，酌情予以翻身，以防坠积性肺炎。体温不升者，注意保暖，防止受凉。

3．对惊厥缓解后的患儿，应随时观察病情变化，测量血压、体温、脉搏和呼吸，观察瞳孔和神志的变化，如有变化，及时通知医师对症处理。

4．加强基础护理，做好消毒隔离工作，预防医院感染。

（六）健康教育指导

1．向家长讲解患儿疾病，说明患儿疾病的过程、转归及护理要点，以消除家长对患儿疾病的恐惧心理并取得家长对治疗、护理的配合。

2．指导家长观察患儿惊厥之前的征兆，以便尽早发现和预防惊厥的发生，指导家长尽可能地避免惊厥的诱发因素。

3．保持室内适宜的温湿度，尽可能为患儿提供一个舒适的环境。指导家长加强生活护理，注意患儿衣着松软，保持会阴部清洁、干燥。

4．指导家长科学育儿，定期预防接种，合理喂养，按时添加辅食。鼓励小儿多参加户外活动，增强体质，积极防治可能引起小儿惊厥的常见病，如上呼吸道感染、佝偻病、小儿腹泻、低钙血症、低镁血症等。

5．指导家长对引起惊厥的原发病要坚持预防为主，及时治疗，加强家庭护理的原则。

6．对高热、低钙、低血糖等原因引起的惊厥，经用药后惊厥停止，患儿一般情况良好者，可带药回家继续治疗。

7．对高热惊厥者应指导家长在家如何观察体温以及简单的物理降温的方法，预防高热惊厥的发生。癫痫患儿出院后应坚持长期服药，定期门诊检查，病情如有变化，应随时来院诊治。

8．对惊厥和惊厥持续状态所致的脑损伤和肢体功能障碍者，应指导其继续康复治疗，将疾病所致的损伤降低到最低程度。

第四节　窒息

窒息常由于呼吸道阻塞，使肺部气体交换受阻，血液中氧气含量不足，二氧化碳潴留。严重者呼吸停止，发绀逐渐加重，心动过缓，直至神志昏迷而死亡。临床上根据引起窒息的不同原因，将窒息分为新生儿窒息和小儿窒息。新生儿窒息包括胎儿在宫内或分娩过程中多种原因造成的窒息，如产妇子宫颈痉挛和出血，前置胎盘或胎盘早剥，分娩中使用吗啡镇痛抑制了胎儿呼吸中枢，胎儿脐带脱垂或绕颈，胎头过大或胎位不正，胎儿宫内感染抑制呼吸中枢或吸入综合征等。小儿窒息原因多见于呼吸道机械性阻塞、吗啡等药物所致的呼吸中枢抑制，急性感染性多发性神经根炎等疾病，意外事故（如溺水、电击伤、一氧化碳中毒、颅脑外伤等）等。

一、临床表现

新生儿窒息表现为胎儿在官内出现窘迫，胎心率大于每分钟160次或小于每分钟100次，或胎心律不规则。羊水被污染成黄绿色或深绿色。婴儿娩出后1分钟仅有心率而无呼吸或未建立有效的呼吸、心率小于每分钟100次、肌张力降低或松软、躯干皮肤苍白或发绀。

窒息之初，尚有知觉，也有呼吸存在。但呼吸十分无力，呼吸慢而浅，心率慢而弱。这时，患儿面部表现严重缺氧，呈青紫色，全身发绀。窒息严重时，患儿已无知觉、面色苍白、脉细弱、心跳几乎停止、呼吸与循环极度衰竭、昏迷。窒息最终会导致患儿呼吸与心跳完全停止、瞳孔散大等死亡征象。

二、新生儿窒息的护理

（一）新生儿窒息复苏的抢救

1. 清理呼吸道，建立通畅的气道。胎儿一娩出立即用预热大毛巾包裹，放在温暖的开放式辐射保暖台上（室温以26℃±2℃为宜），助手以双手紧裹新生儿胸部，以阻止其启动自主呼吸。紧急清理呼吸道分泌物，可根据具体情况实施。一般情况下术者先用示指裹上纱布拭净口腔内分泌物，再用抽吸器吸管吸尽咽部分泌物。必要时放入喉镜，在明视下，用抽吸器吸管或胎粪吸引管吸净气管内吸入物，每次边吸边退，导管内吸引时间3~5秒。操作者要求熟练、敏捷、轻巧，在最短时间内吸净气管内的吸入物。急救器材、药物的准备和护理人员使用仪器的熟练程度对清理呼吸道的抢救至关重要。

2. 建立有效的呼吸。即达到足够的肺泡通气和换气，保证新生儿氧的供应和二氧化碳的排出。对轻度窒息者，清理呼吸道后立即轻拍足底、臀部或温干毛巾擦身，新生儿一般会很快出现啼哭和自主呼吸，全身情况迅速改善。若全身情况改善不明显可用气囊和面罩加压呼吸。对重度窒息者，不要浪费时间去刺激拍打足底、臀部，应尽快吸净气道后立即摆正体位，用面罩气囊进行间歇正压给氧，维持PaO_2在8kPa(60mmHg)以上。面罩应盖住口和鼻，紧贴面部，使整个系统密闭，所用氧气应为纯氧，吸入氧浓度可达到或接近100%（氧气应加温湿化）才能尽快纠正低氧血症。

3. 恢复、维持正常循环功能。一旦建立通气，助手应立即用听诊器听心率。为争取时间，可只数6秒钟。正压给氧30秒后，心率<100次／分，须继续进行。若心率<60次／分，须气管内正压给氧，30秒后再评估。心率<60次/分，予胸外心脏按压。直至心率≥60次/分，方可停止胸外心脏按压。

4. 药物的应用。迅速建立静脉通路，遵医嘱准确及时用药。纠正酸中毒、强心、升压、脱水利尿等是治疗窒息的重要措施，常用药物有升压药、脱水剂和碱性溶液等药物。这些药物均对静脉有较强的刺激性，由于窒息患儿组织缺氧、微循环障碍、血管通透性增高，如这些药物稀释不当或渗漏，轻者可引起静脉炎，重者可引起组织坏死。因此，使用时必须做到"三准确一观察"，即准确的使用方法、抽出准确的剂量、确认在静脉内、观察用药后效果。

5. 病情观察。经过紧急复苏抢救后，患儿虽建立了自主呼吸，但必须加强对心率、呼吸状态和皮肤颜色的观察和监测，并做好详细的记录。

（二）复苏后的护理

1. 环境。病室应保持环境安静，空气流通，减少一切声响对患儿的刺激。窒息复苏后的新生儿要放置在温暖的环境中：室温维持在26℃ +2℃，相对湿度应在55%~65%。如室温过低，应置保温箱内，根据患儿的体重和体温随时调节温箱温度。在无温箱的情况下，可根据具体情况，因地制宜采用保暖方法。每2~4小时测体温1次并记录。当患儿体温降低到35℃以下时，应注意环境温度及考虑患儿有衰竭的可能。体温升高提示有感染的可能，如肺炎或其他部位感染。在移动患儿、变换体位或换尿布时，动作要轻柔，一切治疗、护理或检查尽量集中进行。

2. 保持呼吸道通畅。患儿以右侧卧位为宜，以利分泌物流出，防止呕吐物吸入气道再度引起窒息。若患儿无呕吐，上半身及头肩部可稍抬高，使腹部内脏下降，有利于胸腔扩张，同时也减轻了心脏负担和颅内出血。患儿若有呕吐，应及时清除口腔及呼吸道的分泌物，保持呼吸道通畅。

3. 吸氧。患儿复苏后其肺泡或支气管内仍然残留黏液，影响气体交换，仍需给予氧气吸入直到皮肤完全红润，呼吸平稳为止。但新生儿吸氧浓度不宜过高，以30%~40%为宜，如浓度过高、时间过长易致晶体后纤维组织增生症，还能使红细胞易于破坏，致新生儿生理性黄疸、生理性贫血更为明显。

4. 预防医院感染。复苏后的新生儿机体抵抗力降低，病原菌易侵入机体，对患儿应实行保护性隔离，加强消毒隔离措施，加强基础护理，积极防治医院感染。

5. 预防出血。新生儿窒息缺氧，使毛细血管脆性、通透性增加，因而复苏后的新生儿容易并发脑实质或脑膜的点状出血，其他脏器如消化道或肺泡等出血。应遵医嘱给予止血药物预防出血，给予三磷酸腺苷、辅酶A、细胞色素C等药物改善组织缺氧状况，促进组织恢复。同时密切观察病情变化。

6. 病情观察。对窒息复苏后的新生儿暂不沐浴，酌情延迟哺乳，并加强病情观察，其观察要点如下：

（1）心电监护：观察患儿心电监护下的各项指标是否异常。①正常新生儿的心率在120~140次/分。吸入性肺炎、颅内出血或其他部位的感染等都可使患儿心率增快。心率减慢至每分钟小于100次时提示患儿病情加重；②正常新生儿呼吸均匀，40~60次／分。如出现进行性呼吸困难、不规则呼吸或暂停现象，应考虑呼吸窘迫综合征。如出现鼻翼扇动、吸气时三凹征（胸骨上窝、锁骨上窝、肋间隙凹陷）属于重症，提示有严重的肺不张或肺透明膜病，应立即与医师联系进行抢救；③血压的观察：新生儿窒息属于一种休克状态，必然影响血压。足月新生儿出生血压为9.3/5.3kPa (70/40mmHg)。如果收缩压低于5.3kPa (40mmHg)或继续下降时，提示新生儿周围循环衰竭在加重，应立即补液改善休克状态。

（2）皮肤颜色：复苏后患儿呼吸和心率明显改善，皮肤颜色应为粉红色。皮肤颜色的改善显示了心肺功能改善，血氧含量增加。如患儿颜面颜色仍然青紫或灰白，说明患儿仍缺氧，病情无好转，需继续吸氧及采取其他对策。

（3）哭声：患儿大声哭泣可以促使肺泡充分扩张，对气体交换有利，是窒息复苏的表现：哭泣无声、软弱或尖叫，提示有颅内出血的可能。

（4）睡眠：健康新生儿在喂奶或更换尿布后即能安静入睡。如患儿表现不安、双目不闭或眼球斜视、震颤、凝视、肢体紧张或抽搐都应想到脑水肿或脑出血的可能。相反，嗜睡或昏迷也提示颅内出血。

（5）呕吐：胎儿在分娩过程中吞入羊水或黏液，出生后常有轻度呕吐，呕吐物为白色黏液。如呕吐频繁则应考虑有脑水肿或颅内出血的可能。呕吐物呈咖啡样时，应想到胃肠道出血的可能。

（6）对治疗的反应：对复苏后的新生儿都有相应的治疗措施，在执行中，护士对药物剂量、静滴速度、用药时间应严格掌握，对用药后反应、药物效果等应密切观察。

7. 喂养与营养。在病情未得到控制之前，可适当延期哺乳。在延期哺乳时，以静脉途径补给营养，供给热能，减少蛋白质分解。开始哺乳后，要随时细致观察婴儿吃奶情况：如吸吮力大小、有无唇周发绀、呼吸困难、呛咳、呕吐等。对吸吮吞咽能力差的婴儿可先采用滴管喂养，先从一滴两滴开始喂养，待患儿逐步适应，吞咽时无呛咳、无呕吐等反应后再加大奶量至1ml、2ml逐步过渡到正常奶量。如婴儿滴管喂养还出现呛咳或呕吐，应给予管饲喂养。胃管应选择柔软、质地较好的合格产品。插管时，动作要轻巧，胃管经过咽部时要迅速，以减少对患儿咽部的刺激。经证实在胃内后，可注入牛奶，奶量从0.5ml开始，如无不良反应，患儿能耐受，逐渐增加至需要量。

8. 加强一般护理和消毒隔离。复苏后新生儿的一般护理、消毒隔离等工作可参考新生儿疾病的一般护理及新生儿的消毒隔离。

9. 记录。对复苏后新生儿需要详细做好护理记录（必要时记录24小时出入水量）。认真制订护理计划，落实责任制护理，准确及时填写新生儿护理记录单。每1~2小时将患儿病情、治疗、疗效及护理内容等记录一次。特殊情况随时记录，及时与医师联系，以供诊疗参考。

三、儿童窒息的护理

（一）紧急处理

1. 在医院外发现小儿窒息后，无论何种原因引起都要立即把小儿移到空气新鲜处，首先清理呼吸道，清除呼吸道异物、分泌物，保持呼吸道通畅。呼吸停止者立即行口对口人工呼吸，进行徒手心肺复苏，待患儿心跳呼吸恢复后，迅速送医院抢救。

2. 上呼吸道的任何异物都会立即危及孩子的生命，需要马上取出。如果小儿还能讲话、能呼吸或还有咳嗽时，采取任何抢救方法都会引起危险。如果患儿不能呼吸、不能咳嗽或讲话，已经发生窒息时应立即进行抢救：将小儿翻转面朝下，放在双膝上用手掌拍其背部4次，以便将异物从气管推出。如果是婴儿，可使其仰卧在硬板上或将其放在双膝上，用双手示指和中指顶在患儿上腹部，向上快速猛推。若无效速请专科医师抢救，并准备好气管切开包。必要时用14号针头刺入环状软骨之间，保持通气，抢救生命。紧急抢救时，可采用针灸十宣、百合、人中穴，予强刺激。

3. 如患儿自主呼吸已消失，应立即行气管插管，加压给氧或上呼吸机进行抢救，如抢救现场无供氧条件（如遇溺水者），应口对口呼吸直到患儿出现自主呼吸为止。

4. 保持室内适宜的温度、湿度。迅速为患儿供给氧气和建立静脉通道，给予呼吸中枢兴奋药，纠正酸中毒等对症处理。与此同时，注意患儿的保暖：

（二）密切观察病情变化

1. 窒息的观察。由于婴幼儿呼吸道相对狭窄，舌相对大，喉的位置相对高，呼吸道黏膜、黏膜下组织娇嫩松弛，在炎症时或受刺激后，黏膜容易肿胀，使呼吸道更为狭窄。因此，当患儿患有呼吸道炎症、肺水肿、一氧化碳中毒、颅脑外伤、气管异物等容易引起窒息的高危因素时，应高度警惕窒息的发生，防患于未然。

2. 并发症的观察。窒息患儿经抢救后，可并发低氧血症、肺水肿、脑水肿、脑室内出血、脑皮层栓塞等，导致心动过缓、血压下降、肝肾损害、弥散性血管内凝血、胃肠道黏膜内皮坏死等损害，护理观察中要加强患儿生命体征的监测，积极防治窒息的并发症及对重要脏器的损害。

3. 保持呼吸道通畅。窒息患儿并发低氧血症，缺氧使患儿意识不清，咽部组织松弛，分泌物堵塞气道进一步加重呼吸道的堵塞，诱发和加重窒息的发生。因此，对频发的窒息患儿应专人守护，严密观察病情变化，保持呼吸道通畅。同时，检查窒息的原因，针对原因，及时给予相应处理及护理，如为气管内异物应尽早在直接喉镜下取除异物，咽后壁脓肿应在直接喉镜下穿刺抽脓或切开排脓。

4. 氧气吸入。吸入氧气能迅速纠正低氧血症。呼吸困难仍明显时，应酌情考虑面罩给氧或气管内插管人工辅助呼吸或气管切开术。治疗、护理检查等诊疗工作应尽量避免患儿哭闹，以防加重呼吸困难和缺氧。

5. 病室内抢救设备及温湿度要求。病室内保持适当的温度和湿度，并备有氧气、吸引器、气管切开包、麻醉咽喉镜、气管插管导管等抢救物品以备急用。

6. 保证营养对进食少的患儿要保证营养和补充水分、电解质。必要时考虑鼻饲饮食。

7. 心理护理。对窒息患儿应做好心理护理，也应做好家长的心理护理，使之树立战胜疾病的信心，积极配合治疗。同时还应加强基础护理，预防医院感染。

（三）健康教育指导

根据引起窒息的不同病因，做好健康教育指导：

1. 指导产妇做好产前检查，以预防新生儿出生前和分娩时可能引起窒息的疾病或高危因素，以预防和降低新生儿窒息的发生率。

2. 母亲在给婴儿哺乳过程中，不要睡觉。用被子或毛毯包裹孩子时，要将口鼻露出，注意通气。平时，为防止孩子从炕上或床上跌下来，不要用绳索约束，以免绳索缠住颈部窒息。

3. 婴儿禁吃花生米、豆类等颗粒以及带刺的食物。在婴幼儿进食或吃糖块等零食时要避免哭闹和逗笑，也不可跑跳，以防不慎将食物滑入气管，引起窒息。

4. 为婴幼儿喂水、喂奶、喂药后，应将小儿抱起，喂毕应轻拍背部，然后取头高侧卧位，防止呕吐或溢奶误吸窒息。

5. 为婴幼儿选择玩具时，应以大于小儿口腔为宜。防止小儿将玩具放入口腔不慎滑入气管导致窒息。

第五节　呼吸困难

呼吸困难是儿科常见症状，表现为呼吸频率、节律、深度、吸气相和呼气相的比例失调等异常状态。临床上分轻、中、重三度，轻度呼吸困难仅见呼吸频率增快或节律稍有不整，不伴发绀，患儿活动后可出现发绀；中度呼吸困难呼吸频率明显增快，节律可能不整，代偿性辅助呼吸动作明显，表现为三凹征（胸骨上窝、锁骨上窝、肋间隙在吸气时向下凹陷，是吸气用力胸腔负压增加的结果）或耸肩、点头等，可伴有指、趾甲和口唇发绀，患儿常易烦躁不安，不能平卧，难以入睡，给氧可以减轻呼吸困难；重度呼吸困难时症状更为明显，患儿常张口、抬肩、点头、辗转不安，或端坐方可稍安静，伴明显发绀、呼吸急促，也可过缓，呼吸表浅或深浅不一，或有暂停，给氧难以缓解。呼吸困难时辅助呼吸肌参与呼吸运动，提示呼吸功增加。呼吸困难可起因于呼吸系统疾病、心脏病、中毒、血液病、神经精神性因素等。

一、临床表现

1. 吸气性呼吸困难。提示上气道梗阻。特点是吸气显著困难，可有鼻翼扇动及吸气三凹征，可伴有干咳及高调的吸气性哮鸣音。

2. 呼气性呼吸困难。提示下气道有病变梗阻。特点为呼气费力、延长而缓慢，常伴有哮鸣音。

3. 混合性呼吸困难。肺部广泛病变所致。特点是吸气和呼气均费力，呼吸频率增快，无明显的吸气相或呼气相延长。

4. 心源性呼吸困难。由于心功能不全、心力衰竭引起。常呈发作性，表现为呼吸浅促，卧位时呼吸困难加重，坐位时呼吸困难减轻，休息可缓解或减轻。

5. 代谢性呼吸困难。多见于代谢性酸中毒。机体代偿性地出现呼吸急促、深长，随原发病不同而有不同的伴随症状。

6. 中枢性呼吸困难多由于颅脑病变颅内压增高所致。表现为呼吸深浅不一，节律不齐，可有呼吸暂停。

二、护理

（一）病情观察

1. 呼吸节律。肺部疾患引起的呼吸困难多节律规则；中枢性呼吸困难节律多不规则，可表现为潮式呼吸、点头样呼吸或抽泣样呼吸，有时可表现为间停呼吸，间停呼吸常在呼吸停止前发生。

2. 呼吸频率。呼吸频率增快见于发热、贫血、心功能不全、肺炎、胸腔积液等；当有严重的代谢性酸中毒时，可出现深而快的呼吸；肺组织病变顺应性下降时，患儿为保持足够通气量用力呼吸，可表现为三凹征；机体为节省体力，采取消耗能量较少的浅快呼吸；长期用力呼吸可导致呼吸肌疲劳。

3．呼吸运动。儿童呼吸以腹式呼吸为主。如胸式呼吸加强腹式呼吸减弱，多见于腹水、肝脾大等；如腹式呼吸加强胸式呼吸减弱，则多见于肺炎、胸腔积液等；吸气性呼吸困难多见于上呼吸道梗阻，如急性喉炎、异物等；呼气性呼吸困难多见于支气管哮喘、喘息性肺炎等。

4．伴随症状。注意有无发绀、发热、心率增快、神志改变、呕吐腹胀、循环障碍等。

（二）给氧

呼吸困难多因缺氧所致，积极纠正缺氧非常重要，应根据患儿呼吸困难、发绀程度或血气分析结果选择给氧方式。

（三）保持呼吸道通畅

开放气道，保持头轻度后仰位；采取雾化吸入疗法湿化痰液，防止痰痂形成；口腔及咽喉部分泌物多不能自行清除者注意及时予负压吸引以保持呼吸道通畅；意识不清者头偏向一侧，避免呕吐物流入气道。

（四）体位

患儿取头高脚低位或半坐卧位，使横膈下降，胸腔容积增大以减轻呼吸困难。

（五）心理护理

年长儿在呼吸困难时往往极为紧张和恐惧，医护人员应耐心安慰患儿，解除其恐惧紧张心理，帮助其树立战胜疾病的信心。

（六）做好抢救准备

准备好气管插管用具或气管切开包于床旁，以便抢救时能真正做到得心应手、分秒必争。

第六节　发绀

发绀又称紫绀，是指血液中还原血红蛋白增多，致皮肤与黏膜呈现青紫色的现象。当毛细血管血液的还原血红蛋白量超过50g/L时，皮肤黏膜即可出现发绀。广义的发绀也包括少数由于异常血红蛋白衍化物（高铁血红蛋白、硫化血红蛋白）所致的皮肤黏膜青紫现象。

一、临床分类

（一）血液中还原血红蛋白增多

1．中心性发绀。是由于心、肺疾病致动脉血氧饱和度降低而引起。发绀的特点为全身性，除四肢与颜面外，还累及黏膜与躯干的皮肤，但皮肤是暖和的：中心性发绀又可分为：①肺性发绀：由于呼吸功能不全，肺氧合作用不足，因而体循环毛细血管中还原血红蛋白量增多出现发绀。常见于各种严重的呼吸系统疾病；②心性混血性发绀：由于体循环静脉血与动脉血相混合，部分静脉血未通过肺脏进行氧合作用，即经过异常通路分流入体循环动脉中，如分流量超过输出量的1/3时即可出现发绀。可见于发绀型先天性心脏病，如法洛四联症。

2．周围性发绀。由于周围循环血流障碍所致。发绀的特点是常出现于肢体的末梢部位与下垂部位，如肢端、耳垂。这些部位的皮肤是冰冷的，若按摩和加温发绀的耳垂或肢端皮肤使之温暖，发绀即可消退，有助于与中心性发绀鉴别。

3．混合性发绀。中心性发绀与周围性发绀并存时称为混合性发绀。可见于心功能不全。因肺瘀血时血液在肺内氧合不足以及周围循环血流缓慢，血液在周围毛细血管中脱氧过多所致。

（二）血液中含有异常血红蛋白衍化物

1．药物或化学物品中毒所致的高铁血红蛋白血症。高铁血红蛋白的形成使血红蛋白分子的二价铁被三价铁所取代，失去携氧能力。血中高铁血红蛋白量达30g/L或血液中高铁血红蛋白含量超过15%即可出现发绀。多见于亚硝酸盐、硝基苯、磺胺类中毒。

2．先天性高铁血红蛋白症。自幼即有发绀，无心、肺疾病及引起异常血红蛋白的其他原因，有家族史，身体一般状况较好。

3．硫化血红蛋白血症。凡能产生高铁血红蛋白的药物或化学物品也能产生硫化血红蛋白，但需患儿同时有便秘或服用硫化物（主要为含硫的氨基酸），在肠内形成大量硫化氢为先决条件。所服用的含氮化合物或芳香族氨基化合物则起触酶作用，使硫化氢作用于血红蛋白而产生硫化血红蛋白，血中硫化血红蛋白量达5 g/L时即可出现发绀。

二、护理

（一）病情观察

1．发绀在皮肤较薄、色素较少和毛细血管丰富的部位，如口唇、鼻尖、颊部和甲床等处较易观察到，而且较为明显。

2．发绀一般说明有缺氧状态存在，但两者并非完全平行，如重度贫血患儿虽缺氧严重但可无发绀，因为血红蛋白量如果小于50g/L时，即使全部血红蛋白处于还原状态也不会出现发绀。发绀伴有呼吸困难常见于重症心肺疾病。高铁血红蛋白血症与硫化血红蛋白血症虽有明显发绀但一般无呼吸困难。

（二）给氧

发绀是缺氧的典型症状，而氧是生命活动所必需的物质，机体组织细胞必须依赖循环系统不断地供氧才能维持有氧代谢。临床上通过给氧提高患儿肺泡内氧分压从而提高动脉血氧分压，改善缺氧症状。所以应根据发绀程度或血气分析结果选择氧疗方式并观察发绀改善情况。

（三）减少机体耗氧量

1．患儿卧床休息，保持安静，烦躁不安时可适当镇静。

2．对高热患儿应积极降温，使体温控制在37℃以下。

3．机体耗氧量增加时，适当提高氧的吸入浓度。

第七节　少尿与无尿

正常小儿尿量个体差异较大，并且与液体摄入量、活动量及气温、湿度等因素有关。一般认为每天尿量少于$250ml/m^2$为少尿，或每天排尿量学龄儿童少于400ml，学龄前儿童少于300ml，婴幼儿少于200ml均为少尿。一昼夜尿量少于30~50ml称为无尿。

一、临床表现

1．一般表现。面色蜡黄、精神不振、倦怠、嗜睡或烦躁不安，常常有呃逆、厌食、恶心、呕吐等。

2．水中毒症状。包括全身软组织水肿、急性肺水肿、脑水肿、高血压和心力衰竭等严重征象。

3．电解质紊乱。三高（高血钾、高血镁、高血磷）和三低（低血钠、低血氯、低血钙）。

4．代谢性酸中毒，氮质血症，感染，出血倾向如呕血和便血。

二、护理

（一）病情观察

1．对排尿及尿性质的观察①收集引起少尿与无尿的有关病史如：低血容量休克、急性肾炎、肾衰等；②观察排尿的形态：包括排尿形式、排尿量、尿液特征；③观察并记录尿量异常时的伴随症状及程度，如水肿、高血压、头痛、恶心、呕吐、食欲差等；④查看各项检查数据：常规尿液检查如尿量、次数、颜色、比重、味道；尿显微镜检及生化检查如钠、钾、磷、镁、尿素氮、肌酐；血液常规检查及血液生化包括尿素氮、肌酐、各项电解质、白蛋白等；其他如心电图、肾脏B超、肾活检等；⑤及时留取尿及其他各种标本，为诊断、治疗提供依据。

2．生命体征的观察。密切观察患儿体温、脉搏、呼吸、血压及神志，了解病情动态。

当幼儿脉搏大于120次／分、婴儿脉搏大于130次／分为心率增快；血压以收缩压为标准，当超过该年龄正常值20mmHg则为高血压；体温升高应考虑感染。生命体征异常时在排除影响因素后，应及时报告医师，并详细记录。

3．危重症状的观察①高血压脑病：当患儿出现剧烈头痛头昏、频繁的喷射性呕吐、眼花、视力模糊、烦躁不安、惊厥甚至昏迷时应考虑高血压脑病；②急性左心衰伴肺水肿：患儿如出现呼吸增快、呼吸困难、心脏扩大、肝脏肿大、胸闷、不能平卧、端坐呼吸、烦躁哭闹、频繁咳嗽、吐粉红色泡沫痰，应考虑急性左心衰伴肺水肿。当出现严重症状时，应配合医师，争取积极有效的治疗措施。

4．对水肿的观察。水肿是无尿或少尿时常出现的症状，应注意水肿发生的部位、性质、程度、持续时间、伴随水肿的严重症状如眼睑不能睁开、阴囊高度水肿致行走不便、腹水等。

5．观察药物疗效及副作用①利尿剂：少尿及无尿的患儿常常静脉注射利尿剂，应密切观察有无尿液并详细记录。利尿剂的副作用有水和电解质紊乱、胃肠道反应和听力下降，应避免与氨基糖苷类抗生素合用，以免加重其毒性；②降压药：应用利血平肌内注射降压的高峰时间为用药后4~6小时，应及时测量血压观察降压效果。应用利血平的患儿有鼻塞、疲乏、结膜充血、脸红、心动过缓等。应用硝普钠静脉滴注时，应注意新鲜配制，避光，采用输液泵匀速输入，避免血压下降过快。如出现副作用及异常情况时，应立即通知医师处理。

（二）环境与休息

1．病室温、湿度病室温度宜在18~20℃，相对湿度为50%~60%，每天开窗通风，早晚各1次，保持室内空气新鲜。

2．保持病室的安静。一切治疗与护理应集中进行，避免频繁干扰患儿，减少噪声。

3．绝对卧床休息，并保证患儿有充足的睡眠时间。

（三）饮食护理

1．原则。低盐、高糖饮食，补充维生素B、C，饮水量应严格控制。食盐控制在每天1~2g，蛋白质控制在每天0.5~1g，并由牛奶、鸡蛋等高效价蛋白提供。少尿期间存在高血钾时，应禁食含钾较高的食物如橘子、香蕉、红枣等。患病期间患儿食欲低下，应美化食品的外观，变换烹调方法，改善用餐环境，提高患儿食欲。

2．如不能经消化道进食，采用全静脉营养疗法。应用全静脉营养疗法可减慢患儿血尿素氮及肌酐的上升速度，延缓血钾升高。

（四）严格记录24小时出入水量，保持体液平衡

少尿或无尿的患儿，如果摄入过多的液体及盐类，同时代谢旺盛，机体内生水增加，肾脏泌尿减少，患儿表现为全身水肿、高血压、心衰、肺水肿，因此对此类患儿应注意。

1．严格控制补液量及速度。少尿期液体的控制是"量出为人，宁少勿多"。以每晨空腹体重为准，要求每天体重较前一天体重减少1%~2%为宜。每天液量=400ml/m²+前一天显性丢失量。患儿有发热、出汗多或换气过度时，可增加失水量；室内温度上升，湿度下降亦可使机体丢失的水分增加。补液的速度必须严格控制，采用输液泵24小时内均匀输入。

2．液体摄入量。包括由消化道摄入的液体量有固体食物含水量、饮水量及管喂进食量、口服水等；由静脉输入及皮下、肌内注射等途径进入体内的液量；特殊治疗进入体内的液体量，如腹膜透析残留量。

3．排出量。包括尿、大便、呕吐物、伤口渗出液量、各种穿刺液量、引流量。尤其要精确记录尿量，尿量的多少可直接反映病情的好坏。对昏迷及不合作的患儿应保留导尿管以精确测量每小时尿量。

4．尿液收集方法①年龄较小婴儿大便正常者：用一次性纸尿裤，纸尿裤内放置一次性尿垫巾，使用前用天平称好重量，并标记于纸尿裤上。患儿小便后，用天平称重，使用之后与使用之前两者之差即尿量。有大便者，将尿垫巾（大便尚留在尿垫巾

上）另称，折算成含水量；②年龄较小腹泻患儿：可采用一次性集尿器留尿，然后用注射器抽取尿量测量。对昏迷、不合作及尿潴留的患儿采用导尿，保留导尿管，每小时测量尿量；③年龄较大的患儿：小便时要求护士在旁，告知小便时不要将大便拉入装小便的容器，避免大小便混在一起。

5. 记录摄入量和排出量的要求①记录要及时、准确、详细；②凡患儿摄入的固体食物以克为单位，并按各种食物含水量，换算成ml，然后记录；③饮水的杯子应固定，并标好刻度，摄入量一定在患儿饮水或进餐后记录实际的进水量；④注射液如肌注、皮下注射以及中药均应记录；⑤大便应记录大便性质并折算成含水量。

（五）一般护理

1. 皮肤护理。少尿患儿一般伴有全身软组织的水肿且需绝对卧床休息，应定时给患儿翻身、擦澡、更换衣服及卧位、按摩受压部位，保持床单位清洁、干燥，预防压疮的发生。

2. 剪短患儿指甲，避免抓破皮肤。对神志不清或婴幼儿可以戴手套，必要时予以约束双手。

3. 口腔护理。每天2~3次，保持口腔清洁卫生，预防口腔炎的发生，增进食欲。

4. 会阴部的护理。女孩应每天用温开水清洗会阴部，大小便后及时用清水洗净；男孩阴囊伴有水肿时，可用"丁"字带托起阴囊，并保持阴囊及肛周皮肤清洁，防止尿液、大便浸渍皮肤，引起感染。

（六）预防感染

1. 保护性隔离。患儿住单间，保持室内空气新鲜，定时采用紫外线、空气净化机等消毒设备对室内空气消毒。

2. 加强护理，严格执行无菌技术操作原则，认真落实各项消毒隔离措施。

3. 避免不必要的侵入性操作及治疗，如使用导尿管、中心静脉导管、腹膜透析管等，若必须使用时，需严格执行无菌操作。

4. 做好口腔、皮肤、会阴部护理，以防感染。

5. 水肿患儿进行注射时应尽量避开水肿部位，穿刺后，应压迫针眼至不渗出液体为止，并经常观察注射部位，防止针眼处感染。

6. 患儿的生活用品、食具应定期消毒处理，防止交叉感染。

（七）心理护理

年龄大的少尿或无尿患儿，大多数存在着心理失衡，常常表现为紧张、恐惧、烦躁等。护理时要注意调整患儿的心理失衡：①为患儿安排一个安静、舒适、安全、符合儿童心理要求的外环境，安静外环境能保证患儿充足的睡眠。病室温馨的气氛、医护人员热情的态度，能给患儿产生亲切感，消除其畏惧心理，对疾病治疗的全过程将起积极的作用；②对学龄儿童讲解有关疾病知识，让他们了解一些先进的治疗方法如腹透、血透，使患儿树立起战胜疾病的信心和勇气；③做好患儿家长工作，以取得他们的配合。

<h2 style="text-align:center">第八节　腹胀</h2>

腹胀是一种临床上常见的危重症状之一。是腹腔内容物病理性增加，或肠腔内胀气，使腹部在外观上有显著增大的现象。危重患儿腹胀往往同时伴有消化道出血、肠鸣音减弱或消失等急性胃肠功能衰竭的症状。

一、临床表现

1. 一般表现。患儿主观感觉腹胀，有束缚感，精神萎靡，食欲缺乏。

2. 胃肠道蠕动减弱引起的腹胀。如麻痹性肠梗阻主要表现为腹胀波及全腹，发展较快，呕吐频繁，呕吐物含有粪汁，持续性腹痛，肠鸣音减弱或消失。因腹部膨胀压迫膈肌使患儿出现呼吸浅快甚至呼吸困难；由于频繁呕吐，患儿可有口渴、尿少等脱水表现；如合并有腹膜炎时出现腹肌紧张、压痛及反跳痛，腹腔内可出现移动性浊音，腹部X线透视可见全腹肠腔扩张积气，多个液平面。

3. 各种胃、肠黏膜病变引起的腹胀。主要表现为恶心、呕吐。呕吐物可为咖啡色液体，排黑便。如胃肠道黏膜损伤出血量大时患儿可表现脉快、面色苍白、出汗，腹部可有压痛、腹肌紧张、肠鸣音亢进等。

4. 出血坏死性小肠炎引起的腹胀。该种疾病一般发病年龄较小，临床上以腹胀进行性加重伴有呕吐、便血为主要表现。患儿可出现腹痛，疼痛部位不固定；发热并伴有全身中毒症状；大便初起为稀便，然后出现血丝便或果酱样便。

5. 消化道吸收不良引起的腹胀。主要表现为食欲差、恶心、呕吐、腹泻，可排出无臭的气体或伴酸臭味粥样大便。

二、护理

（一）病情观察

1. 观察腹部形状。左右是否对称、腹壁弹性、紧张度，叩诊有无鼓音，测量腹围等。

2. 腹胀伴呕吐。观察呕吐物的颜色、性状、气味、量、黏稠度，呕吐的频率及伴随症状，呕吐后腹胀是否改善。如腹胀伴有呕吐、停止排便及排气，应考虑肠梗阻；如呕吐物带有粪质为低位性肠梗阻；如腹胀伴有呕吐，呕吐物为咖啡色时应考虑上消化道出血。呕吐时应及时留取标本送检。

3. 有过食时，应考虑急性胃扩张。

4. 腹胀伴腹泻者多为肠道炎症或消化不良。应注意观察大便颜色、气味、量、黏稠度及排便次数，排便后腹胀是否减轻。

5. 腹胀伴有全身中毒症状如高热、精神不振，应考虑严重的感染（如败血症）、多器官功能衰竭。

6. 腹胀伴有腹痛时，应注意观察腹痛的部位与性质，是否进行性加重。

7. 观察有无肠穿孔、肠梗阻及腹膜炎症状，如腹胀发生快且进行性加重，腹肌紧张、压痛及反跳痛应考虑肠梗阻。

8．密切观察患儿生命体征如体温、脉搏、呼吸、血压、神志及精神状态的变化，定时测量并记录。

（二）护理方法

1．休息和体位。患儿应卧床休息，采用半卧位并经常更换体位。呕吐频繁时，头偏向一侧，以防误吸引起窒息。可考虑暂禁食。

2．环境。病室保持安静，环境清洁，定时通风换气，保持空气新鲜，温湿度适宜。

3．饮食

（1）麻痹性肠梗阻引起的腹胀：应禁食，禁食期间采用全静脉营养。禁食有利于肠道休息，禁食时间一般不宜过长。待腹胀消失、肠鸣音减轻、大便潜血试验转阴后可试进饮食。进食应从少量开始逐渐增多，由流质到半流质、少渣饮食。饮食采用高热量、高维生素饮食，以保证营养供给，改善全身状况。恢复饮食时应慎重，同时密切观察腹部情况，以免饮食不当使病情恶化或延长病程。

（2）急性胃肠黏膜病变引起的腹胀：合理的饮食能促进止血，并能维持患儿营养，饮食不当可加重出血。进食可减少胃的饥饿性收缩运动和中和胃酸，促进黏膜的愈合，维持营养的需要。对少量出血无呕吐者可选用温凉、清洁无刺激性的流质，避免过甜的饮食及牛奶；出血停止后可进半流饮食，应避免进食含产气量多的食品如豆类、芋头、洋葱、土豆、豌豆、豆芽菜、菜花、蘑菇、胡瓜等。不食酸辣刺激性的食物和饮料，并且在吃饭或饮水时勿吞入大量的空气。对不能经胃肠道进食者应给予完全胃肠外的营养。

4．肠胀气引起腹胀的对症护理

（1）松节油、薄荷油热敷或穴位贴治疗：应用热及松节油、薄荷油或穴位贴的药理作用，使局部血管扩张、结缔组织伸展性增加及肌肉收缩力增强，促进肠蠕动，以利排气，减轻腹胀。

（2）按摩：行松节油、薄荷油热敷或穴位贴治疗的同时配合腹部按摩，用手沿顺时针方向轻轻按摩腹部，促进肠蠕动。在热敷与按摩后，应观察腹胀是否减轻，是否有排气排便。

（3）肛管排气：①用物：治疗盘内备弯盘、一次性肛管、一次性手套、液状石蜡棉球、治疗碗内盛2/3满凉水、卫生纸；②操作过程：查对：将所需用物带至床旁，对床号、姓名、住院号；解释：向神志清醒的年长儿解释肛管排气的目的，取得合作；体位：操作者站在患儿的右侧，患儿取左侧卧位，脱去一侧裤腿覆盖在会阴部，臀下垫卫生纸；插管：操作者戴手套，用液状石蜡棉球润滑肛管前端，操作者左手臂稍用力，固定患儿腰骶部，拇指、示指分开臀部，右手持肛管轻轻插入肛门约6~10cm，将肛管的另一端放人盛满凉水的治疗碗内；观察排气情况：插管后如能连续排出气泡证明肛管排气有效，如不能排出气泡，可缓慢转动肛管并上下移动，用手轻轻按摩腹部，观察排气效果、否则应注意肛管是否为粪便所堵塞；整理用物：排气完毕，取出肛管，擦干臀部，整理床单位。协作患儿采取舒适卧位；记录：详细记录排气情况；进行健康教育。

5. 麻痹性肠梗阻引起腹胀的对症护理。胃肠减压。

（1）目的：①胃、十二指肠减压是通过放入胃和十二指肠内的引流管，将胃、十二指肠内气体和液体排出体外，以缓解腹胀及减轻腹腔内压力，防止呕吐，避免误吸，改善呼吸；②根据胃内容物性质，辨别梗阻部位的高低，以便及早确定诊断与治疗。

（2）适应证：麻痹性肠梗阻、机械性肠梗阻、急性胃扩张、腹部手术前后。

（3）操作方法：用物准备同鼻饲法，另加一次性引流袋；实施同鼻饲法，证实胃管在胃内后将一次性引流袋与胃管连接，固定于床边；注意事项：①保持引流管通畅，防止管道扭曲或阻塞，保持良好的引流作用。如果管腔被食物残渣或血块堵塞，可用注射器取5~10ml生理盐水冲洗或挤压胃管，亦可注入少量空气使管道通畅。若因胃管长度过深、过浅或患儿不合作所致引流不畅，应作相应的调整。如有呕吐应检查胃管有否阻塞或滑出，并作对症处理；②引流袋内的液体应及时放掉并记录，随时观察引流物性状，每班准确总结胃肠引流总量；③持续胃肠减压的患儿应加强口腔、鼻腔护理，每天口腔护理2~3次。清醒的年长儿可协助漱口，口唇涂以甘油或液状石蜡以免口唇干燥，也可采用雾化吸入，减轻导管对咽喉部的刺激，预防肺部并发症；④胃肠减压期间，患儿如需口服或经胃管注入药物，在给药后应停止减压1~2小时；⑤胃肠减压期间，应密切观察患儿腹胀、腹痛是否减轻，肛门是否排气，并及时与医师取得联系；⑥患儿引流液呈淡黄色，量少，腹不胀，肠蠕动恢复，自动排气，排便，遵医嘱拔管。

6. 对胃肠功能衰竭引起腹胀的对症护理。可采用5%的碳酸氢钠10~30ml加3倍葡萄糖溶液稀释后，分次洗胃，至洗出液清亮为止，然后胃内注入西咪替丁10~20mg/kg，保留3~4小时。

7. 及时补充液体。腹胀的患儿由于频繁呕吐、禁食、腹泻、胃肠减压等常伴有脱水、低钾、低镁、低氯等，故此类患儿应及时补充液体，恢复血容量，必要时开辟两条输液通道。

8. 心理护理。腹胀的患儿主观感觉非常不适，加之呕吐、腹痛、腹泻，患儿往往烦躁不安，护士应安慰患儿，对于呕吐的患儿应及时清除呕吐物，轻轻按摩腹部，消除其紧张、恐惧的心理。禁食期间应让家长或患儿了解禁食的重要性，以取得配合。

（三）注意事项

临床上引起腹胀的原因很多，应根据不同的情况予以分别对待。

1. 麻痹性肠梗阻患儿应禁食、持续胃肠减压，注意妥善固定引流管及引流袋，必要时约束患儿上肢。

2. 对不能进食的患儿采用胃肠道外营养时，应尽量缩短全静脉营养的时间，避免肠黏膜细胞因长期缺乏营养而萎缩。

3. 腹部采用热敷时，应注意控制热敷的温度，及时观察局部皮肤，防止烫伤。

4. 呕吐频繁的患儿，应注意侧卧，防止误吸。

5. 对腹胀好转能进食的患儿，应避免过食，采用少量多餐，避免刺激性食物和产气的食品。

第四章　儿科危重症监护护理

第一节　小儿心跳呼吸骤停与心肺复苏

现代心肺复苏方法在20世纪50年代逐步形成，它的出现挽救了众多因心跳呼吸停止病人的生命。人们认为《圣经》最早提出口对口通气，公元前800年先知Elisha运用此法救治了濒死的孩子，此后再无进展，人们把注意力转向手法通气，直到20世纪50年代，由于手法通气效果不佳，人们才重新采取口对口通气方法，于1958年将助产士一直在用的这项技术有效地抢救了新生儿的生命并普遍作为首选方法得到应用。1956年首次记载除颤器的应用，电除颤转复心脏致死性心律失常至正常节律无疑掀开了医学史上崭新的一页：1960年，Kouwenhoveu和同事们公布了胸外按压对恢复心搏骤停患者的循环是有效方法。从此，CPR技术开始形成，医学专业人员和急救人员开始规范的训练和实践，并在医学发展的进程中逐步完善。

一、心脏呼吸骤停的识别

除意外等特殊状态以外，婴儿和儿童的心跳呼吸停止很少突然发生，通常为在原发病及其发展过程中病情恶化，使呼吸和循环功能进行性加重发生呼吸和循环衰竭，最后造成心跳呼吸停止。因此，要识别婴儿和儿童循环和呼吸功能的恶化，要有效预测心跳呼吸停止，就必须应用心肺功能快速评价的方法去识别潜在的呼吸循环衰竭和心跳呼吸停止。在初评时并无必要强调实验室检查对判断生理紊乱严重程度，这些评价需在30秒内完成。

（一）呼吸功能的评价

临床评价潮气量是否足够，是通过观察胸壁的扩张和肺部听诊了解气体运动的质量来确定。每分通气量是潮气与呼吸频率的乘积，当每次呼吸浅表或每分钟呼吸次数太少时每分通气量可能不足（低通气量），出现呼吸窘迫或衰竭时，表现为呼吸急促、呼吸过缓或呼吸暂停，伴有用力呼吸，导致低氧血症（氧合障碍）、高碳酸血症（通气障碍）和呼吸性酸中毒。呼吸衰竭患儿通过增加呼吸的次数（呼吸急促）或深度（呼吸深快）来维持足够的气体交换，患儿吸气时胸凹等呼吸窘迫体征和心动过速。传统的呼吸衰竭定义特别强调动脉血气分析，但在转运患儿和其他危重状态下无法做血气分析，且单次血气分析常常对诊断并无帮助。因此，强调通过患儿的临床表现来识别潜在的呼吸衰竭和呼吸骤停，有呼吸骤停危险性的婴儿和儿童最初可能表现为：①呼吸次数增加，用力呼吸和呼吸音减低；②清醒程度的降低或对家长和疼痛的反应减少；③骨骼肌张力降低；④青紫。

1. 呼吸频率。呼吸急促经常是婴儿期呼吸窘迫的最初表现。单纯呼吸急促如没有其他呼吸窘迫的体征（平静的呼吸急促）通常是机体为了维持正常pH而增加的每分通气量，出现代偿性呼吸性碱中毒，往往为非肺部疾病所致如中枢神经系统疾病所致的急性脑水肿、代谢性酸中毒伴休克、糖尿病酮症酸中毒、先天性代谢病、水杨酸中毒、严重腹泻和慢性肾功能不全等。在急性危重病状态下，婴儿和儿童出现呼吸次数减慢和不规则现象，则为不祥之兆。

2．呼吸力学

（1）鼻翼扇动，肋间、季肋下和胸骨上部吸气的下凹（三凹征）通常是用力呼吸的表现，常见于气道阻塞或肺泡病变严重的小儿。

（2）点头状呼吸常是增加呼吸力度的体征。严重的胸部凹陷伴随腹部膨隆产生跷跷板式和滚动式的呼吸，通常提示呼吸道阻塞，系膈肌收缩时胸壁凹陷而腹部膨胀所致，是一种无效的通气形式，因潮气量减少，机体在短时间内产生疲劳。

（3）哼声是呼气末声门提前关闭和膈肌收缩产生的，可增加婴儿和儿童气道内压力，从而储存或增加功能残气量，常提示患儿存在与肺水肿、肺炎、肺不张相关的肺泡萎缩和肺容量减少。

（4）哮吼为吸气时发出的高调音，是胸腔外上呼吸道阻塞的特征，如先天性大舌、喉软化、声带麻痹、血管瘤、气道肿瘤或囊肿、会厌炎或格鲁布性喉头炎。

（5）吸气相长通常伴有喘息，是胸腔内气道阻塞的特征，常见在支气管和细支气管水平，如毛细支气管炎、哮喘、肺水肿和胸腔内异物。

（二）心血管功能的评价

任何一种心输出量减少的情况（如休克、心律失常）都可能导致组织氧供减少，无氧代谢物乳酸蓄积，造成末端器官功能紊乱，均有可能发生循环呼吸衰竭和心跳呼吸停止的危险。休克是以供氧和代谢所需物质供应不足而不能满足组织代谢需要为特征的临床状态，分为代偿期和失代偿期，代偿期已有组织脏器灌注不足的体征，但血压是正常的，当血压降低时就进入了休克失代偿期。

1．心率。心输出量受心率的影响较每搏输出量的影响为大，儿童的心输出量随心率的增加而增加。虽然新生儿对低氧血症的反应常为心率减慢，但年长儿一开始就表现为心动过速，当心动过速不能维持组织足够的氧合时，组织低氧和高碳酸血症引起酸中毒，最终出现心动过缓，因此，循环呼吸衰竭患儿出现心动过缓不祥之兆时，通常提示心跳呼吸骤停即将来临。

2．血压。血压由心输出量和全身血管阻力决定。血管代偿性收缩时，尽管心输出量下降，仍能维持正常血压，同时也可通过心动过速和增加心脏收缩力来恢复心输出量，心动过速持续存在直到心脏储备力耗尽为止。血压降低进入休克失代偿期，常是心血管失代偿后突然出现的体征，也提示心跳呼吸骤停即将来临。

3．脉搏。健康婴儿和儿童很容易触及颈、腋、肱、桡、股、足背和胫后动脉的搏动。血管收缩所致心输出量减少时脉压变小，脉搏细弱。相反，败血症休克早期处于高心输出量阶段，表现出脉压增宽和水冲脉，中央性脉搏消失是心跳停止前的体征。

4．皮肤。皮肤灌流降低可能是休克早期的体征，皮肤花纹、苍白、毛细血管再充盈时间延长和周围性青紫常提示皮肤灌注不良。严重的血管收缩可使新生儿皮肤变灰、年长儿皮肤变苍白。

5. 大脑。缺血损伤突然发生时，可见肌张力丧失，全身抽搐及瞳孔扩大。一个满2个月的婴儿若认不出自己的父母、眼光不能注视其父母则是神志改变的早期信号；对痛性刺激不能作出反应也是一种危险的体征；大脑低灌注程度越严重，其神志变化的程度越大，严重者深反射可能被抑制，瞳孔可能缩小，呼吸类型可能发生改变；持续性脑低灌注或极度低氧血症($PaO_2 < 30mmHg$)时，可能发生肌张力低下，屈肌或伸肌被动姿势交替发生。

二、小儿心跳呼吸骤停的特点

成人尤其是老年患者在慢性器质性疾病基础上发生室颤致心跳呼吸骤停或猝死，除颤和抗心律失常药物是CPR的主要措施，且成功率低。小儿因解剖生理与成人不同，故其心跳呼吸骤停有如下特点：

1. 器官功能尚未成熟，易受体内外环境的影响，年龄愈小，发生率愈高，以新生儿和婴儿多见。

2. 由于呼吸中枢神经元较大脑皮质有更强大的缺氧耐受能力，故心搏停止后可以短时间保留叹息样呼吸动作，很快出现呼吸停止。

3. 小儿防御能力较弱，易发生呼吸道感染，气道分泌物黏稠且多，常致呛奶、痰堵和呼吸困难，使窒息成为小儿心跳呼吸骤停的主要直接因素。

4. 呼吸衰竭（窒息）和气道梗阻是心跳呼吸骤停的主要原因。电解质和酸碱紊乱、药物中毒以及麻醉意外也是直接因素。迷走神经张力过高和中枢神经系统疾病可致心跳呼吸骤停。大儿童还可发生外伤和意外。

5. 根据心脏状态和心电图显示将心搏分为完全停搏、心室颤动和电机械分离三种形式，小儿常因严重缺氧后心动过缓而所致停搏，与成人相比，很少由于室颤引起，且婴幼儿触摸颈动脉常较困难，心前区触摸心尖搏动亦不甚可靠，最好触摸肱动脉确定心搏停止。

6. 小儿脑组织对缺氧耐受性比成人强，影响内脏器官功能的慢性疾病也较少，故复苏成功率较成人高。

三、小儿心跳呼吸骤停的诊断

各种原因导致心搏骤停后10~20秒内即出现意识丧失和昏迷，面色由苍白迅速呈现发绀，颈动脉搏动立即消失且触扪不到搏动，心音消失和血压测不出；30~40秒后出现四肢抽搐和瞳孔双侧散大；60秒后出现大小便失禁和呼吸骤停，呼吸开始抽泣样逐渐缓慢中断而停止；4~6分钟脑部缺氧就可能出现不可逆性大脑损害；但8分钟以上脑细胞也并非立即全部死亡，在积极抢救的情况下还可能好转而恢复功能，湖南省儿童医院曾多次抢救因溺水心跳呼吸完全停止至少在13~18分钟才开始复苏获得成功的经验；有人认为在特殊情况下心搏停止20分钟以上脑复苏仍有可能。

1. 临床诊断。突然出现意识丧失、昏迷、发绀和颈动脉搏动消失而触扪不到脉搏时应考虑心搏骤停，并立即行CPR以争取抢救时间。诊断时应该注意以下几点：①不要等待听心音有无才开始抢救；②不要等待以上诊断心搏骤停的各项临床依据才开始抢救；③不要等待心电图证实才开始抢救；④创伤所致更不能等待静脉或动脉输血。

2. 心电图诊断①心室静止呈一水平直线或仅有P波而无QRS波群；②心室纤颤波；③心电机械分离呈现缓慢低幅的不典型心室波，但不能引起心室收缩活动。

3. 手术心搏骤停诊断在手术过程中，及时发现心搏骤停是麻醉师的重要职责，诊断依据为：①手术中已安置心电监护仪，发现示波屏上的心室波群消失代之以室颤动或心室静止或缓慢低幅非典型心室波；②立即观察患儿面部肤色发绀，颈动脉触扪消失；③无心电监护时突然测不到血压和听不到心音；④胸部手术时直观发现心脏突然停搏；⑤腹部手术时发现大血管搏动突然消失。

四、儿科生命支持的程序

当心跳呼吸停止或怀疑停止时，原则是首先应当确定患儿的反应性。在现场，抢救者必须迅速判断伤害是否存在及其程度，确定小儿是否清醒。一旦确定小儿无反应，单人抢救者应当呼唤其他人来帮助并呼叫急救电话，然后作基本生命支持。基本生命支持为一系列评估和运动技巧的设计，以支持或恢复呼吸骤停或心跳停止小儿的有效通气和循环，包括确定反应性、气道评价和打开气道、呼吸评价和人工呼吸、循环评价和胸外按压。同时启动急诊医疗服务系统和必须送往附近医院，以便能够迅速将小儿转送到作高级生命支持的地方。

（一）呼吸道管理

心跳呼吸骤停时患儿意识丧失，舌根后倒和分泌物不能排出，气道不通畅，呼吸完全停止，气体交换无法进行，全身缺氧且CO_2不能排出，肺的酸碱调节作用不能发挥，若不及时抢救患儿很快心跳停止而致死亡。在心肺复苏时，加强无创呼吸监测和有效供氧十分必要。若能有效及时地进行气管插管，可使患儿获得新生，挽救患儿的生命。紧急气管插管的主要优点：

1. 能迅速建立通畅的气道。可有效地清除气道内分泌物，吸引气管内痰液或反流的物质。

2. 通过气管导管直接给氧。由通畅的气道达到肺泡进行气体交换，达到有效给氧和纠正机体低氧血症的良好效果。

3. CO_2能有效在排出。在良好通气状态下使机体高碳酸血症得到缓解，纠正机体呼吸性酸碱紊乱。因为碳酸氢钠在体内分解成为CO_2，气管插管良好通气状态下可以安全补充碳酸氢钠纠正机体代谢性酸中毒。

4. 熟练的气管插管技术比心跳呼吸骤停状态下血管穿刺建立血管给药通路容易，能争取时间经过气管途径给予复苏药物，利于心脏尽早复跳。

5. 经过生命支持的紧急抢救后恢复自主循环，但呼吸不恢复或仍有呼吸衰竭时，可经气管导管接呼吸机进行控制性机械通气。

6. 心跳呼吸骤停使全身供血供氧中止，脑细胞受到不同程度的损伤发生脑水肿，在恢复有效心跳后必须有效防止脑水肿和降低颅高压，若进行紧急气管插管，可在辅助通气时采取过度换气，使$PaCO_2$控制在一定水平减少脑血流达到降颅压的效果。

（二）给药途径的选择

1．首选静脉通道。

2．提倡气管给药。药物经气管给予由下呼吸道后达到肺泡，在肺毛细血管吸收后经支气管静脉直接回到心脏，是全身最短的药物吸收途径，即使心脏按压时，也可回流人心。肺内药物吸收的最大、最快部位为远端支气管内，故药物吸收速率快，但受药物在肺部分布的影响。气道滴注过程中变换体位可通过重力作用，使药物在肺内分布较为均匀；机械通气时于给药后短时间内提高气道峰压(PIP)可促进药物分布于远端肺泡；大剂量快速滴注比缓慢多次滴注效果显著。肾上腺素、阿托品、利多卡因、纳洛酮等经气管用药后能迅速达到有效血浓度，单用此途径能使许多危重患者的抢救获得成功。异丙肾上腺素、溴苄胺也可经气管给药。去甲肾上腺素在肺内吸收慢，峰浓度太低，不适宜经气管途径用药。其他一些抢救药物如碳酸氢钠、钙剂和糖溶液可产生严重肺损伤，不能经气管用药。气管内给药的药物剂量应比静脉内用量大2~2.5倍，并应用10ml生理盐水或蒸馏水稀释。蒸馏水比生理盐水在气管内吸收较高，但蒸馏水有更多的副作用。给药时将一导管插入至气管内插管的前端，此时应停止胸部按压，将药物溶液迅速地注入气管，并用复苏囊快速加压给氧几次使药液加快吸收。

3．骨髓内给药。紧急CPR时，静脉通路难以建立，延迟获得给药通路可影响复苏效果，因此，当未有静脉通路时，骨髓内给药是一种很好的替代途径，尤其适用于6岁以下的儿童，即使是缺少经验的人员也能在30~60秒内为大多数患儿建立可靠的骨内通道。20世纪40年代骨内通道首次被提出是一种安全可靠的方法，使儿童复苏时可迅速获得一条不会塌陷的髓内静脉丛通路用于给药。

一般来说，儿童复苏需要的任何静脉用药或液体都可安全地经骨内通道给予，包括输注的药物、液体和血制品，如儿茶酚胺、钙剂、抗生素、洋地黄、肝素、利多卡因、阿托品、碳酸氢钠、神经肌肉阻滞剂、晶体液、胶体液和血液，儿茶酚胺还能连续输注。CPR时经此途径用药其起效时间和药物水平与静脉用药相似，包括中心静脉用药。复苏时需快速补液和用碱性药物及输液时应用压力注入以克服血管静脉的阻力。用骨内输液针和Jamshidi式骨髓抽吸针，带针芯的粗短腰椎穿插刺针不主张用于骨穿，标准的皮下穿刺针不应用于骨内输液，因为它常被骨和骨髓堵塞。胫骨前正中的平坦面、胫骨粗隆下约1~3cm处是6岁以下儿童理想的穿刺点，因为此处骨髓腔大，损伤邻近组织的可能性最小。通过骨髓腔给药，必须随后注至少5ml无菌盐水，以保证药物进入中央循环。

骨内输注对骨髓的局部影响和对骨生长的长期影响是小的，其并发症小于10%，但较周围静脉用药的并发症严重，包括胫骨骨折、骨筋膜腔隙综合征、皮肤坏死和骨髓炎，也有肺部极小脂肪和骨髓栓塞的报道，但没有明显的临床意义。

骨内通路应只作为危重婴儿和儿童患者的保留措施，也只能是暂时应用，在CPR时抢救争取时间，待其他静脉通路建立后停止。

4．心内注射给药。只能用于开胸心脏按摩时和无其他的给药途径时。心内注射可有冠状动脉撕裂、心脏压塞、气胸的危险。心脏内注射还需中断体外胸部按压和通气。

（三）复苏药物的应用

1．肾上腺素。多年以来，研究者和临床医师对肾上腺素的最佳剂量提出疑问，因为"标准"剂量的肾上腺素并不是按照病人的体重，从历史上1mg剂量的来源于手术室作心内注射。20世纪80年代研究了肾上腺素的剂量—反应曲线，显示肾上腺素的最佳反应剂量是0.045~0.20mg/kg。这些研究显示需要较大剂量的肾上腺素才能改善血流动力和复苏成功，导致很多临床医师在人体用更大剂量的肾上腺素。20世纪80年代末和90年代初期的病例报道和回顾性研究，奠定科学地评估的另一阶段——前瞻性、随机性临床试验。应用较大肾上腺素是可以接受的，并建议随后剂量的肾上腺素只相隔3~5分钟的间隔。湖南省儿童医院应用大剂量肾上腺素(0.1mg/kg)前瞻性临床试验观察114例心搏骤停患儿的抢救，发现心肺复苏的成功率达61.49%，而标准剂量肾上腺素(0.01mg/kg)的成功率只有25.58%。

2．CPR辅助药物

（1）硫酸吗啡：在治疗急性肺水肿有用，因它增加静脉的容量，因而减少静脉血回心并引起轻度的动脉扩张。

（2）利多卡因：是可选择的抗心律失常药以治疗室性异位节律、VT及VF。建议用于经除颤及注射肾上腺素和仍持续有VT及VF，以控制PVCS及宽幅波PSVT或类型不明的心动过速。开始需一次推注1.0~1.5mg/kg以快速达到和维持利多卡因的治疗水平，若需要时，每5~10分钟追加推注1.5~1.5mg/kg，需要时至总剂量为3mg/kg。

（3）溴苄铵：在治疗VF及VT是有用的，不应用做第一线的抗心律失常药物。这样可使治疗上简单化并避免有可能发生的不良的血流动力效应。它宜用于：①除颤、肾上腺素和利多卡因逆转VF失败之后；②虽用利多卡因而VF复发；③利多卡因及普鲁卡因胺不能控制的伴有暂停的VT;④利多卡因及腺苷不能控制的宽复波心动过速。在顽固的VF，溴苄铵甲苯磺酸盐静脉内推注5mg/kg，随后电除颤。若VF致停搏持续，剂量可增至10mg/kg并每5分钟重复1次，最大剂量是30~35mg/kg。在持续反复的VT，5~10mg/kg溴苄铵稀释至50ml静脉内注射历经8~10分钟。一旦已经给予负荷剂量之后，可用持续滴注给药，速度1~2mg/min。

（4）阿托品：逆转胆碱能介导的心率减慢、全身血管阻力和血压，在治疗症状性窦性心动过缓是有用的。阿托品对房室结水平的AV阻滞或室性心动停止可能有好处。

（5）多巴胺：复苏时多巴胺一般保留用于症状性心动过缓的低血压或当自然循环恢复之后。

（6）钙：虽然钙离子在心肌收缩和冲动形成上占有关键作用，但心脏停搏的回顾性和前瞻性研究并未能显示用钙的好处。此外，不少理论上的理由使人相信给钙时造成的高钙水平可能有害。当有高钾血症、低钙（如多次输血后）或钙通道阻滞剂无效时，用钙大概是有帮助的，否则，不宜用钙。需要时，可给予10%氯化钙溶液，按规定2~4mg/kg的剂量，需要时可隔10分钟重复。

（7）碳酸氢钠：心跳呼吸骤停时患儿有代谢性酸中毒、高钾血症或三环抗抑郁药或苯巴比妥过量等，碳酸氢钠的应用是有好处和有益的。用于除颤、心脏按压、插管、通气及1次以上的肾上腺素注射等处理措施之后，在恢复有效循环和良好通气后就应该迅速执行。但外源性应用碳酸氢钠：①在动物未能增加除颤成功或提高存活率；②改变氧化血红蛋白饱和曲线，抑制氧气释放；③引起高渗性和高钠血症；④引起矛盾的酸中毒，因为产生的二氧化碳可自由地扩散至心肌及脑细胞而抑制功能，特别是在缺血的心肌；⑤因细胞外碱中毒而致不良效果；⑥加重中央静脉的酸中毒；⑦可能使同时输注的儿茶酚胺受体失活。然而，心脏停搏及复苏时组织酸中毒导致的酸血症是一个动态的过程，它是由于低组织灌流和不充分的通气所致。

（8）利尿剂：呋塞米在治疗心跳停搏后脑水肿和肺水肿可能是有用的。开始剂量为0.5~1.0mg/kg静脉内缓慢注射。

（四）液体疗法

目的是在低血容量性休克时恢复有效循环量，在出血性休克时恢复携氧能力，纠正代谢失衡和复苏过程中的酸碱紊乱。有效补充血容量，及时输注胶体液和血制品，迅速有效地治疗休克代偿期的早期征象，防止发展至失代偿性休克，保证心脑灌注；根据血气监测补充碳酸氢钠以纠正酸中毒，维持机体内环境稳定，积极有效地应用脱水降颅压药物和保护脑功能，采取综合措施进行脑复苏。

五、脑复苏措施

（一）一般治疗

1. 恢复并维持正常的平均动脉压(MAP)，使MAP在90~100mmHg，但也要防止突然发生高血压，尤其不宜超过自动调节崩溃点，可用血管扩张剂硝普钠等；同时加强监测预防低血压，可用血浆或血浆代用品右旋糖酐提高血容积，或用血管活性药物如多巴胺维持MAP。

2. 控制性通气，使PaO_2控制在100mmHg以上，pH在正常范围，保持正常通气和使用肌松剂制动，在神志不清、有脑疝征象患儿使用呼吸机过度通气。在迟发脑低灌流阶段存在血流（氧释放）和氧代谢之间的矛盾，若给予过度通气降低$PaCO_2$，可引起进一步脑血管收缩，进一步减少脑血流和使脑缺血恶化。

3. 皮质类固醇具有稳定细胞膜清除自由基和降低颅高压的作用，应常规短期应用。可给予地塞米松首次1mg/kg，然后0.2mg/kg，若由于某些特殊原因而不能及早降温时，虽然缺血已有10多小时仍应积极降温，以最大程度减轻脑复苏后神经并发症。

（3）低温持续时间应够长，脑复苏效果就好，宜持续至患者听觉恢复，逐渐恢复至正常体温。

（4）低温程度目前大多主张应用亚低温，为增强低温的脑复苏效果，可在低温的基础上应用药物等综合措施，有人认为低温并用血液稀释的复苏效果较单纯低温为好。

（三）改善脑功能状态

1. 渗透疗法

（1）甘露醇可提高血液中渗透压，将间质及脑细胞中水吸入血管内由肾排出，因仅吸收水而不吸收钠，在甘露醇排出后脑细胞将水吸回，形成4~6小时的反跳。应用时宜作渗透压监测。

（2）利尿剂可降低细胞内水分、降低颅内压和减少脑脊液的形成。

2．促进脑血液的再流通。由于缺血后血管麻痹，重建循环后立即恢复血压，正常血容量的血液稀释，使血细胞比容降至0.25~0.3，肝素化对血液的再流通是有益的，但应注意发生颅内出血等危险。CPR后血液流变学的异常可致血流阻力增高、微循环障碍、严重时发生DIC、血黏度明显升高及红细胞变形性明显降低。

3．脑代谢营养代谢促进剂的应用

(1)胞二磷胆碱：增强与意识有关的脑干网状结构功能，对锥体系有兴奋作用，增加脑个体容量，改善脑代谢，促进受损的运动功能得以恢复。应用时不增高颅内压，也不造成抽搐，可长期反复使用，副作用小，意识障碍时可加入葡萄糖液中静滴。

（2）1，6-二磷酸果糖(FDP)为一种能量制剂，在缺氧情况下参与激活多种酶系，促进无氧糖代谢，转成为ATP。如脑缺氧时1mmol糖可产生2mmol ATP，使用FDP后则可产生4mmol ATP。脑复苏时FDP10g每天静滴1次，1周为1疗程。

（3）脑复新（砒硫醇）：为维生素B_6衍生物，增加脑血流，尤其是代谢率较高的灰质脑血流增加明显，从而增加了脑细胞对抗氧的能力，使生理功能抑制的脑细胞恢复功能。脑复苏时成人应用1g加入10%葡萄糖液1000ml中每天静滴1次，连用3周为1疗程。对全身主要脏器无严重副作用，偶有皮疹反应，停药后即痊愈。

4．抗脑细胞损伤

（1）钙拮抗剂：改变脑缺血后脑内Ca^{2+}的移行，使细胞内代谢和释放游离脂肪酸，产生氧自由基及脑微循环不再流现象造成的神经元损害得到保护；脑完全缺血后血流恢复可在短暂10~20分钟高灌注后有6~18小时的低灌流，钙拮抗剂作为强脑血管扩张剂可降低这种缺血后的低灌流状态。由于脑缺血缺氧后再灌流不足和神经元部分死亡起因于Ca^{2+}进入血管平滑肌和神经元，故应用钙拮抗剂如维拉帕米(0.1mg/kg)、硫酸镁(100mg/kg)、利多氟嗪及氟拮利嗪等在复苏后初期90分钟有助于维持脑血流。尼群地平和参麦注射液能促进脑缺血再灌流脑电图幅度的有效恢复，抑制再灌流损伤的程度。东莨菪碱能减缓缺血期ATP耗竭速度及Ca^{2+}内流，有利于再灌注期ATP的恢复，从而减轻脑缺血缺氧的损伤程度利于脑复苏。

（2）巴比土酸盐：1978年首次提出大脑缺血后用巴比土酸盐负荷治疗可减轻脑损害以来已有较多报道，多中心研究资料表明，应用硫喷妥钠30mg/kg与对照组比较其复苏效果无明显区别和特别益处，故不宜常规应用。在长时间停搏后具有一定的效果，用以控制抽搐利于改善呼吸和降低颅内压。

（3）铁离子：缺血及再灌注时细胞内铁离子脱位可能与过氧化的组织损伤有关，缺血后脑内游离铁增加，注射$FeCl_2$可加重组织损伤，给予去铁敏可预防组织损伤，去铁敏可快速通过血脑屏障。

（四）高压氧治疗

1．高压氧能极大地提高PaO_2，增加血氧含量，相应地提高了脑组织和脑脊液的氧分压，增加组织氧贮备，从而有效地纠正心搏骤停后脑组织的缺氧状态。在2.5~3.0ATA(1ATA=101kPa)的氧压下，PaO_2可从常压下的100mmHg增至1813~2193mmHg，血浆物理溶解氧从3ml/L提高到54~66ml/L。

2．增加氧的弥散率和弥散范围。当脑缺血缺氧时，PaO_2降至10mmHg时有效弥散半径缩小(正常为30μm)，远处脑组织缺氧而出现症状；降至3.8mmHg时意识丧失。在3ATA高压氧状态下，位于脑皮质毛细血管动脉端的PaO_2增至70mmHg(正常为55mmHg)，氧的弥散半径可增至100μm左右，超过毛细血管间距(正常平均为60μm)，克服了氧的弥散障碍。

3．改善脑血管状态。高压氧使脑血管收缩和阻力增加，丰富的氧供既纠正了缺氧又可降低颅内压，从而有效减轻脑水肿。高压氧时增加椎动脉血流量，网状激活系统和脑干等部位氧分压增高，有利于改善生命功能，促进苏醒。高压氧还促进脑血管的修复，使血管内皮获得修复和再生所需的临界氧张力(为20~30mmHg)，促进侧支循环形成，血管床修复后微循环得到疏通，改善了脑组织的缺血缺氧，使受缺血缺氧损害的组织重新获得丰富的氧供和其他营养要素，使脑组织的能量代谢得到改善。由于血管床修复，促进了神经组织的修复，这个过程需要多次乃至相当疗程的高压氧治疗。

4．增高多种磷酸键形成使ATP水平增高，在高压氧下线粒体和溶酶体酶的全盛功能增强，对脑组织的生物合成和解毒反应均有利，故高压氧对昏迷患儿脑组织起良好的保护作用。

第二节　新生儿危重症监护护理

一、高危新生儿

（一）概述

什么是高危新生儿，很难有一个明确的定义。总的来说，对高危新生儿的辨识，应建立在对围产期危险因素认识的基础上。为降低新生儿的发病率和死亡率，高危新生儿的识别越早越好。高危新生儿应该由有经验的医师和护士给予密切的观察，可能需要观察几小时到几天。国外有些医疗机构在产科建立了与NICU类似的观察单位，但又不与母亲分开。

（二）围产期影响新生儿的危险因素

1．人口社会学因素。怀孕年龄＜16岁或＞40岁，吸毒、酗酒、吸烟，贫穷，非婚怀孕，精神和体质的应激状态等。

2．母亲既往病史。遗传异常、糖尿病、高血压、无症状性菌尿、风湿性疾病、长时间服药史等。

3．怀孕前因素。胎儿宫内死亡史、新生儿死亡史、早产史、胎儿生长受限(FGR)史、先天畸形、子宫颈功能障碍、血型不合、新生儿血小板减少、水肿、先天性代谢障碍等。

4．怀孕时。阴道流血、性传播疾病、多胎、先兆子病、胎膜早破、胎次间隔时间短、羊水过多或过少、急性疾病、围产期保健不当、家族性或获得性高凝状态等。

5．分娩时。早产、过期产、胎儿窘迫、不成熟的L/S比例、臀位产、羊水粪染、脐带绕颈、子宫切除、Apgar评分少于4分、钳产等。

6. 新生儿自身.体重＜500g或＞4000g、出生时胎龄＜37周或＞42周、小于或大于胎龄儿、呼吸急促、发绀、先天畸形、苍白、紫癜、多血质等。

（三）监测

1. 呼吸。新生儿正常情况下呼吸频率40~60次／分，应密切注意有无出现进行性新生儿呼吸窘迫、呼吸暂停等。此外，肤色是否红润也是呼吸功能的一部分表现，可以使用脉搏氧饱和度计动态监测。

2. 循环。新生儿正常心率120~160次／分，注意观察心率、心律的变化，可监测血压、肤色、毛细血管充盈时间。

3. 体温。早产儿容易出现体温不升或新生儿硬肿症，出现原因不明的体温波动变化应警惕感染的存在甚至新生儿败血症。

4. 新生儿兴奋度的观察。正常新生儿较活泼，可出现打哈欠、伸懒腰等动作，吸吮好。注意是否出现淡漠、拒奶、活动少、肌张力差或者激惹、颤抖、惊厥。

5. 黄疸。黄疸出现的时间、黄疸的程度、黄疸消退的时间、黄疸退而复现等均对临床诊断和鉴别诊断有意义。

6. 脐部。脐部是十分容易造成感染的一个创口，应观察有无化脓、渗液、渗血等。

（四）护理

1. 保暖。高危儿应置于室温24~26℃环境中，早产或低体重儿最好用恒温培养箱保暖。

2. 尽可能给予母乳喂养，吸吮困难的新生儿可以使用鼻饲方法将母乳注入胃内或进行幽门下喂养。

3. 注意无菌观念，尽量将高危新生儿与普通人群进行隔离，医护人员触摸患儿时要洗手及消毒水泡手。

4. 每天给予五官、脐部、会阴部进行清洁护理。

5. 给予维生素K₁肌注，防止维生素K缺乏性出血。

6. 根据不同的高危新生儿，必要时给予心电、呼吸、氧合状态等多功能生理监护。

7. 建立必要的血管通道。

8. 及时氧疗，氧疗的目的是预防呼吸衰竭的出现而不是等到衰竭时再使用。

二、新生儿肺出血

（一）概述

新生儿肺出血是很多疾病的症状性表现。在机械通气的患儿肺出血常出现在生后第2~4天。导致出血的因素很多，如早产、窒息、严重的败血症、胎儿生长受限、大量吸入、严重低体温、严重Rh溶血、充血性心脏病。肺出血有时与肺表面活性物质替代治疗有关，推测与肺功能快速改善、肺血流量快速增加有关。关于肺出血的机制，有人曾研究肺泡内的渗出液体，发现肺出血时肺泡内的液体并非全血，其血细胞比容远低于同时在动脉或静脉中抽出的血标本。此外，有人发现肺出血起始时患儿的凝血机制并非全都不正常。因此，有人推断肺出血与急性左心衰导致肺毛细血管滤过压力增加而损伤内皮细胞，细胞滤过性增加。

（二）临床表现

1．发绀。肺出血的首先症状往往是发绀。很多患儿在肺出血早期，还没有血从气管冒出时，可在双肺听到细小的湿啰音。如肺出血得不到恰当的处理，发绀逐渐加重。

2．气管内血性物。最先可于吸痰时吸出少量血性痰液，出血量大时，可从气管内冒出大量鲜红色的血液，即使是在正压通气时也压不住。

3．呼吸困难。患儿出现呼吸三凹征，抽泣样呼吸。

4．X线片。少量出血可见细网状肺纹理改变或小斑片样阴影，大量出血则可见双侧均匀致密阴影。

（三）诊断

1．有肺出血因素的新生儿均应高度注意：

2．呼吸道血性分泌物或清理呼吸道时吸出血性痰液，如连续出现血性物而且量逐渐增多，则高度怀疑。

3．呼吸困难进行性加重。

4．X线胸片的表现。

（四）治疗

1．清理呼吸道中的血液以保证通气，但由于血液很难一下子吸干净，必须注意到不能因为长时间的清理呼吸道而耽误肺通气。

2．立即给予正压通气，这是挽救生命的关键，选择适当的气道平均压力，特别是PEEP。

避免过量输血，因为很多患儿丢失的液体量不是很多，过度输血会加重左房压力和出血性肺水肿。

3．评价患儿的凝血功能，必要时使用维生素K和血小板。

（五）监护

1．严密监测患儿生命体征，监测患儿血压，有条件可对中心静脉压、肺动脉压进行监测。

2．血气监测，根据情况调整呼吸机参数。

3．肺顺应性和气道阻力的监测，可以了解肺出血是否有所改善。

（六）护理

1．严密监测生命体征，观察患儿的心率、呼吸次数，特别是血压。

2．维持呼吸道通畅，这是患儿的生命线。既要保证随时吸干净涌出的血性液体，又不能使患儿缺氧，因此在吸痰时不能追求将痰吸干净。

3．保证静脉通道的通畅，尽可能开通不止一条静脉通道，以便抢救时快速补液之需。

4．立即采集血标本，为输血准备查血型和血交叉的标本。

三、新生儿肺透明膜病

（一）概述

早产儿发育未成熟，肺泡Ⅱ型上皮细胞合成的肺表面活性物质不能满足生理需要，肺泡表面张力高，导致肺泡呼气末肺泡塌陷。由于通气障碍，产生低氧血症、高碳酸血症、代谢性酸中毒，使肺血管收缩，肺内通气血流比例差，可出现右向左分流增加，如卵圆孔未闭、动脉导管开放；由于缺氧酸中毒，肺血管通透性升高，血管内含蛋白质的物质渗出到肺泡腔中，形成一层均匀透明的膜状物，妨碍气体交换，从而使缺氧进一步加重，形成恶性循环：本病又叫新生儿呼吸窘迫综合征(RDS)，足月新生儿少见。

（二）临床表现

肺透明膜病常见于早产儿，其自然病程表现为进行性发绀、呼吸困难加重，如得不到适当的处理，可出现血压下降、反应差、肤色苍白，呻吟随着情况变坏而减少或消失，患儿在极其困难的情形下呼吸到一定时间，因疲倦、缺氧会出现呼吸暂停。

一般来说，临床上应注意到以下的表现：

1. 极早产、极低出生体重儿，很多患儿一出生时就会有临床症状，但往往表现为出生时窒息、评分不高。

2. 胎龄较大的早产儿会在6小时内出现症状。患儿症状一般在72小时之内达到高峰，此后呼吸窘迫症状渐渐改善。

3. 症状表现为呼吸困难，呼吸急促、呼吸性呻吟、典型的呼吸三凹征、鼻扇、肋缘和肋间隙塌陷、发绀或肤色苍白，对氧气无反应。

4. 听诊双肺呼吸音弱或听不到肺泡呼吸音，严重的病例可以听到肺内管状呼吸音。

5. 患儿呼吸困难一段时间得不到处理后，呼吸减弱，出现呼吸暂停，反应差，血压下降，肤温下降，尿少，休克。

6. 混合性酸中毒、水肿、腹胀；可并发动脉导管开放(PDA)、疾病终末期肺出血、恢复期患儿慢性肺疾病(CLD)。

7. X线片有特殊表现，但非特异性的。可见细小网状颗粒影、支气管充气征（由于心脏叠影，在左下叶肺容易看到），严重患儿可见X线片一片白影，与新生儿B族溶血性链球菌感染性疾病很难鉴别。

8. 血气表现为低氧血症、高碳酸血症、不同程度的酸中毒。

9. 病情改善的先兆是自发性的利尿，低浓度氧吸入时机体氧合改善。

10.患儿死亡少见于发病第1天，通常见于第2~7天，常伴气漏（尤其是进行正压通气者）和肺出血。

（三）诊断

1. 早产病史、典型的临床病程和X线片、血气有助于诊断。

2. B族溶血性链球菌感染性鉴别诊断胃和气管分泌物中找到G^+球菌、尿链球菌抗原阳性、明显的中性粒细胞减少等提示链球菌感染。

3. 还应和先天性心脏病、持续肺动脉高压、吸入综合征、自发性气胸、胸膜渗出、膈肌突出、先天畸形（如囊性腺瘤样畸形、肺淋巴管扩张症、膈疝、肺水肿）等鉴别。

（四）治疗

1．早期支持疗法。如对酸中毒、低氧血症、低血压和低体温的处理，可以减轻肺透明膜病的病情。

2．静脉供应热卡和液体。头24小时内，10%葡萄糖液和水以65~75ml/(kg·24h)，随后应加入电解质且液体量逐渐增加到120~150ml/(kg·24h)。

3．氧气疗法。氧浓度应能使患儿动脉氧分压在55~70mmHg（>90%氧饱和度），且生命体征平稳，保证重要器官的氧合而氧中毒危险度最低。

4．如果>60%氧气浓度不能使患儿PaO_2维持在50mmHg，改用鼻塞CPAP，压力6~10cmH$_2$O。

5．机械通气指征①动脉血气pH<7.20;②PaO_2≥60mmHg;③在O_2浓度70%~100%、CPAP压力8~10 cmH$_2$O条件下PO$_2$≤50mmHg;④持续呼吸暂停。

6．外源性肺表面活性物质替代疗法。通过气管内滴入，提高患儿的生存率但没有减少CLD的发生率。肺表面活性物质的使用越早越好，可每12小时重复使用24次，但目前价钱昂贵。

7．纠正代谢性酸中毒。NaHCO$_3$　1~2Eg/kg，10~15分钟使用一次，30分钟检测酸碱度一次。

（五）监护

1．心率、呼吸频率持续监测。

2．监测pH、PaO_2、PO$_2$、HCO$_3^-$。

3．监测电解质、血糖、血细胞比容。

4．体温、血压。

5．监测患儿肺呼吸生理参数，特别是进行机械通气的患儿，当病情好转肺顺应性改善后潮气量增大，容易造成气漏。

（六）护理措施

1．对新生儿的评估①出生后1分钟、5分钟的Apgar评分；②观察呼吸窘迫的程度：呼吸次数、鼻翼扇动、发绀、听诊有无啰音；③观察新生儿对氧气的反应；④心跳次数和节律；⑤患儿精神状态：不安、昏睡、对刺激的反应等；⑥体温；⑦肠鸣音，排便情况；⑧小便量、颜色。

2．保持呼吸道通畅①观察分泌物的颜色、量、黏稠度；②给氧时保证湿化；③机械通气的患儿每1~2小时吸痰一次，吸痰时动作要迅速，不要使患儿出现缺氧状态。

3．氧气供给选择给氧方式：头罩给氧、鼻塞CPAP、面罩CPAP、呼吸机给氧等。

4．维持静脉输液的通畅。

5．保持适当的体温，避免寒冷和减少O_2消耗，患儿应置于中心温度为36.5~37℃的温箱中。

6．小心搬动，并尽量减少对患儿的干扰。

四、新生儿坏死性小肠结肠炎

（一）概述

新生儿坏死性小肠结肠炎病因未明。病理表现主要是小肠及结肠黏膜凝固性坏死，黏膜下有弥漫性出血或坏死，重者有跨肠壁坏死，可伴有肠穿孔和腹膜炎。主要在早产儿中出现。通常认为该病的发生与红细胞增多症、高渗奶喂养、缺氧、感染、口服药、过快的饮食疗法等因素有关。

（二）临床表现

1．症状早出现者可在出生后2周时出现，而有部分极低出生体重儿可迟至3个月发病。

2．起病隐匿，可能在肠损害前怀疑败血症。患儿一般情况变差。可出现精神萎靡、拒食、呼吸暂停、心率下降。

3．首先出现的症状一般是腹胀和胃潴留，以后可以出现呕吐、腹泻；症状在喂养后可进一步发展，25%患儿有明显血便。

4．病情轻重不等，可以是大便潜血阳性，严重者鲜血便、腹膜炎、肠穿孔、SIRS（全身炎症反应综合征）、休克等，甚至死亡。

5．腹膜炎患儿可见腹胀明显、腹壁发红。

6．部分患儿有出血倾向，皮肤可见出血点或瘀斑。

7．病情发展可以很快，从轻症发展到重症可以在72小时内完成。

（三）诊断

1．高危新生儿，特别是早产儿、极低出生体重儿是该病的基础条件。

2．出现腹胀、呕吐，同时精神状态变差的患儿高度怀疑。

3．患儿解果酱样或鲜血样便，可以基本确诊，但这些症状出现较晚，作为诊断依据可能耽误治疗。

4．腹部X线片见小肠胀气，可以见到液平，典型患儿可以见到肠壁增厚，甚至肠壁有积气。

5．X线片见门静脉积气是病情严重的体征。

6．膈下游离气体提示肠穿孔。

7．鉴别诊断包括感染、肠梗阻、肠扭转以及其他原因引起的急腹症。

（四）治疗

1．怀疑的患儿立即按重症处理。

2．禁食。可疑患儿先禁食观察，确诊患儿严格禁食，重症禁食7~10天。腹胀呕吐消失后开始恢复喂养，最好从少量母乳开始，如症状有反复，再次禁食。

3．抗生素的应用。由于感染也是坏死性小肠炎的重要原因之一，治疗上不能忽略。

4．抗休克。患儿常常出现休克状态，应注意血容量和血管活性药物的使用。

5．丙种球蛋白。严重感染的患儿静脉注射丙种球蛋白有一定的效果。

6．手术。若病情不能控制或者出现肠穿孔，需行外科肠切除即吻合术，或先行回肠或结肠造瘘术。

（五）监护

1．生命体征。大部分坏死性小肠结肠炎患儿的病理基础均较差，生命体征常常不稳定。

2．肤色。特别是腹部肤色，新生儿坏死性小肠结肠炎时，由于新生儿皮肤嫩薄，腹部颜色常常呈青灰色或颜色变黑。

3．早产儿喂食前后应密切注意胃肠道情况，如有无残余奶汁、肠蠕动情况、腹胀动态变化。

4．血常规监测。

（六）护理

1．严格按医嘱喂养，特别是早产儿、极低出生体重儿的喂养，要特别注意喂配方奶的渗透压。

2．协助医师观察患儿的大便情况。

3．对患儿尽量避免使用肛温表，避免过度的人工排便，以免造成肠穿孔。

4．尿布包扎时应宽松，不要加大腹压。

5．明确诊断后要严格禁食7~10天，恢复喂食最好从白开水开始，一旦出现腹胀，继续禁食。

6．严格观察并发症，并及时报告医师。

7．外科手术治疗后的患儿要按手术后常规护理。

五、新生儿颅内出血

（一）概述

在新生儿神经系统损伤疾病中，新生儿颅内出血是比较常见的一种。引起出血的原因也常与围产期因素有关：如缺氧窒息、产伤、维生素K缺乏等。由于脑室周围基膜下的生发层新生血管多，且无周围结缔组织支撑，极易出现脑室出血并可以蔓延至周围脑组织。此外，医源性因素如快速输注高渗液体、机械通气压力过高等常可导致颅内出血。

（二）临床表现

1．神经系统症状①意识：可以表现为昏迷、嗜睡、淡漠、拒乳以及兴奋；②兴奋性症状体征：激惹、不安、四肢抖动、脑性尖叫、反射亢进、抽搐、角弓反张等；③抑制性症状体征：嗜睡、拒乳、反应差、呼吸浅慢、反射低下、瞳孔反射消失、眼球运动障碍等；④颅内高压体征：前囟膨隆、压力高、颅缝分裂，可出现脑疝症状；双侧瞳孔散大或大小不等，对光反射迟钝；⑤出血伴随症状：急性出血见患儿短时间内出现贫血，数天后出现黄疸加重。

2．辅助检查①贫血；②血性脑脊液；③影像学检查见出血征象。

（三）诊断

1．围产期母亲及新生儿出生时的病史。其他出血高危因素。

2．患儿临床表现。

3．影像学检查及血性脑脊液是最有利的直接证据。

（四）治疗

1．及时补充血容量，出血量多、贫血严重的患儿立即输全血。

2．控制惊厥症状，静脉注射地西泮及苯巴比妥。

3．维持生命体征稳定，无自主呼吸时即时给予人工通气，抗休克，保持心率正常。

4．控制脑水肿。使用甘露醇或者呋塞米。

5．止血药使用。不管何种原因出血，新生儿均应注射维生素K_1 5mg，1次/天，共3天，酚磺乙胺125mg/次，静脉注射。

6．脑疝防治。颅内压力过高，无出血倾向的患儿，在影像学资料支持下，可行脑室穿刺引流，紧急情况下可先行硬膜下穿刺缓解压力。有人主张连续腰穿解决出血吸收障碍。

7．地塞米松可以减轻后遗症，特别是脑室内出血者可减轻脑脊液流出道梗阻可能，一般主张使用。

8．恢复期患儿尽早行神经系统康复治疗，有后遗症者早期干预十分重要。目前较多使用的方法包括脑营养药物的使用（脑活素、胞二磷胆碱、脑复康）、高压氧治疗、物理康复等。

（五）监护

1．密切注意高危患儿。如小于32周早产儿、机械通气患儿、全身出血倾向患儿、窒息病史患儿、血流动力学不稳定患儿等。

2．突然出现下列体征高度可疑颅内出血。前囟突起、血压下降、血细胞比容降低、惊厥。

3．生命体征监护。颅内高压可形成脑疝，使呼吸、心跳、血压发生变化，应及时发现。

4．瞳孔观察。有无瞳孔散大或一大一小。

（六）护理

1．为防止进一步出血，必须保证患儿安静，避免不必要的搬动患儿。打头皮针时应十分小心轻柔，避免对头部施加过多压力。

2．必要时协助医师进行腰椎穿刺。

3．昏迷患儿加强基础护理，防止出现压疮。

4．患儿有抽搐时要记录抽搐模式并向医师报告。

5．保持呼吸道通畅。保持患儿仰卧、头侧向一边的睡觉姿势；机械通气的患儿要及时吸痰；抽搐发作后要及时清理呼吸道分泌物，作好口腔护理。

6．眼睛闭合不好的婴儿要注意角膜护理。

7．恢复期患儿要定期测量和记录头围。

六、新生儿颅内感染

新生儿颅内感染，最常见的是化脓性脑膜炎，发生率约占活产儿的0.2‰~1‰。常和新生儿败血症有关，或者继发于败血症和机体其他部位的感染。研究认为新生儿颅内感染时的病原菌与败血症一致，但病原菌与其他年龄组的患儿有不同，而且新生儿临床表现很不典型，尤其是新生儿由于颅骨骨缝未闭，颅内压代偿能力较大，故早期患儿常常缺乏脑膜刺激征。因此，重症感染或新生儿败血症的患儿，应高度警惕颅内感染的可能性。

（一）临床表现

1. 一般情况差，精神欠佳，哭声弱，面色青灰，体温可高可低或正常。

2. 可有一般的败血症患儿的症状表现。

3. 食欲差，进食明显减少。

4. 活动能力降低。

5. 可出现呼吸不规则甚至呼吸暂停、呼吸停止。

6. 心动过速或过缓。

7. 神志萎靡、嗜睡、易激惹、惊跳、尖叫。

8. 出现颅内压增高征象前囟饱满、压力高，晚期时前囟隆起、颅骨骨缝分离。

9. 抽搐可表现为多种形式，可以是脸部小肌肉的抽搐，也可以是全身大肌群的抽搐。

10.伴有败血症者可出现休克、黄疸、肝脾大。

（二）诊断

1. 有感染危险因素的患儿如早产、胎膜早破、母亲分娩前发热、产程延长等要提高警惕。一旦这类患儿出现体温不稳定、精神状态变差、吸吮不好、哭声改变，要仔细对患儿进行检查，嗜睡、激惹、惊跳、凝视、前囟饱满、骨缝增宽均可提示颅内感染。

2. 脑脊液常规。可出现感染迹象，尽管早期新生儿脑脊液蛋白质、白细胞数均有可能增高，但综合几个指标，总有可能发现一些感染的依据。

3. 脑脊液涂片及培养。曾经使用抗生素的可能是阴性，或者涂片可以找到死细菌。

4. 血培养阳性率不高，但对帮助诊断和指导临床治疗很有意义。

5. 头颅影像学检查。有条件可直接行CT或MRI检查，无条件可用B超检查。

（三）治疗

1. 抗生素治疗。根据脑脊液常规检查结果，即可给予大剂量、可以通过血脑屏障的抗生素静脉推注或静脉点滴。一般而言，在没有病原学和药敏检查结果之前，如为G⁻细菌，可选用第三代头孢菌素；如为G⁺细菌，则可选用耐酶青霉素、头孢呋辛、万古霉素等。

2. 免疫球蛋白。静脉输注入血丙种球蛋白对抗菌治疗有效，特别是早产儿和极低出生体重儿等免疫功能不全的患儿。

3. 控制脑水肿。可用甘露醇0.5~1.0g/kg，每6小时一次。也可以用地塞米松1mg静脉注射，每6小时一次，症状缓解后停药。

4. 出现抽搐的患儿，给予地西泮及苯巴比妥止惊。抽搐持续状态可用地西泮静脉滴注或使用抗癫痫药物。

5. 并发硬脑膜下积液，可以穿刺抽出。

6. 支持疗法。可以多次输新鲜血或血浆，补充足够的能量，对患儿病情有十分重要的意义。

（四）监护

1. 严密观察患儿的生命体征，有条件的病区或NICU的患儿，应给予多功能生理监护，包括呼吸、心律、血氧饱和度、血压等。

2. 观察皮肤有无出血点及瘀斑，注意败血症或DIC的提示性体征。

3. 定期复查血常规，特别是血小板计数。

4. 脱水剂使用较强的患儿要监测电解质情况，以免出现低钾、低钠等情况。

5. 定时检查瞳孔及对光发射，判断颅内高压的变化及警惕脑疝的发生。

6. 观察有无抽搐症状。

（五）护理

1. 协助医师进行腰椎穿刺检查，注意无菌操作。

2. 患儿有明显的感染时要注意隔离，接触过患儿后要用消毒水洗手。

3. 日常基本护理要注意。有高热的患儿要给予头部冰敷；经常注意皮肤护理，以防压疮；新生儿眼、耳、口、鼻、脐的护理。

4. 呼吸机辅助呼吸的患儿要注意气管插管的处理，定时吸痰。

5. 记录液体的出入量，维持水电解质平衡。

6. 血压监测，出现感染性休克或中枢神经性高血压时，及时报告医师给予处理。

7. 颅内压严重升高的患儿，操作时注意轻柔，避免过多搬动。

七、新生儿窒息

新生儿窒息是由于产前、产时、产后的各种因素导致新生儿气体交换障碍，从而出现一系列病理生理变化和症状、体征。简单病理生理学描述，就是新生儿窒息出现了低氧血症、高碳酸血症、代谢性酸中毒的表现。

（一）临床表现

1. 出生前窒息。表现为胎儿窘迫，开始时胎动增加，心率加快大于160次/分；随着窒息时间延长，缺氧严重，胎动逐渐减弱或消失。

2. 出生时窒息。通过Apgar评分进行判断。窒息程度以出生后1分钟内为标准：8~10分者基本正常；4~7分为轻度窒息；0~3分为重度窒息。若出生后1分钟评分＞8分，而数分钟后降至≤7分，亦属窒息。

（二）诊断

新生儿窒息诊断的依据，就是临床表现和Apgar评分。凡Apgar评分小于7分，均属窒息，均应该按照规范的复苏程序处理。

（三）治疗

1. 新生儿窒息的新法复苏是治疗新生儿窒息的关键，应该由产科医师和有经验的新生儿科医师共同协作进行。对于有窒息危险因素的患儿，专门的新生儿抢救小组应提前进入产房，提前准备好抢救器械，使新生儿复苏抢救有效、迅速。

2. 分娩时处理。为复苏的初步。新生儿头娩出后，即刻清理口、咽喉、鼻内的黏液，然后再娩肩。新生儿出生后，立即擦干皮肤，置于保暖台，摆好体位，继续吸净口、咽、鼻部黏液，吸引时间每次不宜超过10秒，若小儿仍无呼吸，可拍打足底或（和）摩擦小儿背部以刺激触觉。

3. 按照ABCDE国际通用的复苏方案正确进行复苏：①auway：尽量吸净呼吸道黏液；②breathing:建立呼吸，增加通气；③circulation：维持正常循环，保证足够的心搏出量；④drug:酌情选用药物；⑤evaluation：对小儿情况进行评价、监护。

4. 分娩后处理。经上述处理后，视小儿具体情况而决定进一步处理：①小儿出现正常呼吸，心率＞100次/分，肤色红润或仅手足发紫者，予以观察；②小儿出现正常呼吸，心率＞100次/分，但青紫明显，给氧吸入，观察；③小儿无自主呼吸及（或）心率＜100次／分，立即气囊加压给氧(15~30秒)，若仍无呼吸，心率＜100次/分，但有增快趋势者可继续气囊加压加氧，无增快者则气管插管加压给氧；若心率＜80次／分，加作胸外按压心脏120次／分，每按压心脏3次给加压呼吸1次。

5. 药物治疗①若在娩出前4小时内，其母用过麻醉药物，新生儿出现呼吸抑制，可用纳洛酮0.1mg/kg（静注、肌注或气管内滴入），必要时可隔5分钟后再用；②经气管插管加压给氧并胸外按压心脏30秒后，心率仍＜80次／分，给1：10 000肾上腺素0.1~0.3ml/kg静注或气管内滴入，必要时每5分钟重复1次，至心率≥100次/min；③给肾上腺素后，心率仍＜100次／分，有代谢性酸中毒者，在有效通气条件下给碳酸氢钠，剂量为碳酸氢钠(mmol) =-BE×体重(kg)× 0.3，或5%碳酸氢钠2~3ml/kg，用时宜稀释；④患儿心率正常但脉搏弱或给氧后面色仍苍白，复苏效果不明显，应考虑血容量不足，可给血浆l0ml/kg，或5%白蛋白10~20ml/kg。

（四）监护

1. 心率监测。

2. 呼吸监护。呼吸频率、呼吸三凹征、呼吸暂停。

3. 血氧饱和度监测。

4. 血压监测。休克的患儿早期发现、早期治疗，可以避免窒息后并发的脏器功能损伤。

5. 神经系统症状的监护。窒息极易造成神经系统的损伤，早期发现症状并早期进行处理，以降低后遗症的发生率。

6. 心律监护。长期缺氧的重度窒息患儿，心肌可以受到损害，可表现为心律失常。

7. 肾功能监护。重度窒息或休克后，肾小管、肾小球也可因缺氧或深静脉血栓形成，造成急性肾衰竭。

8. 复苏过程中注意肺损伤，尤其是用气囊正压给氧时控制压力不当，可造成气漏。

（五）护理措施

1. 复苏抢救时要主动积极为医师准备好抢救器材，并在抢救现场。

2. 立即建立静脉通道。

3. 抢救现场的保温措施要充分，最好将婴儿置于红外辐射抢救台进行复苏抢救。

4. 保持呼吸道通畅，窒息前后都十分重要，护理的重点是要及时清理呼吸道内的分泌物。

5. 复苏过程中将新生儿置于正确的体位：仰卧、肩部垫高2~3cm。

6. 新生儿有咽下物时应将胃内容物清除吸出，用加压面罩给氧时可留置胃管以免胃肠充气腹胀。

7. 气管插管时帮助医师固定好导管，听双侧肺部呼吸音以判断插管位置是否正确。

8. 其他同RDS护理。

八、早产儿

人类正常妊娠孕周计算是从末次月经的第一天起至分娩结束，共40周。满37周至满42周之前的活产儿称为足月儿，孕周小于37足周的称为早产儿，大于42周称为过期产儿。根据出生体重的不同，<2500g称为低出生体重儿，<1500g称为极低出生体重儿，<1000g称为超低出生体重儿。由于早产儿在宫内发育的时间不足，各器官系统功能不成熟，生理功能与正常足月儿相比，较为低下，生存能力相对低下。

（一）早产儿常见并发症

1. 新生儿呼吸窘迫综合征。胎龄小于32周早产儿，肺泡表面活性物质分泌不足，表面张力高，导致肺泡塌陷，换气功能障碍。

2. 呼吸暂停。呼吸暂停可以很轻，偶尔发生，也可以频发影响呼吸功能；可以是因为早产而导致的原发性呼吸暂停；也可以继发于全身任何系统的不正常状态，如低血糖、电解质紊乱、酸碱失衡、感染、颅内出血等，因此，频繁出现呼吸暂停的患儿，查找其原因是十分有利于临床诊疗。

3. 神经系统损伤。早产儿特别容易出现脑室出血、脑室周围白质软化、进行性脑积水以及一些不明原因的大脑发育不全。

4. 新生儿硬肿症。早产儿体温调节和产热功能均不足，容易受寒冷损伤，产生硬肿症。

5. 感染。早产儿免疫功能极其低下，且需要做各种有创性处置的机会多，发生感染的可能性很大。感染也是早产儿死亡的重要原因。

6. 新生儿眼底疾病。由于早产儿出生后，视网膜血管增生活跃，极易出血，从而导致视网膜脱落、晶状体出血、纤维化等，可造成婴儿视力减弱甚至失明。

（二）监护

1. 呼吸功能监护。对于胎龄小于32周的早产儿，特别注意呼吸窘迫综合征的出现。此外，早产儿特别容易出现呼吸暂停，频发呼吸暂停如不及时发现和处理，可导致呼吸停止，生命体征不稳定。给予辅助通气的患儿，应及时检测机体氧合情况，随时调节呼吸参数。

2. 心律监护。早产儿由于各种各样的原因，生命体征不稳定，容易出现心率不稳定，心律失常等，严重者可危及生命。

3. 体温监护。早产儿体温中枢不发达，不能有效进行体温调节，周围环境对体温影响很大，尤其是寒冷的损伤危害最大。

4．神经系统症状的监护。早产儿容易出现颅内出血和脑室周围白质软化，及时发现颅内出血可进行有效的处理，减轻后遗症。

5．营养状态的监护。早产儿器官功能的成熟，有赖于器官的生长，营养状态如何就十分重要，营养不足的早产儿，还容易出现低血糖、呼吸困难以及机械通气时撤机困难。

6．感染状态的监护和判断。新生儿免疫功能极其低下，感染十分容易发生，是早产儿死亡的重要原因之一。早产儿感染或败血症的表现不典型，应严密注意以下一些可以提示感染的症状体征：精神萎靡、食欲差、肤色苍黄、四肢末梢发绀、白细胞升高、血小板减低等。

7．二重感染的监护。早产儿救治过程中往往使用广谱强力抗生素，极易并发真菌的感染，必须十分注意，及时使用抗真菌药物以避免真菌性败血症。

8．晚发性代谢性酸中毒的监护。早产儿生命体征平稳后，在长体重的过程中，特别是牛奶喂养的早产儿，由于肾脏泌酸功能的不足，可出现代谢性酸中毒。

9．水、电解质、酸碱平衡的监护。早产儿体内缓冲和代偿功能低下，极易出现水、电解质、酸碱平衡的紊乱，特别是全静脉营养的患儿，尤其需要注意。

10．早产儿眼底病变的监护。早产儿眼底血管生长速度极快，任何轻微的刺激均有可能造成眼底出血，最后导致视网膜脱落；或由于血管增生阻塞房水流出道，产生青光眼。长时间住院的患儿，在病情允许的情况下，均应进行眼底检查，并定期追踪至0.5岁左右。

11．体格发育监测。早产儿生后经生理性体重下降期后，于生后第7~10天后开始回升，如体重持续不能回升增加或增加过程中出现下降，应积极寻找原因，其中特别容易导致体重不增的原因是营养热量摄入不足、感染、消化道功能障碍。

（三）护理

1．一般护理。早产儿应给予置暖箱，每天测体重，每天给予2~4次的眼、口、脐、臀护理，病情允许后每天沐浴。

2．预防感染。温箱使用前后要进行彻底的擦洗和消毒，使用期间每天消毒水擦洗一次，医务人员接触患儿前后均应严格消毒泡手，医护人员进行操作时要注意无菌要求，如静脉穿刺、吸痰。

3．呼吸护理①从出生第一分钟起，时刻注意保持早产儿呼吸道通畅，分娩过程中将液体尽量吸干净，注意吸引压力不宜过大；②检测呼吸状态，轻度发绀时给予头罩吸氧或面罩吸氧，呼吸暂停及时给予刺激；③反复呼吸暂停要配合医师给以辅助通气；④呼吸窘迫综合征的患儿。

4．体温护理①每天测量体温至少4次；②根据不同的胎龄、体重、出生后天数选择合适的环境中性温度。一般而言，体重越小，环境温度要求越高。体重<1000g者，箱温35~36℃，约2000g者为30~33℃，约2500g者为28~30℃。极低出生体重应加用防辐射罩；③箱内还应保持一定的湿度，干燥的环境容易令不显性失水增加，且容易导致周围热能扩散；④护理操作需打开温箱盖时，尽量短时间内完成操作，或用预先预热的毛巾覆盖患儿；冬天需快速输液时应注意液体的温度不可太低。

5．喂养①一般情况好的患儿尽早开奶，可以先试喂糖水，如患儿有反复发绀、水肿、尿量少、腹胀、胎便不正常者暂时不能喂养；②喂奶量及喂奶次数应该个体化，体重越小每次喂奶量越少，时间间隔越短，极早产患儿应喂稀释奶开始；约1000g每次喂1ml，1~2小时一次；约1500g者4ml/次，2小时一次；约2000g者8ml/次，约2500g者10ml/次，均3小时一次；③如果极低出生体重儿吸吮困难，而一般情况稳定的时候，可以用滴管或者鼻饲的方法进行喂养；④一般情况好的患儿，根据喂养时患儿的反应（患儿饥饿时哭闹）适当增加奶量，其他小婴儿可根据每天增加1~2ml/kg体重加奶；⑤根据体重增长情况和喂奶量，体重过低患儿或进食奶量过少的患儿应给予静脉输液。

6．静脉输液的护理①如条件许可，尽可能使用静脉留置针或外周静脉置管，以减少静脉穿刺的次数；②静脉输液时液体的浓度或渗透压不宜过高，尤其在输静脉营养液体时容易忽略，导致静脉炎甚至血管周围组织坏死；③静脉留置管道日常护理首先注意作好穿刺点皮肤护理、防止感染，此外要保证管内的肝素化，防止形成血栓。

第三节 急性呼吸衰竭

急性呼吸衰竭，简称呼衰，为儿科最常见的危重症，是由多种疾病引起的通气和（或）换气功能障碍导致缺氧和二氧化碳潴留，产生一系列病理生理改变的综合征。临床将其分为两型：①肺衰竭型：多由肺或气道病变所致，表现为换气和（或）通气功能障碍；②泵衰竭型：多由中枢神经和神经—肌肉疾病所致，表现为通气功能障碍。根据血气分析又分为：①I型呼衰：即单纯低氧血症，$PaCO_2$正常或轻度降低，多为急性呼衰，主要见于急性呼吸窘迫综合征(ARDS)和某些呼衰的早期；②Ⅱ型呼衰：即低氧血症和高碳酸血症，多为呼衰晚期或兼有急性发作的表现，常见于阻塞性通气功能障碍的肺、支气管疾病如哮喘持续状态等。

一、发病机制

1．缺氧

（1）通气障碍：肺泡通气量严重不足既导致缺氧，又可造成CO_2潴留。它主要因肺扩张受限制或气道阻力增加引起。正常肺扩张有赖于呼吸中枢驱动、神经传导、吸气肌收缩、横膈下降、胸廓和肺泡的扩张。上述任何一个环节的障碍如呼吸中枢抑制、呼吸肌疲劳、胸廓和肺顺应性降低等均可导致肺扩张受限，出现限制性肺泡通气不足。阻塞性肺泡通气不足主要因气道阻力增加而引起。

（2）换气障碍：通气血流比例失调：比值<0.8见于肺水肿、肺炎、肺不张等；比值>0.8见于肺栓塞、肺毛细血管床广泛破坏、部分肺血管收缩等。弥散障碍：见于呼吸膜增厚（如肺水肿）和面积减少（如肺不张、肺实变），或肺毛细血管血量不足（肺气肿）及血液氧合速率减慢（贫血）等。单纯换气障碍所致的血气变化特点：仅有PaO_2下降，$PaCO_2$正常或降低；肺泡气-动脉血氧分压差P(A-a) O_2增大。

（3）氧耗量增加：发热、呼吸困难、抽搐等均可增加氧耗量，是加重缺氧的重要原因。

2. CO_2潴留

$PaCO_2$的水平取决于CO_2的生成量与排出量。CO_2的生成量增加如发热、甲状腺功能亢进症等，极少引起$PaCO_2$升高。CO_2潴留主要因肺泡通气不足引起。因此，$PaCO_2$是反映肺泡通气量的最佳指标，其升高必有肺泡通气不足。

二、诊断

（一）病史

有导致呼衰的原发疾病，常可通过仔细询问病史而明确。

（二）临床表现

除有原发病表现外，主要是低氧血症和高碳酸血症所致各脏器功能的紊乱。

1. 呼吸系统①周围性呼衰：呼吸困难、急促、费力、鼻扇、三凹征明显、点头状呼吸、呼吸音消失、发绀。早期呼吸浅速，后呼吸无力，但节律整齐；②中枢性呼衰：呼吸节律不齐、深浅不匀、早期潮式呼吸，晚期出现抽泣样、叹息样、毕欧式呼吸、呼吸暂停及下颌运动等。呼衰晚期常为混合性。当呼吸减至6~8次／分钟提示呼吸将停止。

2. 神经系统。烦躁、呻吟、头痛、多汗、肌震颤、谵妄、表情淡漠，重者昏迷、惊厥、瞳孔变化、视神经乳头水肿、结合膜充血、脑水肿等。

3. 循环系统。早期心率增快、血压上升，后则下降，心音低钝，严重者心律失常。

4. 其他系统。可出现消化道出血，肝、肾功能损害等。

5. 水电解质及酸碱紊乱。可有呼吸性及代谢性酸中毒、低血钠、低血氯、低血钙，早期有高血钾，纠酸利尿后可致低血钾。

（三）辅助检查

1. 血气分析。Ⅰ型呼衰PaO_2<6.67kPa；Ⅱ型呼衰$PaCO_2$>6.67kPa，PaO_2<6.67kPa。此时氧合指数PaO_2/FiO_2<33.3kPa。

2. 血生化检查。常有呼吸性和代谢性酸中毒及电解质紊乱，严重者可有肝、肾功能指标异常。

三、治疗

（一）治疗原则

积极治疗引起呼衰的原发病和诱因，改善呼吸功能，纠正缺氧、CO_2潴留和酸碱失衡及电解质紊乱，维持心、脑、肺、肾功能，防治并发症。

（二）治疗措施

1. 保持呼吸道通畅

（1）清除呼吸道分泌物，湿化、雾化气道及排痰。超声雾化液：抗生素、地塞米松、α-糜蛋白酶或异丙肾上腺素加上生理盐水，每天2~3次，每次15~20分钟，同时加强翻身、拍背和吸痰。必要时使用纤维支气管镜将分泌物吸出。

（2）解除支气管痉挛和水肿。可用地塞米松0.5~1mg/(kg.次)，每天3~4次静滴，或者使用甲泼尼龙，短疗程。氨茶碱或多索茶碱每次3~5mg/ kg，溶于10%葡萄糖液中静滴；或用0.5%喘乐宁溶液0.25~1ml，加生理盐水至2ml，氧气雾化吸入。

如上述无效，应该迅速建立人工气道。

2. 保持呼吸和大脑功能

（1）氧气吸入：输氧原则为既能缓解缺氧，又不抑制颈动脉窦和主动脉体对低氧血症的敏感性为准。一般可应用鼻导管、鼻塞、漏斗、面罩、头罩等给氧；鼻前庭导管供氧时氧浓度(FiO_2)计算方法为：(%)=21+4（或5）×氧流量(L/min)，慢性缺氧给予一般浓度：30%~40% (FiO_2 0.3~0.4)，氧流量2~4(L/min)。急性缺氧给氧浓度需达50%~60%(FiO_2 0.5~0.6)，可用头罩吸氧。注意吸纯氧不超过6小时，吸60%氧不超过24小时，防止氧中毒。一般主张低流量持续给氧，氧疗期PaO_2应保持在8.65~11.31kPa(65~85mmHg)。

（2）应用呼吸兴奋剂，增加通气：适用于呼吸道通畅、呼吸浅表无力、早期呼衰患儿或呼吸节律不齐的中枢性呼衰者，对神经肌肉病变者无效。尼可刹米0.25~0.5g/次，洛贝林0.3~3mg/次，二甲弗林2~4mg/次，肌内或静脉注射。

（3）气管插管及机械通气，改善通气：经给氧、吸痰、纠酸、呼吸兴奋剂等处理后，呼吸状况无改善时可建立人工气道。插管过久病情未见好转，应考虑气管切开，必要时机械通气。

（4）降低颅内压，控制脑水肿：用脱水剂，做到"既补又脱""快脱慢补""边脱边补"。对伴发心衰、肾衰可加用利尿剂。亦可采用过度通气降颅压。

3. 维持心血管功能

（1）强心剂：并发心衰时用快速制剂如毛花苷丙、毒毛旋花子苷K，增强心肌收缩力，减慢心率，减少心脏耗氧量，呼衰时心肌缺氧导致洋地黄中毒，用量宜偏小。亦可加用呋塞米。

（2）血管活性药物：可使小动脉扩张，减低心排血阻力即减轻后负荷；扩张小静脉减少回心血量，调整前负荷；减轻肺动脉高压、肺淤血、肺水肿；改善微循环，提高氧输送能力，解除支气管痉挛，改善通气功能。酚妥拉明0.3~0.5mg/(kg.次)，一般不超过10mg/次，可4~6小时一次静滴。东莨菪碱尚有兴奋呼吸中枢及镇静作用，多巴胺和多巴酚丁胺可提高氧供给。

4. 其他药物治疗

（1）糖皮质激素：增加应激功能，减少炎症渗出，解除支气管痉挛，改善通气；降低颅压、减轻脑水肿；稳定细胞膜、溶酶体膜活性。选用地塞米松0.5~1mg/(kg.次)，每天3~4次静滴，短疗程。或者选用甲泼尼龙。

（2）能量合剂：维持细胞功能。

（3）肺表面活性物质：增加肺的顺应性，避免肺不张。

5. 病因治疗。治疗原发病，如感染性疾病应选用抗生素、抗病毒药；张力气胸、脓胸应作胸腔闭式引流等。

四、监测

（一）临床监护

1. 呼吸系统。观察患儿呼吸频率、节律、幅度、呼吸肌运动及胸廓运动、气管位置及双肺呼吸音等。周围性呼衰：呼吸先浅速、后无力，一旦呼吸频率由快变慢，而发绀、鼻扇、三凹征等呼吸困难表现加重时，表明呼衰严重。中枢性呼吸衰竭：早期多为潮式呼吸，晚期常见抽泣样、叹息样或反复呼吸暂停等呼吸形式。呼吸节律改变为主而无三凹征及心肺疾病多见于中枢性呼吸衰竭。呼吸深浅快慢明显不匀则是延脑病变及呼吸即将停止的先兆。梗阻型通气障碍可见辅助呼吸肌运动加强、三凹征明显或呼气费力、延长。肺大片不张或实变或胸腔积液（气）时胸廓起伏不对称，听诊、叩诊有异常，气管可偏移。

2．循环系统。注意有无发绀以及心律、心率、血压等的变化。低氧血症时患儿出现发绀，如吸入高浓度氧发绀仍不改善（除外先心病、低血压及异常血红蛋白血症），则表明呼吸衰竭严重。严重低氧血症和（或）高碳酸血症时，患儿有意识模糊、躁动甚至昏迷抽搐、心率先快后慢，甚至心律不齐、血压先高后低等表现。

3．神经系统。意识是否清醒、瞳孔变化、视神经乳头有无水肿、有无肌肉震颤等。

4．其他系统。消化道有无呕血、出血及腹胀情况，尿量的多少等。观察肝脏的大小、下界的移动情况。

（二）仪器监测

1．心肺监护仪。观察呼吸频率和呼吸幅度的变化。性能良好的心肺监护仪和先进的呼吸器还可显示气道阻力、肺的动态顺应性和静态顺应性等指标。

2．血液气体分析仪。血气分析不仅作为呼吸衰竭的诊断依据，还是重要的监测指标。

3．经皮氧分压监测仪。在血容量、心脏指数正常和外周血液灌注良好时，$TcPO_2$ 与 PaO_2 存在着高度相关性(相关系数为0.97~0.99)，可较准确地反映 PaO_2。

4．经皮血氧饱和度监测。$TcSO_2$ 是通过脉搏血氧测定仪动态测定搏动的血管内血红蛋白的氧饱和度及脉率。

5．胸部X线片或胸部CT/MRI。观察患儿胸部病变，了解插管导管位置，导管顶端位置在气管隆突上2cm处最佳。

五、护理措施

1．针对低效性呼吸形态，改善通气状况，防治感染。保持环境安静，病室每天紫外线消毒2次，并通风换气2~3次，注意保暖，室温保持在22~26℃，湿度50%~60%；患儿置单人房间或行床旁隔离；急性期患儿卧床休息，半卧位；减少探视，拒绝有感染性疾病者探视，要求探视者及家长洗手，必要时戴口罩；严格执行无菌技术操作；保持呼吸道通畅，及时清除呼吸道分泌物；氧气吸入；遵医嘱及时准确使用有效抗生素，以消除炎症所致的呼吸道充血、水肿、分泌物增加；必要时行气管插管，人工机械通气（按机械通气的呼吸道管理）。

2．针对患儿活动无耐力，减轻疲劳。保持患儿安静，加强特别护理；护理计划要适合于患儿的休息时间，喂养时避免时间过长及过度疲劳；保持患儿最佳舒适状态及有利于肺扩张的体位；以能耐受为限逐渐增加活动量，密切监测患儿疲劳的症状及体征。

3．针对营养失调，给予营养支持。根据病情，指导家长调配适合的饮食，少量多餐，4~8次／天；进食前应充分吸痰吸氧，保持呼吸道通畅；根据需要遵医嘱置胃管行鼻饲，以满足患儿热量所需，鼻饲前限制操作以防疲劳，鼻饲量根据患儿消化情况而定，避免过度疲劳。必要时遵医嘱静脉补充能量物质，以满足代谢需要，如脂肪乳、氨基酸、血浆等。

4．针对患儿及家属的焦虑，给予情感支持。热情接待患儿及家属，鼓励他们说出关心和需询问的问题，并耐心解答。同时，向患儿及家长解释呼吸衰竭的表现及治疗过程，以及治疗呼吸衰竭的先进手段；尽可能保持安静和轻松的环境，让患儿处于最舒适体位，上身抬高30°~45°或半卧位；鼓励家长抚摸、拥抱患儿，使其得到安慰；对极度烦躁者，可遵医嘱使用镇静剂，保证患儿安静入睡，勿轻易打扰，夜间治疗尽可能集中进行。

第四节　急性肝功能衰竭

急性肝功能衰竭是指原本"健康"的肝脏突然发生大量肝细胞坏死或肝细胞功能严重受损，肝脏的合成、分泌、排泄和解毒等功能严重减弱引起的一种临床综合征，常伴发肝性脑病。主要由肝炎病毒、非肝炎病毒感染以及药物及肝毒性物质中毒引起，进展快，病死率高，预后差。在小儿，由于肝脏再生能力强，能生存数天至数十天就可能有肝细胞再生，故急性肝功能衰竭预后较成人略好。

一、病因

儿童肝功能衰竭病因与年龄关系较大，婴儿主要是由CMV感染、遗传代谢病和胆道疾病等引起，年长儿以HBV和HAV感染为主，注意肝豆状核变性的存在。药物／毒物性肝功能衰竭越来越得到重视，尤其是对乙酰氨基酚的广泛应用所致的ALF逐年上升，在英美国家，药物引起急性肝衰竭占首位。危重患儿因循环衰竭、肝血管闭塞、严重心律失常、休克等造成肝脏的缺血缺氧可发生急性肝功能衰竭，需常规监测肝功能。

二、发病机制

涉及致病因子与宿主易感性之间的关系，许多问题尚不清楚。肝细胞的大量坏死，可以是病毒、毒素、药物等的直接毒性作用，也可以是免疫损伤。对乙酰氨基酚、异烟肼等药物进入机体内形成肝细胞毒性代谢产物引起肝细胞损伤，这种损伤可能与特异性体质有关；某些因素如肝细胞再生能力减弱、肝血流灌注减少、内毒素血症、严重感染、电解质紊乱、手术、单核—吞噬细胞系统功能受损等可促发肝功能衰竭。病毒株的毒力、机体的免疫系统参与起重要作用，近年来注意到内毒素血症和细胞因子(如TNF)在发病中的作用。ALF时肝清除内毒素功能降低，内毒素血症发生率可高达70%以上，能加重肝衰竭及诱发多脏器功能障碍。细胞因子中研究较多的是TNF，其在ALF中的作用主要有介导内毒素的多种生物学作用；诱导肝脏发生非特异性超敏反应，引起局部微循环障碍；可激活磷脂酶A，诱导血小板活化因子、白三烯、IL-1和IL-6等参与肝脏的炎症反应和组织损伤；诱发细胞内自由基产生，导致细胞膜脂质过氧化和杀细胞效应；引起肝窦内皮细胞损伤而诱发DIC，与肝功能衰竭关系密切、互为因果。严重肝脏损伤时，物质代谢障碍和肝脏解毒功能障碍，毒性物质侵入神经系统导致脑细胞的代谢和功能发生障碍，导致肝性脑病。肝性脑病的发生与高血氨、假性神经递质水平升高、氨基酸比例失衡、γ-氨基丁酸受体活性增高等有关。

三、诊断

1. 临床诊断依据①迅速发生的肝细胞功能衰竭，即在短期内出现黄疸或黄疸进行性加深，消化道症状，出血倾向等；②伴肝性脑病或肝臭；③过去无肝病史；④实验室检查提示肝功能异常，如至少在早期发现丙氨酸氨基转移酶值升高和凝血酶原时间明显延长，且后者难以被维生素K纠正。如肝病患儿，经治疗症状无改善，而肝脏出现缩小趋势，需特别警惕。

根据中华医学会感染病学分会和肝病学分会2006年制订的"肝功能衰竭诊疗指南"，将肝功能衰竭分为ALF、亚急性肝功能衰竭(SALF)、慢加急性（亚急性）肝功能衰竭(ACLF)和慢性肝功能衰竭(CLF)。其中ALF是指急性起病，2周以内出现Ⅱ度以上肝性脑病为特征的肝功能衰竭，可有以下表现：①极度乏力，并有明显厌食、腹胀、恶心和呕吐等严重消化道症状；②短期内黄疸进行性加深；③出血倾向明显，凝血酶原活动度(PTA)≤40%，且排除其他原因；④肝脏进行性缩小。病理主要表现为肝细胞呈一次性坏死，坏死面积≥肝实质的2/3，或亚大块坏死，或桥接坏死，伴存活肝细胞严重变性，肝窦网状支架不塌陷或非完全性塌陷。SALF指起病较急，15天~26周出现肝功能衰竭的临床表现；ACLF在慢性肝病基础上，短期内发生急性肝功能失代偿；CLF是指在肝硬化基础上肝功能进行性减退和失代偿。

2. 相关检查

（1）肝功能检查：血清总胆红素明显升高，常在171μmol/L以上，与肝功能衰竭程度成正比，如进行性升高提示预后不佳；丙氨酸氨基转移酶值早期升高，后期肝细胞大量坏死时反而下降，出现酶胆分离。监测丙氨酸氨基转移酶／天门冬氨酸氨基转移酶比值对诊断肝细胞损伤有意义，比值减小预示肝细胞坏死，预后不良。

（2）凝血功能检查：凝血酶原时间(PT)延长。如伴血小板减少，应考虑弥散性血管内凝血，应作相关检测，如发现纤维蛋白降解产物(FDP)增高，优球蛋白溶解时间缩短，则考虑纤溶亢进。

（3）血浆蛋白检查：血浆清蛋白及前白蛋白降低。检测甲胎蛋白，如为阳性，提示有肝细胞再生。若有肝细胞进行性坏死时为阴性，而浓度逐渐升高，提示有肝细胞新生，预后良好。

（4）血清胆固醇与胆固醇脂：胆固醇与胆固醇脂主要在肝细胞内合成，血清胆固醇浓度低于2.6mmol/L提示预后不良。

（5）病原检测：检测血清肝炎病毒相关抗原及抗体，对并发感染病人多次查血培养及真菌培养等。

（6）脑电图和影像学检查：脑电图检查有助于肝性脑病的诊断，表现为节律变慢，呈Q波、三项波或高波幅δ波；B型超声检查有助于检测肝、脾、胆囊大小及有无腹水等。

（7）肝活体组织检查：对肝炎、遗传代谢性肝病等弥散性肝病变能协助诊断，或有助于判断预后。

（8）其他：血常规、血糖、血尿素氮、肌酐、电解质、血气分析等。

四、治疗

ALF是一病死率高、进展迅速而多变的疾病，故患儿必须处于强化监护之下，尽可能地确定病因，并对ALF的严重度作出估价和追踪，随时根据病情的变化调整治疗方案。肝脏的功能极丰富，当其功能衰竭时可产生众多的并发症，特别是多脏器功能衰竭综合征，造成许多的治疗矛盾，故对ALF患者必须全面评估，抓住主要矛盾。目前强调采取综合性治疗措施，早期诊断，强化基础支持，针对病因治疗，预防和治疗各种并发症，阻止肝脏进一步坏死，支持患儿度过数天，以利肝脏得以修复和再生。

1. 一般支持治疗。密切监护生命指征、肝功能变化，注意凝血功能异常和肝性脑病的早期表现；注意肺部、口腔和腹腔等感染的发生；高糖、低脂、适当蛋白饮食，酌情补充白蛋白、新鲜血浆或凝血因子、维生素；维持水电解质及酸碱平衡，纠正低血糖、低钠和低钾等；维持循环稳定，纠正低血压或休克；绝对卧床休息。

2. 抗病毒治疗。对病毒性肝炎所致肝功能衰竭是否应用抗病毒药物治疗，目前还存在争议。有学者认为如患者确定或疑似为单纯疱疹病毒或巨细胞病毒引起的用阿昔洛韦治疗有一定的作用。对于甲型、丙型、丁型和戊型肝炎所致肝衰竭目前多不推荐抗病毒治疗。对于HBV复制活跃的病毒性肝炎肝功能衰竭患者及时采用有效的抗病毒治疗，如拉米夫定、阿德福韦酯、恩替卡韦和替必夫定等，可阻止肝炎病毒的复制，继而阻止免疫病理损伤，但是在选择抗病毒药物种类时应谨慎，仔细权衡四个药物的起效速度、抑制HBV复制的强度、费用、耐药发生率以及潜在副作用如肾毒性等。干扰素在肝功能衰竭时一般不使用。

3. 药物性肝功能衰竭治疗。对于药物性肝功能衰竭，应首先停用可能导致肝损害的药物。对乙酰氨基酚中毒所致者，可给予N乙酰半胱氨酸(NAC)治疗，口服给药首剂140mg/kg，以后4小时70mg/kg维持；静脉给药首剂150mg/kg快速输注，以后4小时50mg/kg维持，或16小时100mg/kg维持。为快速降低血药浓度，改善肝功能，对过量摄入3~4小时以内的患者给予口服活性炭减少胃肠道吸收，有条件可尽快进行血液净化和血浆置换。

4. 抗内毒素治疗。肝衰竭除免疫病理损伤外，内毒素血症继发肝内微循环障碍也是一个重要环节，肠源性内毒素的释放激活肝内外单核—巨噬细胞释放大量的炎性介质，如：肿瘤坏死因子α(TNF-α)、白细胞介素1、白三烯、转化生长因子β、血小板活化因子(APF)等，导致肝内皮细胞损伤，血栓形成，肝内微循环障碍，造成肝细胞缺血缺氧，肝细胞大量坏死。因此，抗内毒素治疗也是肝衰竭治疗的重要环节。但目前尚缺乏疗效满意的药物。间歇应用广谱抗生素以抑制肠道菌内毒素释放，口服乳果糖或拉克替醇以促进肠道内毒素排泄。还可以用生大黄10~20g泡饮，达到缓泻排毒作用。抗内毒素单克隆抗体和抗TNF-α单克隆抗体理论上可有效阻断内毒素和

TNF-α的有害作用，有开发前景。此外，细胞因子在机体的炎症防御反应中起着一定的保护作用，但细胞因子也可能对某些患者不利。由于CD14是LPS的膜受体，因此阻断两者的结合是抗内毒素治疗的重要手段，细胞外的可溶性CD14和内毒素的结合蛋白是内源性LPS清除剂，针对可溶性CD14和LPS结合位点的单克隆抗体目前已在研究中。

5. 保肝护肝及促进肝细胞再生。目前已知能够促进肝细胞生长的因子多达20余种，如表皮生长因子、血小板生长因子，其中主要的是促肝细胞生长因子(HCF)，是由胎肝、再生肝和乳幼动物肝脏中提取的混合物，它能改变其细胞膜离子转运机制调节细胞内cAMP的水平，促进肝细胞DNA合成，抑制TNF活性；HGF还能使肝摄取氨基酸的量增加，为修复肝细胞提供能源和原料，保护肝细胞；应强调HGF在肝衰竭治疗时越早使用效果越好。前列腺素E1 (PGE1)作为一种改善肝脏血流的药物，对肝细胞膜具有"稳定"和"加固"作用，国内外文献报道在综合治疗的基础上，加用PCE1，可以降低病死率，但该药副作用大，易出现高热、头痛及消化道症状，限制了它在临床上的应用。其他如甘草甜素等可保肝、降酶和缓解炎症，还原型谷胱甘肽、必需磷脂（易复善）具有抗氧化作用，有报道NAC能稳定ALF患儿的循环功能，输注氨基酸、肌苷、水飞蓟素、维生素和门冬氨酸钾镁等保肝退黄。

6. 防治并发症

（1）预防感染和抗感染：继发感染是肝功能衰竭仅次于脑水肿的死亡原因之一。肠道内毒素吸收和细菌移位促进内源性感染、自发性腹膜炎、肺炎、脓毒症和泌尿道感染的发生，常见金黄色葡萄球菌、大肠埃希菌、肠球菌、厌氧菌和白色念珠菌等感染。口服乳果糖、生大黄和庆大霉素／新霉素等以清理肠道，加服微生态调节剂调节肠道菌群，并促进神经毒性代谢物质排出。一旦存在感染，应根据细菌培养和药物敏感试验选用抗生素。而抗生素预防感染的疗效和抗内毒素治疗尚未得到证实。加强无菌操作，无菌管理各类管道，减少院内感染。

（2）肝性脑病：肝性脑病的治疗包括积极去除诱因，限制蛋白摄入，调节肠道菌群，促进肠道氨类物质等排出，酌情使用精氨酸、谷氨酸、鸟氨酸—门冬氨酸等降氨药物，补充支链氨基酸以调节血浆支链／芳香族氨基酸比例。脑水肿是肝功能衰竭最严重的并发症，在控制液体摄入量，应用甘露醇、袢利尿剂等降颅压的同时，要注意维持足够的血容量，重症病例可用亚低温辅助治疗。如有惊厥发生，可应用小剂量止惊剂。

（3）出血：由于凝血因子及其抑制物合成不足（如维生素K依赖性因子）、消耗增加，血小板异常，几乎所有病例都有凝血功能障碍，应定期补充新鲜血浆、凝血酶原复合物及维生素K。对门脉高压性出血患者，首选生长抑素及其类似物，亦可使用垂体后叶素，可用三腔管压迫止血，或行内镜下硬化剂注射或套扎治疗止血，内科保守治疗无效时，可急诊手术治疗。如发生DIC，可补充新鲜血浆、凝血酶原复合物和肝素，血小板显著减少者可输注血小板，对有纤溶亢进证据者可应用氨甲环酸或止血芳酸等抗纤溶药物。

（4）肝肾综合征(HRS)：ALF的患儿常合并肾衰竭，表现为急性肾小管坏死。肝肾综合征治疗的关键在于预防。原则为合理补液，少尿者适当应用利尿剂，肾灌注压不足者可用白蛋白扩容或加用多巴胺等血管活性药物，一旦发生尿毒症、容量超负荷和其他代谢紊乱（酸中毒、高钾血症）的肾衰竭，血管活性药物的疗效并不理想，使用人工肾疗法，如连续血液透析，可能效果更好。

7. 其他治疗。人工肝支持治疗及肝移植是目前ALF的重要治疗措施，肝干细胞移植技术处于研究阶段。

（1）人工肝支持治疗：ALF需要肝移植时需要等待肝源，人工肝可暂时替代衰竭肝脏部分功能，辅助肝功能的恢复，甚至可能会部分取代肝脏整体器官移植。连续性血液滤过透析与分子吸附再循环系统是近年先后用于ALF治疗的新型血液净化技术，均能全面清除蛋白结合毒素及水溶性毒素、降低颅内压、改善肾功能。成人已经提供了不少经验，但人工肝技术在儿科应用的经验不多，疗效也尚不确定。

（2）肝移植：肝脏移植是目前唯一对各种暴发性肝功能衰竭均有效的治疗手段，特别对患儿效果佳，其总体生存率高于其他疗法。需要紧急肝移植的指征：①凝血酶原时间＞50秒；②血清胆红素＞300μmol/L;③年龄＜10或＞40岁；④出现黄疸与肝性脑病间隔时间＞7天；⑤动脉血酮体比（乙酰乙酸盐/β-羟丁酸盐）＜0.4；⑥血清hHGF水平＞10ng/L。肝移植的绝对禁忌证包括不能控制的颅内高压、难治性低血压、脓毒症和成人呼吸窘迫综合征：目前国内外肝移植已成为治疗ALF切实有效的措施。

（3）其他药物：毒蕈中毒所致者可应用解毒剂青霉素G；免疫调节药物胸腺素α1(Tα1)可应用于ALF早期；肾上腺糖皮质激素在肝衰竭治疗中的应用尚存在争议，对于非病毒感染的ALF，如自身免疫性肝病、药物导致的胆汁瘀积性肝炎、严重酒精性肝炎等，可酌情应用肾上腺糖皮质激素，但应个体化，根据具体情况对其疗效和可能的不良后果做出评估，一般以短期应用为宜；IVIG可预防和控制各类感染发生及减少炎症反应，推荐使用。

第五节　心力衰竭

充血性心力衰竭是指心脏工作能力（心脏收缩或舒张功能）下降，即心排血量绝对或相对不足，不能满足全身组织代谢的需要的病理状态。心力衰竭是儿童时期危重症之一。小儿时期心衰以1岁以内发病率最高，其中尤以先天性心脏病引起者最多见。

一、诊断

1. 临床诊断依据①安静时心率增快，婴儿＞180次／分，幼儿＞160次／分，不能用发热或缺氧解释者；②呼吸困难，青紫突然加重，安静时呼吸达60次／分以上；③肝大达肋下3cm以上，或在密切观察下短时间内较前增大，而不能以横膈下移等原因解释者；④心音明显低钝，或出现奔马律；⑤突然烦躁不安，面色苍白或发灰，而不能用原有疾病解释者；⑥尿少、下肢水肿，以除外营养不良、肾炎、维生素B₁缺乏等原因所造成者。上述前四项为临床诊断的主要依据。尚可结合其他几项以及下列

1~2项检查进行综合分析。

2．相关检查

（1）胸部X线检查：心影多呈普遍性扩大，搏动减弱，肺纹理增多，肺门或肺门附近阴影增加，肺部淤血。

（2）心电图检查：不能表明有无心衰，但有助于病因诊断及指导洋地黄的应用。

（3）超声心动图检查：可见心室和心房腔扩大，M型超声心动图显示心室收缩时间期延长，喷血分数降低。心脏舒张功能不全时，二维超声心动图对诊断和引起心衰的病因判断有帮助。

3．鉴别诊断

（1）先天性心脏病：流出道狭窄即可导致后负荷即压力负荷增加，某些流人道狭窄引起相同作用。而做向右分流和瓣膜反流则导致前负荷即容量负荷的增加。

（2）继发心力衰竭：病毒性心肌炎、川崎病、心肌病、心内膜弹力纤维增生症等较多。儿童时期以风湿性心脏病和急性肾炎所致的心衰最为多见。贫血、营养不良、电解质紊乱、严重感染、心律失常和心脏负荷过重等都是儿童心衰发生的诱因。

二、治疗

1．一般治疗。充分的休息和睡眠可减轻心脏负担，平卧或取半卧位。供氧是需要的。尽力避免患儿烦躁、哭闹，必要时可适当应用镇静剂，苯巴比妥、吗啡(0.05mg/kg)皮下或肌内注射常能取得满意效果，但需警惕抑制呼吸。心力衰竭时，患儿易发生酸中毒、低血糖和低血钙，新生儿时期更是如此。给予容易消化、钠盐少及富有营养的食物：

2．洋地黄类药物。小儿时期常用的洋地黄制剂为地高辛，可口服和静脉注射，作用时间较快，排泄亦较迅速，因此剂量容易调节，药物中毒时处理也比较容易。地高辛口服吸收率更高=早产儿对洋地黄比足月儿敏感，足月儿又比婴儿敏感。婴儿的有效浓度为2~3ng/ml．大年龄儿童为0.5~2ng/ml。洋地黄的剂量要个体化。

（1）洋地黄化法：如病情较重或不能口服者，可选用毛花苷丙或地高辛静注，首次给洋地黄化总量的1/2，余量分两次，每隔4~6小时给予，多数患儿可于8~12小时内达到洋地黄化；能口服的患者开始给予口服地高辛，首次给洋地黄化总量的1/3或1/2，余量分两次，每隔6~8小时给予。

（2）维持量：洋地黄化后12小时可开始给予维持量：维持量的疗程视病情而定：急性肾炎合并心衰者往往不需用维持量或仅需短期应用；短期难以去除病因者如心内膜弹力纤维增生症或风湿性心瓣膜病等，则应注意随患儿体重增长及时调整剂量，以维持小儿血清地高辛的有效浓度。

3．利尿剂。当使用洋地黄类药物而心衰仍未完全控制，或伴有钠、水潴留和显著水肿者，宜加用利尿剂。可选用快速强效利尿剂如呋塞米或依他尼酸。慢性心衰一般联合使用噻嗪类与保钾利尿剂，并采用间歇疗法维持治疗，防止电解质紊乱。

4．血管扩张剂。治疗顽固性心衰。小动脉的扩张使心脏后负荷降低，从而可能增加心搏出量，同时静脉的扩张使前负荷降低，心室充盈压下降，肺充血的症状亦可能得到缓解，对左室舒张压增高的患者更为适用。

（1）血管紧张素转换酶抑制剂：减少循环中血管紧张素Ⅱ的浓度发挥效应。改善左室的收缩功能，防止心肌的重构，逆转心室肥厚，降低心衰患儿的死亡率。卡托普利（巯甲丙脯酸）剂量为每天0.4~0.5mg/kg，分2~4次口服，首剂0.5mg/kg，以后根据病情逐渐加量。依那普利（苯脂丙脯酸）剂量为每天0.05~0.1mg/kg，一次口服。

（2）硝普钠：硝普钠对急性心衰（尤其是急性左心衰、肺水肿）伴周围血管阻力明显增加者效果显著。在治疗体外循环心脏手术后的低心排综合征时联合多巴胺效果更佳。应在动脉压力监护下进行。剂量为每分钟0.2μg/kg，以5%葡萄糖稀释后点滴，以后每隔5分钟，可每分钟增加0.1~0.2μg/kg，直到获得疗效或血压有所降低。最大剂量不超过每分钟3~5μg/kg。

（3）酚妥拉明(苄胺唑啉):a受体阻滞剂，以扩张小动脉为主，兼有扩张静脉的作用。剂量为每分钟2~6μg/kg，以5%葡萄糖稀释后静滴。

（4）其他：心衰伴有血压下降时可应用多巴胺，每分钟5~10μg/kg。必要时剂量可适当增加，一般不超过每分钟30μg/kg。如血压显著下降，给予肾上腺素每分钟0.1~1.0μg/kg持续静脉滴注，这有助于增加心搏出量、提高血压而心率不一定明显增快。

5．病因治疗。先天性心脏病患儿内科治疗往往是术前的准备，手术后亦需继续治疗一个时期；心肌病患儿内科治疗可使症状获得暂时的缓解；由甲状腺功能亢进、重度贫血或维生素B$_1$缺乏、病毒性或中毒性心肌炎等引起心衰者需及时治疗原发疾病。

三、护理

1．心衰的临床表现与年龄有关①婴幼儿心衰的临床表现有一定特点，应当注意观察。常见症状为呼吸快速、表浅，频率可达50~100次／分，喂养困难，体重增长缓慢，烦躁多汗，哭声低弱，肺部可闻及干啰音或哮鸣音。水肿首先见于颜面、眼睑等部位，严重时鼻唇三角区呈现青紫；②年长儿心衰的症状与成人相似，主要表现为乏力、活动后气急、食欲减低、腹痛和咳嗽：安静时心率增快，呼吸浅表、增速，颈静脉怒张，肝增大、有压痛，肝颈反流试验阳性：病情较重者尚有端坐呼吸、肺底部可听到湿啰音，并出现水肿，尿量明显减少。心脏听诊除原有疾病产生的心脏杂音和异常心音外，常可听到心尖区第一音减弱和奔马律。

2.注意洋地黄毒性反应①心力衰竭愈重、心功能愈差者，其治疗量和中毒量愈接近，故易发生中毒；②肝肾功能障碍、电解质紊乱、低钾、高钙、心肌炎和大剂量利尿之后的患儿均易发生洋地黄中毒；③小儿洋地黄中毒最常见的表现为心律失常，如房室传导阻滞、室性期前收缩和阵发性心动过速等；其次为恶心、呕吐等胃肠道症状；神经系统症状如嗜睡、头昏、色视等较少见。洋地黄中毒时应立即停用洋地黄和利尿剂，同时补充钾盐。小剂量钾盐能控制洋地黄引起的室性期前收缩和阵发性心动过速。轻者每天用氯化钾0.075~0.1g/kg，分次口服；严重者每小时0.03~0.04g/kg静脉滴注，总量不超过0.15g/kg，滴注时用10%葡萄糖稀释成0.3%浓度。肾功能不全和合并房室传导阻滞时忌用静脉给钾。各种病因引起的心肌炎、未成熟儿和<2周的新生

儿易引起中毒，洋地黄化剂量应偏小，可按婴儿剂量减少1/2~1/3。

3. 注意病情发展。心脏功能从正常发展到心力衰竭，经过一段称为代偿的过程，心脏出现心肌肥厚，心脏扩大和心率增快。心率增快超过一定限度时，舒张期缩短，心排血量反而减少。心力衰竭时心排血量一般均减少到低于正常休息时的心排血量，故称为低输血量心力衰竭，但由甲状腺功能亢进、组织缺氧、严重贫血、动静脉瘘等引起的心力衰竭，体循环量增多，静脉回流量和心排血量高于正常，心力衰竭发生后，心排血量减少，但仍可超过正常休息时的心排血量，故称为高输血量心力衰竭。由于心力衰竭时心室收缩期排血量减少，心室内残余血量增多，舒张期充盈压力增高，可同时出现组织缺氧以及心房和静脉淤血。组织缺氧通过交感神经活性增加，引起皮肤内脏血管收缩，血液重新分布，以保证重要器官的血供。肾血管收缩后肾血流量减少，肾小球滤过率降低，肾素分泌增加，继而醛固酮分泌增多，使近端和远端肾曲小管对钠的再吸收增多，体内水钠潴留，引起血容量增多，组织间隙等处体液瘀积。近年来，对神经内分泌在心衰发生发展中的调节作用有了新的认识。心衰时心排血量减少，可通过交感神经激活肾素–血管紧张素–醛固酮系统，从而引起β受体–腺苷酸环化酶系统调节紊乱，使外周血管收缩，水钠潴留，以致加剧心室重塑，促进心衰恶化。心室负荷过重可分为容量负荷过重和压力负荷过重。前者在轻度或中度时心肌代偿能力较后者好些，例如房间隔缺损虽然有时分流量很大，但属舒张期负荷过重，在儿童期很少发生心力衰竭。肺动脉瓣狭窄属收缩期负荷过重，心衰出现更早些。主动脉瓣狭窄伴动脉导管未闭则兼有收缩和舒张期负荷过重，故在新生儿时期可致死。

第六节 暴发性心肌炎

暴发性心肌炎起病急骤呈暴发性，进展快，病死率高，而且临床症状不典型，极易误诊、漏诊，成为儿科相关领域关注的热点之一。

一、临床表现

绝大多数的心肌炎是由病毒感染引起，肠道病毒和呼吸道病毒感染为常见，轮状病毒除经常侵犯胃肠道、呼吸道外也可引起心肌损害和病毒性心肌炎，甚至导致心源性休克或猝死。

心肌炎的临床表现轻重悬殊很大，轻者可无症状，或亚临床经过；早期的暴发性心肌炎所致的心功能不全可仅表现为窦性心动过速，临床上常被忽视而易漏诊；重者则暴发心源性休克或急性充血性心力衰竭，于数小时或数天内死亡或猝死。

典型病例在心脏症状出现前数天或2周内有呼吸道或肠道感染，可伴有中度发热、咽痛、腹泻、皮疹等症状，继而出现心脏症状。主要包括疲乏无力、食欲缺乏、恶心、呕吐、呼吸困难、面色苍白、发热，年长儿可诉心前区不适、心悸、头晕、腹痛、肌痛，检查多有心尖区第一心音低钝，可有奔马律，心动过速或过缓，或有心律失常，因合并心包炎可听到心包摩擦音，心界正常或扩大，血压下降，脉压缩小。

重症病例多有充血性心力衰竭，起病多较急骤。患儿可诉心前区疼痛、头晕、心悸，部分患儿以严重腹痛或肌痛起病，病情进展急剧，呼吸困难、端坐呼吸、烦躁不安、面色发绀，心音低钝、奔马律或严重心律失常，双肺出现湿啰音，肝大有压痛，皮肤湿冷、多汗、脉搏细弱、血压下降或不能测出。

新生儿时期柯萨奇B组病毒感染引起的心肌炎，病情严重，常同时出现其他器官的炎症，如脑膜炎、胰腺炎、肝炎等，一般在生后10天内发病，起病突然，出现发热、拒食、呕吐、腹泻及嗜睡，有明显的呼吸困难和心动过速，迅速发生急性心力衰竭。

二、诊断

1. 心肌炎临床诊断依据

（1）心功能不全、心源性休克或心脑综合征。

（2）心脏扩大(X线、超声心动图检查具有表现之一)。

（3）心电图改变：以R波为主的2个或2个以上主要导联(I、II、aVF、V5)的ST-T改变持续4天以上伴动态变化，窦房传导阻滞、房室传导阻滞，完全性右或左束支传导阻滞，成联律、多形、多源、成对或并行期前收缩，非房室结及房室折返引起的异位性心动过速，低电压（新生儿除外）及异常Q波。

（4）CK-MB升高或心肌肌钙蛋白(CTnI或CTnT)阳性。

2. 暴发性心肌炎的临床特点

（1）起病均为非特异性流感样表现。

（2）病情迅速恶化，短时间内出现严重的血流动力学改变，临床表现为严重心功能不全等心脏受累征象。

（3）心肌活检显示广泛的急性炎症细胞浸润和多发型心肌坏死灶。

（4）1个月内完全康复或死亡（少数）。

（5）免疫抑制剂治疗只能减轻症状而不能改变疾病的自然病程。

三、治疗

1. 抗病毒治疗①利巴韦林10~15mg/(kg·d)分2次静脉滴注；②干扰素5~10万U/(kg·d)，肌内注射，7~10天。

2. 心肌能量代谢赋活剂。用于改善心肌能量代谢，常用1,6-二磷酸果糖100~200mg/(kg·d)，qd，7~10天；辅酶Q_{10}10mg，Bid;磷酸肌酸1~2g/(kg·d)静滴；维生素C100~200mg/(kg·d)分次给予；心肌极化液静脉滴注等。

3. 肾上腺皮质激素应用。皮质激素具有抗炎、解毒、抗休克作用，可改善心肌功能和机体一般状况，但也可抑制干扰素合成，尤其在病程早期，有利于病毒繁殖，加重病情，应用有一定的争议。多用于重症患儿，特别是心源性休克和严重心律失常。可静脉滴注甲泼尼龙10mg/(kg·d)（可分2次给予）或氢化可的松5~10mg/(kg·d)，连用3天，以后逐渐减量，改为口服泼尼松或甲泼尼龙，至3~4周停用。

4. 免疫调节剂应用①静脉注射丙种球蛋白可降低心肌的各种炎症反应，还可以直接清除病毒，阻止病毒入侵心肌细胞，抑制病毒感染后的免疫损伤，近年来国内外文献均有报道应用大剂量丙种球蛋白治疗暴发性心肌炎的成功案例，2g/kg，单剂24小时静脉滴注，或400mg/(kg·d)共3~5天静脉滴注；②应用胸腺肽：有增加细胞免疫功能和抗病毒作用；③其他如聚肌胞、转移因子等可增强免疫功能，防止反复感染。

5．纠正严重心律失常。本病心律失常产生的基础是心肌病变，其消除取决于病变的吸收和电生理改变的恢复，抗心律失常药物并不能解决根本问题；应积极治疗原发病，对心功能无明显影响的心律失常一般不需要药物控制，如出现威胁生命的心律失常需及时纠正：室性期前收缩或部分室上性期前收缩可用胺碘酮等治疗，严重房室传导阻滞应用异丙肾上腺素时注意血压的变化，有阿斯发作者可安装心脏临时起搏器，必要时可用电复律控制室颤、室速。

6．急性心力衰竭

（1）镇静供氧。

（2）适当利尿以减轻容量负荷（前负荷），常用静脉注射呋塞米(每次1~2mg/kg，q6~12h)或布美他尼(每次0.01~0.1mg/kg，q8~12h)，以小剂量开始，病情稳定后改口服维持。同时加用保钾利尿剂（如螺内酯或氨苯蝶啶）以避免造成低钾血症。

（3）应用血管活性药物以增强心肌收缩力，血压正常时宜应用磷酸二酯酶抑制剂，其通过减少cAMP降解，提高细胞内cAMP浓度，增加Ca^{2+}内流产生正性肌力作用，使心排量及每搏量增加，心室充盈压及体肺循环阻力降低，但并不增加心肌氧耗量和心率。常用药物氨力农负荷量0.75~1.0mg/kg，维持量5~10μg/(kg·min);米力农负荷量50μg/kg，维持量0.25~0.75μg/(kg·min)。负荷量在30~60分钟内均匀静脉输入。短期静脉应用为宜，一般不超过一周。或应用β-肾上腺素受体激动剂（儿茶酚胺类），其主要与心肌细胞膜β1受体结合，增强心肌收缩力和心排血量。常用药物多巴酚丁胺5~20μg/(kg·min)，或多巴胺5~10μg/(kg·min)，由小剂量开始，微量输液泵调控速度。多巴酚丁胺对血压、外周血管阻力影响小，而多巴胺大剂量[10~20μg/(kg·min)]则有α肾上腺素能作用，升高血压。当出现心源性休克时则予以输液维持有效血容量(每次10m1/kg)，可与多巴酚丁胺、多巴胺联合应用，或给予肾上腺素维持输注。

（4）新一代抗心衰药物左西孟旦可用于暴发性心肌炎伴急性心衰及心源性休克患者。其为钙增敏剂，通过与心肌肌钙蛋白C结合增加心脏钙蛋白C对钙离子的敏感性，增强心肌收缩力、心排血量，扩张血管，降低前后负荷。在改善心泵功能时不增加心肌氧耗和心率。治疗剂量为负荷量12μg/kg静脉注射（＞10分钟），以后0.05~0.2μg/(kg·min)，一般应用6~24小时。

7．人工机械辅助装置。如支持性药物不能有效救治患儿的严重血流动力学障碍，则可应用心室辅助装置(VAD)或体外膜肺氧合(ECMO)。VAD仅能提供心脏的支持而不能提供肺脏的支持，ECMO不仅能提供双心室支持而且还可以支持肺脏功能，以保证全身其他脏器功能的稳定。应用这些体外心肺支持的辅助装置抢救危重心肌炎患儿是提高救治成功率的一项重要措施。

8．监测和保护全身其他各个脏器功能。

四、护理

1．卧床休息。一般应休息至症状消除后3~4周，有心力衰竭者休息应不少于6

个月。

2. 氧疗。暴发性心肌炎伴急性心力衰竭时体循环动脉氧分压通常降低，导致组织无法得到足够的氧供，所以须供氧以满足组织代谢的需要。一般可采用面罩或头罩吸氧，若缺氧无法改善则使用呼吸机辅助通气供氧，维持动脉$PO_2 \geq 70mmHg$，经皮氧饱和度$\geq 90\%$。

3. 减少心脏做功。烦躁、过度刺激、过冷或过热的环境均可造成患儿能量消耗增加和心脏做功增加，使心衰症状加剧。所以，适当的镇静、调节好环境温度、治疗或护理尽量集中以避免不必要的干扰或刺激等是十分重要的。镇静可选用常规剂量地西泮或苯巴比妥钠，若严重烦躁可用吗啡，每次$0.1\~0.2mg/kg$静注。

4. 维持水、电解质、酸碱平衡的稳定。一方面限制水和盐的摄取以避免加重心脏负担，每天液体$50\~60ml/kg$，钠$2\~3mEq/kg$。另一方面需要监测出入量和血电解质以避免利尿剂应用出现水电解质失衡，根据监测结果及时调整和纠正。

5. 予以心肺监护、动脉血压、中心静脉压、经皮氧饱和度监测和床旁心电图动态监测。

第七节　颅内高压综合征

颅内压为颅腔内容物所产生的压力。颅腔内容物包括脑、脑膜、颅内血管(约占7%)、脑脊液(约占10%)以及病损物，如血肿、肿瘤等。当颅内容物任何一部分增加时，颅内压将会增高，若颅内压的增高超过颅腔代偿能力(全颅腔代偿空间仅8%\~15%)时，即出现颅内压增高的临床表现，称为颅内高压综合征。颅内感染、严重全身感染、脑缺氧缺血、中毒、代谢紊乱等导致的急性脑水肿是小儿颅内高压综合征的常见病因。该综合征为小儿常见危重症之一，严重颅内高压常危及生命，在抢救治疗过程中，需要严密监护与护理。

一、临床表现

小儿脑水肿的临床表现与病因、发展速度、有无占位性病变及其所在部位有密切关系。儿科最多见的是感染所致的急性脑水肿，临床主要表现为急性颅内高压综合征。归纳起来可有以下临床表现：

1. 剧烈头痛。头痛特点为弥漫性和持续性，清晨较重，用力、咳嗽、身体前屈或颠簸、大量输液可使之加剧。婴幼儿则表现为烦躁不安、尖声哭叫，有时拍打或撞击头部。

2. 喷射性呕吐。呕吐与饮食无关，不伴恶心，常频繁出现，有时可表现为非喷射性。婴幼儿出现无其他诱因的频繁呕吐，往往提示第四脑室或后颅凹占位性病变。

3. 精神症状及意识改变。一般情况下，细胞毒性脑水肿因神经元受累，较早出现神经精神症状，可有性格改变，如烦躁不安、不认识家人、哭闹、精神萎靡或嗜睡等；大脑皮层广泛损害及脑干上行网状结构受累时，患儿不能维持觉醒状态，出现程度不等的意识障碍，并有迅速加深倾向，可于短期内昏迷；而血管源性脑水肿累及神经元较晚，出现症状亦较晚，常在颅内高压明显时方出现症状。

4. 肌张力改变及惊厥。脑干、基底节、大脑皮层和小脑某些部位的锥体外系受压迫，表现为肌张力显著增高，可出现去大脑强直（伸性强直、伸性痉挛、角弓反张）和去皮层强直（病变在中脑以上，患儿一侧和双侧上肢痉挛，呈半屈曲状，伴下肢伸性痉挛）。新生儿常见肌张力减低。脑疝时肌张力减低。惊厥也是脑水肿常见症状，甚至可出现癫痫样发作或癫痫持续状态。

5. 眼部改变。眼部改变多提示中脑受压。可有眼球突出、球结膜充血、水肿、眼外肌麻痹、眼内斜（展神经麻痹）、眼睑下垂（提上睑肌麻痹）、落日眼（颅前凹压力增高）、视野缺损、瞳孔改变（双侧不等大、扩大、忽大忽小、形态不规则、对光反应迟钝或消失）。其中瞳孔改变具有重要临床意义。眼底检查，视神经乳头水肿在急性脑水肿时很少见，尤其在婴幼儿更为罕见，有时仅见视网膜反光增强，眼底小静脉淤张，小动脉变细。慢性颅内高压时易出现典型视神经乳头水肿。

6. 呼吸不规则。严重颅内高压时，脑干受压可引起呼吸节律不规则，如呼吸暂停、潮式呼吸、下颌呼吸、抽泣样呼吸，多为脑疝前驱症状。新生儿常见呼吸减慢。

7. 血压升高。颅内高压时，交感神经兴奋性增强或脑干缺血、受压、移位，可使延髓血管运动中枢发生代偿性加压反应，引起血压升高，收缩压常升高20mmHg以上，可有脉压增宽，血压音调增强，也可伴缓脉。

8. 头部体征。婴儿可出现前囟膨隆、张力增高，有明显脱水的婴儿前囟不凹陷，往往提示颅内高压的存在。在亚急性或慢性颅高压婴幼儿常出现颅缝裂开（＜10岁的儿童也可出现，常使早期颅内高压症状不典型)、头围增大、头面部浅表静脉怒张、破壶音等体征。

9. 体温调节障碍。下丘脑体温调节中枢受累，惊厥或肌张力增高致产热增加，交感神经麻痹致汗腺分泌减弱、散热减少等原因，可引起高热或超高热。

10. 脑疝。脑疝系因颅内压明显增高，迫使较易移位的脑组织在颅腔内的位置发生改变，导致一系列临床病理状态。若发生嵌顿，则压迫邻近脑组织及脑神经，引起相应症状和体征，属颅内高压危象。典型的先兆表现为意识障碍、瞳孔扩大及血压增高伴缓脉，称Cushing三联症。小脑幕切迹疝（又称沟回疝、天幕疝或颞叶疝）和枕骨大孔疝（又称小脑扁桃体疝）为常见的脑疝类型。前者临床主要表现为双侧瞳孔不等大，病侧瞳孔先缩小后扩大，对光反应迟钝或消失，伴昏迷加深或呼吸不规则等。后者主要表现为昏迷迅速加深，双侧瞳孔散大，对光反应消失，眼球固定，常伴呼吸心搏骤停。

与成人颅内高压综合征以头痛、呕吐、视神经乳头水肿为三大主征不同，小儿急性颅内高压综合征以呼吸不规则、意识障碍、惊厥、瞳孔改变、血压升高、呕吐等临床表现更为常见。因小儿不能自述头痛，似乎出现较少。在婴幼儿急性颅内高压视神经乳头水肿亦很少见。

二、诊断

1. 存在导致脑水肿或颅内高压的病因。

2. 有颅内高压的症状和体征。虞佩兰提出的小儿急性脑水肿诊断标准已在国内外推广，包括5项主要指标和5项次要指标，具备1项主要指标及2项次要指标，即可诊断。

（1）主要指标：①呼吸不规则；②瞳孔不等大或扩大；③视神经乳头水肿；④前囟隆起或紧张；⑤无其他原因的高血压(血压＞年龄×2+100)。

（2）次要指标：①昏睡或昏迷；②惊厥或（和）四肢肌张力明显增高；③呕吐；④头痛；⑤给予甘露醇1g/kg静脉注射4小时后，血压明显下降，症状、体征随之好转。

3．辅助检查。颅压测定与头颅CT或MRI可提供颅内高压或脑水肿的证据。

（1）颅内压测定：临床常用的颅内压测定方法为脑脊液压力直接测定法，可采用腰椎或脑室穿刺测压法。脑脊液循环正常情况下，侧卧位脑室液与脊髓腔终池脑脊液压力相等，故可用腰穿所测脑脊液压力代表颅内压，因而腰椎穿刺测压在临床最常用。具有简便、易于操作之优点。但在脑脊液循环梗阻时，所测压力不能代表颅内压力。且颅内压增高时，引流脑脊液过快可导致脑疝。临床应用时应慎重掌握指征和方法，术前30分钟静脉推注甘露醇，可防止脑疝的发生。脑室穿刺测压具有安全、准确，并可行控制性脑脊液引流，控制颅压增高之优点。但弥漫性脑水肿时，脑室被挤压变窄，穿刺不易成功，临床应用受到一定限制。其他测颅压方法还有在硬膜外植入传感器或前囟非损伤性测压方法。

直接测压法颅内压正常值：目前尚无统一标准，大致范围为：新生儿低于l4mmH$_2$O，婴儿低于80mmH$_2$O，儿童低于100mmH$_2$O。颅内高压诊断标准：国内多采用虞佩兰制定的标准，即新生儿高于80mmH$_2$O、婴幼儿高于100mmH$_2$O，3岁以上高于200mmH$_2$O，可诊断为颅内高压。

（2）CT与MRI:电子计算机断层扫描(CT)与磁共振(MRI)是目前临床早期诊断脑水肿最可靠的方法。

（3）B型超声：在前囟未闭的婴儿，经前囟行头颅B型超声扫描，可诊断较重的脑水肿，并可测到侧脑室及第三脑室的大小。

（4）TCD:经颅多普勒超声(TCD)可床边、无创、连续观察患儿脑血流频谱变化，间接判断脑水肿的存在。

三、治疗

1．治疗原发病。

2．抗脑水肿。儿科常用抗脑水肿药物有甘露醇、呋塞米及地塞米松，也可根据病情选择甘油、白蛋白、高渗盐水或过度通气方法。目前对过度通气疗效的评价尚有争议，一般不主张过度通气。

3．液体疗法。应边脱边补，使患儿处于轻度脱水状态，但需维持正常皮肤弹性、血压、尿量及血清电解质。应将平均动脉压维持在正常高限水平，以保证有效脑灌注压。

4．对症支持治疗。

四、监护

（一）生命体征监护

在生命体征监护过程中，重点应明确：①生命体征的变化属于正常反应还是异常变化；②生命体征的变化与颅高压有无直接关系；③是否属于危重信号。

1. 体温。高热可引起脑组织代谢增加，加重脑缺氧，使已损伤的脑组织损害进一步加重，需持续监护、及时处理。中枢性发热：体温升高幅度较大，常为高热或超高热，不易控制，处理以物理降温为主，必要时行冬眠疗法。周围性发热：体温升高幅度较小，多由于合并感染所致，有效控制感染则容易控制。降温措施多采取物理、药物相结合。

2. 心率。心血管调节中枢受压，可引起心率波动，出现心动过速或过缓。严重颅内高压时，常出现心率缓慢。

3. 呼吸。应注意呼吸幅度和节律改变，呼吸表浅、不规则，预示颅高压严重。

4. 血压。颅内高压时血压过高、过低均对病情不利，应使血压维持在保证有效脑血流灌注的最佳范围。对颅内高压引起的血压增高，不可盲目用降压药。应以降颅压、利尿治疗为主。

（二）神经系统临床监护

1. 意识监护。意识是指患儿对语言或疼痛刺激所产生的反应程度，意识状态和意识改变是判断病情轻重的重要标志之一。可直接反映中枢神经系统受损及颅内压增高的程度。可利用声、光、语言、疼痛刺激对小儿的意识状态进行判断。Glasgow评分有利于对昏迷程度进行动态观察，总分数为15分，分数越低意识障碍程度越重，8分以下即为重度。但应用镇静剂、气管插管或气管切开等情况时，可使一些项目无法完成。临床上意识状态分类如下：

（1）清醒：意识存在，对外界刺激能作出正确的应答。

（2）嗜睡：意识存在，对刺激有反应，唤醒后可作出正确应答，但刺激停止很快入睡。

（3）昏睡：呈深度睡眠，难以唤醒，给予强刺激能唤醒，回答问题简单，常不正确，反应迟钝，维持时间短。

（4）浅昏迷：意识基本丧失，不能唤醒，对疼痛刺激有防御性运动，深浅反射存在。

（5）昏迷：意识丧失，对疼痛刺激反应迟钝，对强刺激可有反应。浅反射消失，深反射减弱或亢进，常有大小便失禁。

（6）深昏迷：对任何刺激无反应，各种反射完全消失。

在意识监护过程中应重点观察三方面的问题：①有无意识障碍？②意识障碍的程度如何？③意识障碍的变化趋势？意识障碍逐渐加重，Glasgow评分逐渐下降，常提示病情加重或恶化。

2. 瞳孔监护。对瞳孔进行动态观察，有助于判断病情、治疗效果和及早发现脑疝。在病情危重的患儿或瞳孔已出现异常时，应在短时间内反复观察瞳孔大小及对光反应。

3. 症状、体征监护。观察有无头痛、呕吐、惊厥、肢体肌力、肌张力、病理征等与神经系统病变有关的症状和体征，并记录其形式、发作次数、持续时间以及程度等情况。

（三）颅内压监护

颅内压监护的方法主要有脑室内测压、硬膜外测压及硬膜下测压三种方法，其中硬膜外测压法由于硬脑膜保持完整，感染机会较少，比较安全，监测时间可较长。但三种方法均为有创性，儿科应用受到一定限制。应根据患儿病情，权衡利弊，而决定是否监护及采取的方法。近年来，对无创性颅内压监护仪的研究取得一定进展，对前囟未闭的婴幼儿，可进行无创性前囟测压。还有根据颅内压升高时视觉诱发电位的间接反映颅内压的方法。但其准确性尚待临床总结和验证。在颅内压监测过程中，如颅内压＞15mmHg，持续30分钟以上时需作降颅内压处理。脑灌注压(CCP)=平均动脉压(MAP)−颅内压(ICP)，治疗过程中应需维持CCP40~50mmHg。

（四）脑血流监护

可利用经颅多普勒超声(TCD)仪探测脑内动脉收缩、舒张及平均血流速度，间接推算出脑血流情况。脑血流持续处于低流速状态，提示颅内高压。当颅内压增高致脑灌注压为零时，TCD可表现为3种形式：①收缩／舒张期的交替血流；②尖小收缩波；③信号消失。交替血流和尖小收缩波频谱为脑死亡患儿最常见TCD改变。

（五）脑电活动监护

1. 床旁脑电图监护。利用便携式笔记本电脑脑电图，可进行床旁脑电监护。临床转归与脑电图变化的严重程度有密切关系，有文献报道，轻度脑电图异常者均可治愈，中度异常者多数可完全或基本恢复，后遗症和死亡率较低(10%左右)，高度异常者，预后愈差，后遗症和死亡率均高(57%)。脑电图出现平坦波(高增益下＜μV)提示脑死亡。

2. 录像脑电图(Video-EEG)监护。录像脑电图不仅能连续监测脑电活动变化，还可同时观察到患儿惊厥发作的形式，在排除非痉挛性发作，确定癫痫性发作类型，评价脑电与临床的关系，可提供准确而可靠的证据。

（六）局部脑氧监测

使用专门设备可经皮进行脑局部脑氧合监测，为无创监测手段，可评估监测局部脑灌注及氧储备，比全身参数或实验室检查更早提供脑缺氧预警，目前尚处于应用初始阶段。

五、护理措施

1. 患儿卧床时将床头抬高15°~30°，以利颅内血液回流。但当有脑疝前驱症状时，则以平卧位为宜。

2. 用冰枕或冰帽保持头部低温，对体温高者及时给予降温处理。

3. 维持液体匀速输入，避免快速大量输液。

4. 按时按要求应用脱水剂。发生脑疝时快速滴注或注射20%甘露醇2g/kg，并做好气管插管、侧脑室穿刺减压引流的准备。

5. 防止颅内压骤然增高，如及时吸痰、注意舌后坠，保持呼吸道通畅。避免患儿用力、咳嗽，避免用力压迫患儿腹部等。当患儿有尿潴留时给予导尿，出现便秘时可行低压小量灌肠。

6. 对于昏迷患儿注意眼、口、鼻及皮肤护理，防止暴露性角膜炎、中耳炎、口腔炎、吸入性肺炎及压疮。

7. 及时止惊，在应用止惊药过程中，注意发生呼吸及心血管功能抑制。

第八节　小儿胃肠功能衰竭

胃肠道是完成消化吸收功能的重要器官，小儿肠管相对比成人长而薄，新生儿肠壁肌层较薄，黏膜富于血管和细胞。正常情况下，新生儿和小婴儿肠管可含有气体，呈膨胀状态，稍大儿童及成人仅胃与结肠含气，故小婴儿和新生儿腹部饱满，可见肠型。新生儿出生时肠道无菌，生后细菌迅速从口及肛门侵入，3天后肠内细菌数量接近高峰，胃内多不含细菌，十二指肠及小肠近端仅含少量细菌，小肠远端含菌量渐增，结肠含菌最多。小儿肠黏膜对不完全的分解产物尤其是微生物通透性比成人高，分泌功能及胃肠蠕动易受肠内外因素的影响而发生胃肠功能紊乱，引起全身感染和变态反应性疾病，在危重病状态时甚至出现胃肠功能障碍或衰竭。

一、概念

胃肠功能衰竭常发生在危重病的过程中，无论是感染性或非感染性因素，如严重感染、败血症、窒息、创伤、休克等所致的危重症，都可引起胃肠功能衰竭。危重症时所继发的细菌感染，多为来自肠道的细菌如肠球菌、表皮葡萄球菌、白色念珠菌、大肠埃希菌等，证明危重症与胃肠功能衰竭两者关系十分密切，互相影响。危重症患儿一旦出现腹泻、肠鸣音减弱或消失、口吐咖啡色样液体，则示病情加重预后不良，其实这就是胃肠功能衰竭的临床表现。

二、发病机制

胃肠道是脏器中唯一腔道内有大量细菌滋生的器官，生理条件下由于肠黏膜起着屏障的功能，能阻止细菌及毒素不侵入血液及组织中，故不引起疾病。胃肠黏膜又是毛细血管最丰富的部位，有充足的血液灌流，以利营养物质的消化吸收及维持肠黏膜的屏障功能。一旦缺血缺氧，肠黏膜又是最敏感、最先受累的部位。许多危重病的病理生理基础是一致的，都可导致微循环障碍，引起全身血液的重新分配，胃肠是首先遭受缺血缺氧损害的器官。20世纪80年代就有学者提出"胃肠道是MOF的始动器官"，亦有外科医师称"胃肠道是外科打击后的中心器官"，都把胃肠道摆在了发生MSOF的重要位置上，故胃肠功能障碍或衰竭，在整个危重症的发展过程中起着关键性的作用。

1. 肠黏膜屏障功能破坏及内毒素血症。肠黏膜上皮细胞、免疫球蛋白A (IgA)和肠壁细胞紧密结合成具有免疫力的、防止细菌侵入血液的屏障，称为肠黏膜屏障。该屏障具有机械屏障功能、生物屏障功能、免疫屏障功能，共同对机体起着保护的作用，避免肠道菌侵入血液，当肠黏膜屏障功能破坏、机体免疫功能低下及肝脏Kupffer细胞清除功能障碍时肠道内细菌及毒素移位侵入血液循环及组织，引起全身内毒素血症，内毒素血症又可加剧肠黏膜屏障功能的破坏，促使更多的肠道菌及毒素侵入血行，加速了危重症的发展过程，从全身炎性反应迅速发展至MODS，进而导致MSOF。

2．菌群失调。正常条件下肠道内细菌保持动态平衡，对机体起着有益的作用，如促进肠蠕动、合成维生素、拮抗致病微生物等。在危重症时，胃酸分泌减少，胃肠蠕动减慢，靠胃酸抑制或杀灭细菌及肠蠕动排除细菌的能力下降，有利细菌在胃肠道内过度生长。滥用抗生素，使肠道内厌氧菌数量减少，而耐药菌、机会致病菌过度增生。以上都是导致菌群失调的重要因素，肠道菌和毒素可直接损伤肠黏膜，也可通过全身炎性反应间接损伤肠黏膜，使肠黏膜屏障功能破坏。

3．炎性介质异常释放与全身炎性反应综合征(SIRS)。内毒素血症使补体系统过量被激活，产生的活性产物，激活单核–巨噬细胞等释放大量炎性介质，如肿瘤坏死因子(TNF–a)、白细胞介素–1(IL–1)、白细胞介素–6 (IL–6)、白细胞介素–8(IL–8)、血小板活化因子(PAF)等都失控性的异常释放导致SIRS，该反应是一种超常的应激反应，是疾病发展过程中的重要环节，对机体造成的损害，往往比原发打击所致的损害还要严重。如未能及时中止其发展，可使病变继续扩散到远离病灶的组织器官，甚至累及到周身脏器，引起MODS，以至发展成MSOF，TNF–a、IL–1水平在炎性反应过程中都起着重要角色的作用，两者水平升降具有一致性，互相影响，故任意阻断其一，均可改善炎性反应的过程。

三、临床表现

1．腹胀。即腹部膨隆。由于肠腔胀气、肠道自主神经功能紊乱使消化功能失调等原因所致；全身感染、败血症、休克、呼吸衰竭等病理状态下，微循环障碍及血液再分配，使胃肠道缺血以致扩张无力而发生腹胀；腹膜炎、腹部损伤时产生肠麻痹气体吸收障碍亦可导致。腹胀是一种临床症状，常高出剑突，若持续腹胀不瘪并有张力增加则可认为是病理性，多伴有急性病容和严重中毒症状，麻痹性肠梗阻时有腹痛、呕吐和不排气不排便，肠鸣音减弱或消失。危重病患儿出现腹胀常是病情恶化和不可逆转的征兆。湖南省儿童医院PICU病例观察表明，腹胀多发生于婴儿期，占88.43%，原发病中感染性疾病达78.51%，伴有营养不良等基础疾病时易发生；腹胀伴吐咖啡样液体占47.93%，伴肠鸣音减弱或消失者占38.02%;腹胀发生前器官障碍数量平均为1.92个，以呼吸系统障碍和脑水肿较多见，病情恶化出现腹胀后发展至3.41个器官功能障碍，微循环、肾功能障碍及肺出血等明显增多。还观察到60%危重患儿在严重腹胀后继之出现循环衰竭，且71.7%患儿于48小时内死亡。说明肠道作为休克不可逆转的"枢纽"器官，预后较差。腹胀时监测血清电解质，仅19.83%存在低血钾，常伴有高血糖和尿素氮升高，部分患儿存在明显酸血症、低氧血症等。患儿一旦发生腹胀，应充分排除机械性肠梗阻、肠穿孔等外科急腹症，立位X线片能了解有无肠胀气、液气平面或膈下游离气体等。

2．应激性溃疡。是机体严重的应激反应。尤其是在严重创伤、烧伤、休克及全身感染等情况下出现的急性上消化道黏膜病变时。胃肠道缺血、黏膜能量代谢障碍及防御机制破坏是发生应激性溃疡的重要原因。胃酸是一种重要的黏膜损伤因子，黏液–碳酸氢盐屏障防御H+反向弥散以维持黏膜内pH值梯度，胆汁反流和自由基作用造成胃黏膜防御功能破坏，加上缺血缺氧等损伤因素而致应激性溃疡。病变主要位于胃底及胃体部，最早出现点状苍白缺血区很快发生充血、水肿及点片状出血，甚至浅表糜烂和并发消化道出血，严重者扩展到十二指肠及整个胃肠道黏膜和造成穿孔。早期临床表现往往不十分明显，少数患儿可出现不同程度的腹胀、上腹痛、恶心等，因原发病危重掩盖了消化系统症状，常以出现黑便（柏油便）、突然发生呕血或吐咖啡样胃内容物为早期表现。纤维胃镜检查是早期确诊的主要方法，选择性血管造影可见造影剂外溢成一团积聚在血管旁而久不消散，X线平片见腹腔内有游离气体时提示溃疡穿孔，超声图像可有胃壁增厚、黏膜皱襞肥大等。胃管内抽出咖啡样物质和大便隐血试验阳性是早期简易辅助检查指标。

四、辅助检查

1. 胃肠黏膜内pH（pHi）监测。于20世纪80年代正式用于临床，是使用方便、无创、结果可靠的一项新技术。胃肠道灌注和氧代谢的资料难以获得，而测量胃肠黏膜内酸度可作为其替代指标。用于病情的早期检测、指导治疗和预测并发症的发生。

2. 动脉乳酸监测。正常值为1mmol/L，危重病时达到2mmol/L。应激、休克和低灌注导致糖乏氧代谢和高乳酸血症，缺氧时高乳酸血症严重，且常伴有酸中毒。但乳酸半衰期为30分钟~10余小时，动脉乳酸监测难以反映休克和复苏的即时变化。

3. 其他。胃肠道出血时粪便隐血试验阳性，血红蛋白水平降低；细胞因子（如TNF，IL-1、6、8，PAF等）监测可了解机体的炎症反应和炎性介质的释放情况；血清电解质、血糖、血气、血浆渗透压反映机体内环境是否平衡；腹胀者肝肾功能、血清心肌酶谱等监测观察全身各脏器功能损伤程度。

五、诊断

1. 诊断要点。在急性危重病状态下突然或逐渐出现严重腹胀、肠鸣音减弱或消失、吐咖啡样物质或便血时，均可考虑胃肠功能障碍。Fry（1991年)在MODS/MSOF诊断标准中将腹胀及不能耐受经口进食5天以上称为胃肠功能障碍，出现应激性溃疡需输血时称胃肠功能衰竭。全国危重病会议(1995年)在MODS病情分期与严重程度评分标准中，将腹部胀气、肠鸣音减弱记1分，高度腹部胀气、肠鸣音近于消失者记2分，麻痹性肠梗阻或应激性溃疡出血者记3分。小儿危重病例评分(1996年)将胃肠功能障碍作为10项评分指标之一，出现应激性溃疡记6分，应激性溃疡伴肠麻痹时记4分，把应激性溃疡出血需输血者及出现中毒性肠麻痹有高度腹胀者列为小儿胃肠功能障碍的标准。

2. 诊断注意事项。了解原发疾病，多在严重感染、缺血缺氧、休克或创伤、手术等急性危重病基础上发生；及时排除胃肠本身疾病和外科急腹症，如坏死性小肠结肠炎、机械性肠梗阻、肠穿孔、出血、腹水等；密切监测其他器官的功能状态，胃肠功能障碍常是MODS/MSOF的一部分；注意全身状态和内环境监测，全面估计病情。

六、治疗

（一）病因治疗

积极控制病因是治疗的基础，纠正各系统器官的功能障碍，保护重要脏器的功能，改善循环。控制感染和清除病灶，合理选择抗生素。做好液体疗法和热量供给。

（二）缓解腹胀

1．禁食。在腹胀持续存在且进食后腹胀加重或有胃潴留和上消化道出血时宜禁食，至症状好转后及时喂养。

2．胃肠减压。可减少吞咽气体的存积，吸出消化道内滞留的液体和气体，减低胃肠内压力，还可尽早发现胃内咖啡样液体。

3．肠管排气或用生理盐水20~50ml灌肠，刺激结肠蠕动。

4．补充电解质。对缺钾者适量补充氯化钾。

5．应用新斯的明。每次0.045~0.06mg/kg皮下注射，抑制胆碱酯酶，增加肠管蠕动，促进排气。

6．酚妥拉明。每次0.2~0.5mg/kg，每2~6小时1次，病情严重时0.5~1小时1次静滴，能提高肺通气，兴奋肠道平滑肌使肠蠕动增加而减轻腹胀。

7．穴位针刺（足三里、合谷、中脘等）或脐部敷药（葱白或芥末），能刺激神经末梢，促进肠蠕动。

（三）应激性溃疡

控制原发病是防治的关键，减少胃内氢离子浓度而保护胃黏膜，应用氢氧化铝凝胶（抗酸药）、雷尼替丁或甲氰咪胍(H_2-受体拮抗剂)、奥美拉唑（抑制H/K泵）等药物。湖南省儿童医院采用在禁食时先用冷盐水或1.4%碳酸氢钠洗胃后，甲氰咪胍每次10~20mg/kg胃内注入保留有良好的止血作用，有效率达87%，一般应用1或2次可充分控制。超氧化物歧化酶(SOD)和别嘌呤醇能拮抗氧自由基而减少应激性溃疡的发生率并阻止肠道细菌移位，非甾体类抗炎药物具有清除OH自由基作用，维生素E及多种中草药（复方丹参、小红参醌等）也有明显拮抗自由基作用。大出血时应立即建立静脉通道和及时输血，酌情选择云南白药、凝血酶等口服，氨甲环酸、酚磺乙胺、立止血等静滴，选择性插管灌注血管加压素、栓塞或经内镜止血。保守治疗无效血压不能维持者考虑手术治疗。

（四）肠道细菌移位与选择性消化道去污染术

肠内细菌向肠外组织迁移称为细菌移位（易位或迁移）。肠黏膜屏障功能障碍，肠道细菌生态紊乱（某些细菌过度繁殖）和机体（包括肠道本身）免疫功能受损，是肠道细菌移位的重要诱发因素。当机体免疫功能持续严重低下时引起脓毒血症即肠源性感染，肠胀和肠梗阻时肠蠕动分泌障碍造成"冲洗"机制失灵、黏膜微结构损伤及长时间滞留的细菌过度生长，是细菌移位的基本原因；腹胀、肠鸣音减弱或消失，提示肠麻痹存在，肠内容物滞留也是细菌过度繁殖的重要原因之一。有学者已把胃肠道作为应激的"中心器官"和MODS的"始动器"，因此，采取各种措施保持胃肠黏膜屏障功能十分重要。选择性消化道去污染术(SDD)改善肠道微生态环境，属于抗生素的生态疗法，选用对大部分潜在性致病菌敏感、对原籍菌（专性厌氧菌）活性几乎无影响、口服不易吸收、不受食物及粪便中诸多成分影响，且适当组合有一定抑制或杀灭念珠菌等的抗生素，如NAC方案（诺氟沙星、两性霉素B、复方新诺明），疗程一般为1周。

（五）保护胃肠黏膜的屏障功能和防治内源性感染

肠道被称为多器官功能紊乱的始动器，在肠黏膜屏障结构破坏时通过细菌移位和毒素侵入激发全身性炎症反应，导致脓毒血症和MODS。

1．避免和纠正持续低灌注。复苏中可使用维生素C、E等自由基清除剂，及时纠正隐性代偿性休克，使胃肠尽早摆脱缺氧状态，使动脉乳酸水平接近正常。

2．代谢支持。在循环支持和呼吸支持的基础上保证营养，胃肠外营养不能充分替代肠道营养，尽可能采用经口摄食，提高蛋白质含量及减少糖供给量，使热：氮≤100∶1，静脉营养液中宜添加谷氨酰胺，热量维持在125kj/(kg·d)，其中碳水化合物5g/(kg·d)，脂肪小于1g/(kg·d)，蛋白质0.15~2.0g/(kg·d)。

3．免疫治疗。全身炎症反应以内毒素为触发剂，可试用人抗血清、免疫球蛋白、抗内毒素的单克隆抗体(E，和HA-IA)、抗TNF-a抗体、IL-1受体拮抗剂、γ-干扰素、人脂多糖结合蛋白(LBP)抗体和杀菌／通透性增加蛋白(BPI)等，不滥用皮质激素和免疫抑制剂。

4．微生态制剂。微生态疗法采取"坚固"原则，补充大量生理性细菌以保持原籍菌处于优势菌状态，限制肠道细菌异常繁殖。可采用威特四联加金双歧或丽珠肠乐，每次0.16/kg，每天2次。

5．中药大黄。以中医药"泻下"为原则，使异常增殖的细菌和释放内毒素保持低密度和低水平；还有抗凝止血作用，抑制肠道厌氧菌繁殖和内毒素血症，及抑制蛋白质分解和降低炎性介质作用。

6．合理应用抗生素。不滥用和不长期使用，不常规应用抗厌氧菌药物。

第九节　弥散性血管内凝血

弥散性血管内凝血是多种因素造成，表现为广泛的微血管内血栓形成，并由此引起的循环和内脏器官功能障碍。直到20世纪60年代由于血流动力学和血液凝固学的发展以及对于微循环的深入研究，对于DIC才有了进一步的了解。认识到DIC与许多种疾病的病理过程有关，它与微循环障碍的关系极为密切。由于DIC的发现促进了对一些严重疾病发病机制的认识，提高了疗效，是目前国际上颇重视的问题。

一、发病机制

DIC的发病机制虽然复杂，但可以从凝血、出血和溶血三方面来阐明。

1．凝血。凝血起动因素可以来自血管内，也可以来自血管外。DIC发生后，在微循环显微仪下可以清楚地看到患者微循环中有很多白色的微血栓，在小血管中可以看到很多红色的小血栓。DIC发展中，微血栓堵塞了微循环，使组织和器官缺血缺氧，造成组织和器官的功能障碍，以致衰竭而患者发生死亡。

2．出血。出血的机制有血小板和凝血因子被消耗、纤溶系统被激活和纤维蛋白降解产物(FDP)抗凝血作用等三方面因素。

3．溶血。DIC发生时，沉着在微循环中的纤维蛋白丝束网，机械性地刮破了勉强流动而过的红细胞，使之挤伤或破裂而成盔形、三角形或其他形状的碎片而发生血管内溶血。溶血产生血红蛋白过多时，血红蛋白不能全部被结合蛋白所结合，游离的血红蛋白即越肾阈而入尿成为血红蛋白尿。肾脏是人体重要排泄器官，代谢产物由此滤排。肾脏微循环约占全身微循环的25%，因此DIC病人常常发生急性肾功能障碍和肾衰竭。溶血发生后患儿可有贫血和黄疸等溶血尿毒综合征的表现。

一、临床表现

DIC虽然是由多种不同原因引起，但产生的病理和临床表现大致相同，主要表现是栓塞、休克、溶血及出血。

1．栓塞。DIC早期高凝状态主要损害是栓塞。广泛微血管内栓塞阻碍血流致使受累器官缺血、缺氧、代谢障碍、功能减退，甚至组织坏死。由于栓塞部位及程度不同，临床表现多种多样。

（1）皮肤栓塞：比较多见，形成大片瘀斑、出血点。

（2）消化道栓塞：胃肠道黏膜坏死，可引起消化道出血。

（3）肾脏广泛栓塞：可出现血尿、少尿、无尿，而致急性肾衰竭。

（4）肾上腺皮质栓塞：产生出血坏死。

（5）肺栓塞：可致肺出血、大量咯血、发生急性呼吸衰竭。

（6）脑栓塞：发生惊厥、昏迷。

（7）肝栓塞：发生局灶性坏死，可出现黄疸、肝大、腹痛、腹水及转氨酶升高。

（8）胰腺栓塞：可致出血性坏死性胰腺炎。

（9）四肢栓塞：四肢末端发生坏死。

2．休克。与微血管舒缩紊乱微循环障碍有重要关系，重症休克严重微循环障碍发生缺血、缺氧、酸中毒损伤血管内皮诱发DIC，DIC发生后微血管阻塞不通，加重微循环障碍，血液瘀滞回心血量更少，则又加重休克，两者形成恶性循环，此时既要纠正微血管舒缩紊乱，又要用抗凝疗法。

3．溶血。由于微血管内纤维蛋白沉着形成无数网眼，妨碍血流通过。红细胞勉强通过时受到挤压而损伤，或者是红细胞表面有纤维蛋白附着，结果红细胞变形，形成呈三角形、芒刺细胞、盔状细胞，或瓦解成碎片。红细胞大量破坏而成溶血性贫血。临床可见黄疸、血红蛋白尿及发热，大量红细胞破坏又会产生红细胞素，加重凝血过程，从而加重DIC。

4．出血为本症的常见现象，出血原因有血小板减少、凝血因子减少、继发纤维蛋白溶解亢进。DIC早期高凝状态主要损害是栓塞（肺、脑）可迅速死亡而无出血，中后期因为发生消耗性凝血机制障碍和纤溶亢进才发生出血。

三、诊断

DIC比较复杂，临床表现多种多样，需要配合多种化验才能得到正确诊断，具备以下条件可诊断DIC：

（一）临床类型

1．急进型。此型最为多见，病程数小时到几天，出血严重，但也有少数病例无出血而死亡。常见于休克、误输异型血、暴发型紫癜、急性病毒或细菌感染、急性肺栓塞、大面积烧伤、外科情况、毒蛇咬伤、体外循环。

2．亚急性型。病程数天到1~2个月，出血较轻，见于恶性肿瘤、急性白血病、溶血性尿毒综合征、血小板减少性紫癜。

3．慢性型。较少见，病程数月到1~2年，出血轻微或无出血，诊断困难，可见于慢性肝病、先天性青紫型心脏病、阵发性夜间血红蛋白尿、慢性血小板减少性紫癜、系统性红斑狼疮等。

（二）实验室检查

1．血小板减少＜10.0×10^9/L（10万/mm³）。

2．凝血酶原时间延长，正常值12秒，异常＞15秒，与正常人对照＞3秒。新生儿正常为16~31秒。

3．纤维蛋白原减少＜160mg/dl(正常200~400mg/dl)。

4．试管法凝血时间异常，正常值5~12分钟，高凝状态＜3分钟，低凝状态＞12分钟。

以上四项有三项异常，即可诊断为DIC，如仅有两项异常，则需再加一项纤溶亢进指标：

1．凝血酶凝结时间异常，正常值20秒，异常＞25秒，或与正常人对照＞3秒。

2．三P试验阳性(++)。

3．优球蛋白溶解时间缩短＜2小时。

4．全血块溶解时间缩短正常24小时内不溶解，DIC时0.5~1小时内溶解，反映纤溶亢进。

5．Fi试验正常＜1：8，异常＞1：16。

6．FDP测定，正常人定性试验阴性，定量＜10μg%。免疫法（F试验）正常值1：8，＞1：8为异常。

四、治疗

（一）治疗原发病

除去诱因如控制感染、纠正休克，阻断促凝物质进入血液循环，有助于DIC的纠正。

（二）改善微循环

1．低分子右旋糖酐。它增加血容量，疏通微循环，维持血液胶体渗透压，降低血液黏滞性，降低周围循环阻力。此外，低分子右旋糖酐能覆盖在血管内膜、血小板及红细胞表面，使血小板和红细胞不易黏附和破坏，减少促凝物质的产生，防止或减少微血栓形成，起到抗凝作用。副作用为个别病例可引起寒战、发热、胸闷、心律不齐、呼吸困难等。大剂量可引起出血时间延长及出血倾向，需加注意。总之是利多于弊，是一种很好的抗休克及抗凝血药物。剂量及用法：首次量10ml/kg快速滴注，以后每次5ml/kg，每6小时1次，每天总量30ml/kg。

2．应用血管活性药物

（1）山莨菪碱(654-2)：可调节微血管舒缩紊乱，加快血流，增强心肌功能，并有抗血小板及红细胞聚集的作用，可抑制微血栓形成。休克时采用突击量。一般情况下采用维持量，即每次1mg/kg，每天3~4次，静脉滴注。

（2） α-肾上腺素能阻滞剂：能拮抗 α 受体兴奋引起的微血管痉挛，从而降低毛细血管的阻力，解除微血管的瘀滞，改善微循环的灌流。本组药物有酚妥拉明，每次0.5~1mg/kg，最大量不超过10mg，每4~6小时1次静脉滴注。

（三）抗凝治疗

目的在于阻断或减慢微血管内凝血过程。肝素对凝血三个阶段均有抑制作用。

1. 剂量及用法①高凝阶段：试管法凝血时间<3分钟，没有出血现象，有时可见瘀斑。以肝素治疗为主。每次1mg/kg，每4~6小时一次静脉滴注或静注。肝素用后4~6小时在肝内被肝素酶灭活。此时禁忌输血，输血会加重DIC；②低凝阶段：试管法凝血时间>12分钟。有轻度出血现象。此时继用肝素治疗并输新鲜血1次，10ml/kg，以补充凝血因子及血小板；③纤溶亢进阶段：出血不止，此时治疗以止血为主。采用6-氨基己酸以及其他多种止血药。输新鲜血或补充各种缺乏的凝血因子。停用肝素或同时采用小剂量肝素(0.25mg/kg)以抗凝。6-氨基己酸每次0.1g/kg，对羧基苄氨每次8~12mg/kg，氨甲环酸每次10mg/kg。以上药物任选一种加入小壶静滴，每4~6小时1次。维持试管法凝血时间在17~20分钟（国外主张30分钟）。达不到此时间要加大肝素用量。只要凝血因子补足，则应用肝素不会加重出血。可作试管法凝血时间进行监测，依次调整剂量。若用肝素后病情加重，出血更显著应立即用10%葡萄糖酸钙10ml加入10%葡萄糖20ml静滴。给肝素后出血加重，试管法凝血时间>20小时。说明是肝素过量。此时加用鱼精蛋白，1mg鱼精蛋白可对抗1mg肝素，其用量与最后1次肝素相等。

2. 下列情况慎用或禁用肝素①患儿原有出血性疾病；②肺结核咯血、溃疡病出血、脑出血；③手术创面大，切口或创面尚未愈合。

3. 肝素停药指征。根据病情及化验结果而定。原则上应在原发病已控制，DIC已停止才能停药，但在实践中难以掌握。只要病情好转，出血停止，血压稳定，凝血酶原活动度上升，纤维蛋白原增加，血小板上升，表示DIC已趋稳定，可逐渐停药，但不能突然停药。用药时间一般可持续3~7天，急性病如流脑用药24小时即可停药。

4. 肝素疗效判断。肝素治疗有效者于24~48小时凝血因子消耗停止，随后凝血因子及凝血过程恢复正常。凝血酶原时间恢复最快，约于24小时内恢复正常。纤维蛋白原回升时间需1~3天。血小板恢复缓慢，约数天到数周。优球蛋白溶解试验12~72小时内恢复正常。

（四）抑制血小板聚集药的应用

1. 双嘧达莫。有抑制血小板中环磷酸腺苷(cAMP)分解酶（磷酸二酯酶）的作用。从而使血小板内cAMP含量增高，后者能抑制ADP（二磷酸腺苷）所致的血小板聚集作用。双嘧达莫还有扩张血管的作用。用量：每天10mg/kg加入葡萄糖液中静滴或分3次口服。

2. 阿司匹林。有防止血小板聚集和黏附的作用。用量每次10~20mg/kg，每天3次。阿司匹林与双嘧达莫合用可加强治疗作用。此两药合用易于掌握，又较安全，不需化验指标监测，用于亚急性DIC较为合适。

（五）促纤维蛋白溶解剂

肝素只有抗凝作用，对已形成的血栓不起作用。可用促纤维蛋白溶解剂加速血栓的溶解。链激酶：系β-溶血性链球菌产生的一种激酶。它能激活前活化素。活化素又激活纤维蛋白溶解酶原而变成纤维蛋白溶解酶。此酶水解纤维蛋白使血栓内部发生崩解。同时能抑制血小板聚集而产生抗凝作用。在病程后期继发纤溶亢进时不宜应用。

剂量及用法：每人体内均存在链激酶抗体，且含量差异很大，主要决定于咽喉部溶血性链球菌感染的时间。链激酶进人体内先中和抗体，然后才发生治疗作用。中和剂量因人而异。一般成人用量为50万~100万U，加入液体50~100ml，30分钟静脉滴入。以后再静点2.5万~15万U，视病人情况随时调整剂量。最好在肝素用后6~12小时，血栓形成停止，而栓塞能阻碍供血、供氧的情况下应用。小儿剂量酌减。可持续应用3~7天。肝素防止血栓形成，链激酶溶解已形成的血栓，使血流再通。少数病人用链激酶可引起过敏反应，如寒战、发热、血清病样反应，可于用药前先用异丙嗪防止过敏反应。

第五章 儿科意外伤害的护理

第一节 儿童意外伤害的干预

意外伤害已成为新世纪儿童健康的重要课题，国外自20世纪70年代起就已成为儿童死亡的首位原因。随着我国传染病和营养性疾病的控制，自20世纪90年代起也成为儿童首位死因。其伤害就诊率为2.16万/10万，住院率为1.67万/10万，致残率为255人／10万，死亡率为67.13人/10万。20世纪80年代，国外开始对意外伤害的定义与分类标准化进行讨论，组织召开了四次国际意外伤害学术会议，我国于1992年起开始农村儿童意外伤害的流行病学研究，已在伤害的死因监测、青少年伤害干预和院前急救等方面取得进展，各种协作研究，回顾或前瞻调查，横向或纵向监测也在逐步开展。

一、概念

儿童意外伤害是一种突发事件，是生活中对人生命安全和健康有严重威胁的一种危险因素，由于内部或外在的原因造成具有客观规律性的损伤或死亡。意外在于日常生活中因不小心、没留神、未经心、考虑不周的生活方式所致，也并非不可知和无法控制，一般可分为三个方面：①个体因素：不同年龄和性别的儿童性格特点、活动能力、判断力、自我控制情况，家长保护措施，生活经验和社会知识等心理、生理发展成熟度及行为模式、知识构成不同，也与种族差异、民族经济水平、城乡环境、传统信仰和习俗有关，特殊生理特点、心理稳定性不同和性格状态等均有个体差异；②家庭因素：经济状况、父母教育程度和婚姻状况、家庭防范设施、家庭居住环境均构成一定的潜在安全威胁；③社会因素：包括政府措施、儿科医师的咨询与健康教育、日常用品的安全性等。

意外伤害已成为一门独立学科，在于它研究有关意外伤害发生、形成、发展的规律及防范措施，国际疾病分类(ICD-9)已将其单独列为一类，包括机动车损伤、中枢神经系统损伤（大脑、脊髓）、跌落、烧（烫）伤（包括化学、电、放射、摩擦、冻伤）、溺水、暴力（包括虐待、自杀）。

一、研究方法

目前的研究内容尚停留在对意外伤害发生率、死亡率、外伤原因等一般性措施阶段，而对外伤产生的社会和家庭因素中，可预防与不可预防因素、心理因素等无深入研究，伤害给儿童及家庭带来的近期和远期身心损害，意外伤害造成的经济损失，意外伤害预防措施及预防效果评价等研究有待进一步探讨。

1. 常规统计。数据可来自公安户籍部门的死亡登记、妇幼保健部门的死亡记录、交通管理部门的车辆记录、保险公司的伤害赔偿登记、医院病案记录、托幼机构及学院的外伤记录等。对现有资料进行总结分析，样本可大可小，所需人力物力较少，研究周期短，可在统计分析的基础上进行更详尽的研究。但可能对每一次意外伤害没有赋予明确的内涵，对伤害程度没进行清晰准确的界定易造成数据收集的混乱，说明的问题因此而很有限。

2. 死亡监测。经监测网培训专人收集的资料较常规死亡登记准确率要高，但死亡监测中死因分类与国际疾病分类(ICD-10)不完全一致，所计算的结果有时会引起误解和混乱。全国1991~1995年5岁以下儿童意外死亡监测结果及变化趋势报告表明：城市、农村及1~4岁儿童死亡的第一位死因均为意外伤害，1991年和1995年分别为860.0/10万和701.1/10万，同时与总死亡比例的27.3%和38.7%，且交通意外和跌落死亡率明显上升。

3. 专题研究。采用科学严谨的方法预先进行详尽的研究设计，对意外事故的定义、分类、研究目的与对象、年限资料收集与记录的规则程序、人员培训、质量控制的实施方法、数据统计稿等内容进行严格准确的界定，并进行预试验后决定正式研究实施方案，研究分类齐全，数据相对可靠，是研究意外伤害的最佳方案，大力提倡多学科多部门的合作，研究可分为：①描述人群意外伤害的发生率、损伤特征及治疗预后的描述性研究；②揭示意外伤害危险因素的病例对照研究及评估预防措施作用和效果的评估研究。研究深度除进行死亡率、伤残率的分析研究外，可使用潜在寿命损失、无伤残潜在寿命增加、意外伤亡趋势、危险人群、危险暴露度等的分析，估算意外伤害的经济损失、伤害严惩程度及发生机制等，对受害者及家庭身心损害的个案和群体研究，完善意外损害监测系统，建立监测网。

三、干预

1. 干预控制理论。是进行伤害干预控制的基础，为干预措施的发展和评价提供强有力的指导。①伤害的干预理论：即工程干预、经济干预、教育干预、强制干预和即刻的紧急救护；②Haddon模型：伤害的发生取决于宿主、媒介物和环境三因素互相作用的结果，且贯穿在事件发生前、发生中和发生后的全过程，因此应根据三种因素的三个阶段的不同特点制定相应的十项干预措施和控制策略，包括不使危险形成、减少危险数量与危险物的释放、改变危险释放率及空间分布、将受保护者与危险因素分开，改变危险因素的性质，加强机体对危险的抵抗力，信息传递和有效急救；③主动干预与被动干预结合。

2. 伤害控制措施①交通伤害：使用安全带可减少50%的交通死亡、55%的严重伤害和65%的住院，不戴头盔可使骑摩托车死亡上升40%；②溺水：隔离危险水源、配备安全器材和学会心肺复苏技术；③跌落：窗栏扶栏等；④中毒：药品包装瓶盖设计，毒物标签明确并加锁，家中常备催吐剂；⑤窒息：减少误吸误食。保持睡眠中的儿童呼吸道通畅；⑥火灾和烧烫伤：预防火灾，加强厨房用具及电热用品的管理。

3. 伤害防治的主要任务

（1）伤害监测:包括伤害的发生、死亡、转归、危险因素、危险环境和高危人群等方面的监测，目的是分析伤害的严重性、危害性、趋势、社会代价及防治成效。监测方法有医院监测、社区监测、环境监测、特定人群监测、危险因素监测等。自杀是我国首位伤害死亡原因，但是至今还未见有关自杀的监测报告；家庭暴力（人身虐待、性虐待、精神虐待、情感虐待、暴力威胁等）和对儿童／老人的虐待与疏忽至今仍只见案例报告。

（2）危险因素的确定：不同类型、不同地区、不同人群伤害的危险因素不同，必须客观地分析其必然原因与偶然原因（根本原因与诱因），分析受伤者／肇事者—动因—环境三者的关系，确定危险暴露、暴露量与事件间真实的关联程度。

（3）干预评价：做好干预措施评价，必须注意措施的内涵，明确可操作性与可重复性；评价指标要具体、量化、客观；应有对照人群或社区，注意其可比性，并作纯效果比较；评价与推理要实事求是和合乎逻辑，综合评价时应突出主要措施及其作用，单项措施评价要严格摒除其他非观察因素所带来的影响和偏倚；评价还应分别即时效应或中长期效果，时间系列研究可有利于说明这个问题；社会代价和成本—效益分析常常可以收到相得益彰的结论。

4. 控制方案。某一地区伤害的总体防治工作、对一个地区某一特定人群或对某一类型伤害的控制工作进行规划，提出在近期和（或）中期的防治工作目的、内容、方法与评价指标、经费预算和时间进度等。控制方案应包括三级预防的具体措施，也是各个有关部门的综合措施。控制方案必须由政府来组织拟订和组织落实，疾病控制部门理所当然要当好参谋。

四、三级预防

以教育、防范和强制为主的安全促进（主动预防）投入少，收益大，但效果不稳定、易反复；立法、工程与技术等生物力学措施（被动预防）是消除伤害隐患、危险环境和危险因素的根本，但牵涉面广受政治、经济、文化等制约。因此，伤害的预防与控制必须坚持落实伤害的三级预防措施。

1. 一级预防。旨在防止和减少伤害的发生，即在伤害发生之前采取措施，使伤害不发生或少发生。其中包含两个方面的内涵：

全人群策略指降低人群暴露于伤害的危险水平（环境、因素、机会和条件）；高危策略指消除高危人群对某种伤害的特殊暴露和降低危害。主动的一级预防是通过信息传递和行为干预，帮助居民提高安全意识、伤害防治常识和自我保护能力，包括宣传教育、培养训练、督导强制等方式达到安全促进的效果。认知与行为不相一致是安全促进的主要障碍，从幼儿时期开始培养安全意识和营造一个良好的社会氛围，可以使年轻人对自己的行为有能力作出抉择和制约。被动的一级预防必须从工程和产品的设计阶段便充分考虑到伤害与安全问题，社会和消费者的监督也是必不可少的。

2. 二级预防。旨在降低伤害的死亡率和致残率，即在伤害发生后的自救互救、院前医护、院内抢救和治疗伤害者第一时间紧急救护包括就地和院前抢救，是提高生存机会和减少后遗残疾的关键。每一个地区都必须建立指挥灵敏、反应快捷、高质高效的院前急救系统（急救中心和急诊室）。珠海市将计算机系统应用于院前急救的指挥调度，使伤害院前急救达到迅速、准确；浙江省把急救医疗中心、救护站及跨地区协作抢救形成网络，发挥高速、高效作用，成为伤员的生命"绿色通道"；笔者医院近年来在儿科急救模式上作了积极有效的探讨，把院前急救转运、院内急诊室抢救和重症监护进行三位一体的统一管理，形成了完善的儿科急诊医疗体系，并建立了湖南儿科急救网络。

3. 三级预防。主要任务是使受伤者恢复正常功能、早日康复和使残疾人得到良好的照顾和医治。伤害可能造成3%~5%的躯体功能受损（暂时性失能）和1%的残疾（永久性失能），这些人的康复、治疗和照料是社区卫生保健工作的一项经济性任务。

第二节　气管支气管异物

气管支气管异物系指外物通过不同方式进入气管支气管后造成一系列呼吸道症状，甚至危及生命的一种疾病。由于小儿呼吸道特别是喉的保护功能不健全，当哭笑、打闹时很容易将口内食物或玩具等吸入气管、支气管内；昏迷、手术后、机械呼吸的患儿亦可将呕吐物吸入气管内，因此气管、支气管异物绝大多数发生于小儿，特别是婴幼儿。病理改变为呼吸道梗阻和炎症并继发肺部感染。是耳鼻喉科及儿科常见急症，处理不当，瞬间危及患儿生命。

一、诊断

气管、支气管异物的诊断主要是根据病史、症状和检查。

1. 病史。异物吸入史清楚，症状典型，容易明确诊断，但幼儿不能清楚诉说异物吸入史，又无他人见到发生异物情况，诊断就比较困难，尤其是有些异物吸入后，如果固定于一侧支气管，并且刺激性较小，可暂时不出现症状或症状不典型者，诊断更困难。也有的因异物时间久，已忘记异物吸入史，特别是已发生并发病者，家长和医师只重视并发病，而忽视异物可能为其病因。所以，对有呼吸症状小儿又久治不愈，应怀疑有异物的可能，医师应仔细询问有无异物吸入史和最初发病的原因和有无剧烈咳嗽、哽气、呼吸困难等情况。异物吸入史是诊断的重要依据。

2. 症状

（1）气管异物症状剧烈，突然发生剧烈呛咳、哽气、作呕、呼吸困难，甚至窒息。此异物进入气管第一期症状持续多久，与异物大小、刺激性强弱、气管痉挛程度有密切关系。异物若大，特别是嵌顿于声门下者，可立即发生窒息，甚至引起死亡；异物若较小、轻而硬，如西瓜子、葵花子、花生等，在气管内随呼吸气流上下活动，剧烈呛咳、哽气后，主要症状是阵发性咳嗽，用听诊器于颈部气管听诊，可听到异物拍击声或呼吸时气流经异物阻塞处听到喘鸣声。扁平异物，如瓜子皮、花生壳等，有时贴附于气管壁，短时间可无任何症状。总之，气管异物发生时症状剧烈，异物大时有呼吸困难，异物小时常有持续性或阵发性咳嗽。

（2）气管异物所引起的并发症，主要依据异物的大小、刺激性的强弱和感染情况。异物若大堵塞气管，发生呼吸困难或窒息，可并发严重缺氧，久之，可引起脑、心、肾、肺严重损害，甚至死亡。异物若较小，未堵塞气管腔，可无呼吸困难，但若有感染或刺激性大，可并发脓性气管炎，咳嗽加重，脓痰增多和发高热；异物若将气管腔大部分堵塞，吸气时气管腔扩大，气体可经异物与气管壁的间隙吸入，但呼气时气管腔缩小将异物卡紧，气体呼不出，异物起活瓣作用，可并发两侧肺气肿。气管异物并发两侧肺气肿的快慢和程度的轻重，主要根据异物堵塞气管腔的情况，有的发生较慢，程度较轻；有的则发生较快和程度较重。肺气肿严重到一定程度，有的肺泡破裂，气体进入肺间质，产生肺间质气肿；异物活瓣作用若未及时解除（取出异物），气肿继续发展，气体沿肺血管周经肺门进入纵隔，形成纵隔气肿；气体来源若仍不停，纵隔气肿继续增加，气体沿颈筋膜向上进入颈部皮下，在颈部形成皮下气肿；向下沿食管和大血管周经膈肌孔进入腹膜后，形成腹膜后气肿，腹部凸起；有时肺气肿在肺脏膜形成气泡，气泡破向胸膜腔，形成气胸。严重纵隔气肿可致循环衰竭。两侧张力气胸抢救不及时可致死亡。气管异物危害性很大，临床医师必须多加重视和及时取出，以免发生严重不良后果。

（3）支气管异物的临床症状是多种多样，临床上分为四期：

1)第一期异物进入期：因异物首先是进入气管，所以其症状与气管异物第一期症状相同，有剧烈呛咳、哽气、作呕和痉挛性呼吸困难。支气管异物一般皆较小，易被吸入支气管内，所以异物进入气管初期剧烈症状时间短。异物进入支气管后，症状突然减轻或只有咳嗽。除非两侧主支气管皆有堵塞性异物可引起严重呼吸困难外，一般无呼吸困难，但呼吸比较急促。

2)第二期无症状期：异物进入支气管后，嵌顿于支气管内适当部位，此时可无症状，称为无症状期。无症状期的长短，主要根据异物的性质和阻塞情况。刺激性小、光滑和无感染之矿物性或不氧化之金属性异物，在小支气管内可存留数年或数10年无明显症状或只有轻微咳嗽而被忽略。刺激性大、粗糙不平或活动的异物，无症状期短或没有无症状期。应注意的是无症状的嵌顿之支气管异物，在消炎消肿或咳嗽后，可突然松脱而进入气管或卡于声门或声门下，可突然引起呼吸困难或窒息。所以，对无症状期支气管异物，也必须密切观察和准备随时取异物。

3)第三期症状再发期：由于异物的刺激和感染，引起支气管炎症，分泌物增多、咳嗽加重、各种呼吸道症状再度发生和出现高热。此期症状出现的早晚和程度的轻重与患儿年龄、异物性质、感染情况有关。年龄幼小、异物刺激性大、感染情况严重的，此期症状出现早，情况也较严重。

4)第四期并发症期：支气管异物常引起并发症。因支气管异物性质不同、所在部位不同、阻塞程度不同和感染情况不同，所引起的并发症是各种各样，发生的有早，也有很晚。两侧主支气管皆有异物，并将两管腔完全阻塞，可立即引起窒息死亡；若未完全阻塞而阻塞大部，可发生呼吸困难。一侧主支气管完全阻塞，可并发一侧肺不张；叶支气管完全阻塞，可引起肺叶不张。支气管异物最多的情况是引起支气管部分阻塞，吸气时支气管腔扩大，气体可经异物与支气管壁之间空隙吸入肺内，呼气时支气管腔缩小或炎症肿胀之黏膜将异物卡紧，气体呼不出，异物成活瓣作用，因而并发阻塞性肺气肿，是支气管异物最多的并发症。一侧主支气管异物，可形成一侧肺气肿；一叶支气管异物，可形成一叶肺气肿；若未及时解除异物这种活瓣作用，肺气肿继续加重，至一定程度可致肺泡破裂，形成肺间质气肿→纵隔气肿→皮下气肿→气胸，其发病机制与气管异物并发气肿相同。气管、支气管异物是否并发气肿，除取决于异物阻塞情况外，与机体调节、个体因素和其他外在因素也有一定关系。肺组织已有炎症或水肿，肺泡易发生破裂；剧烈咳嗽或用力哭闹，易促使肺泡破裂，特别是肺组织娇嫩者。所以，小儿气管、支气管异物易并发气肿。

异物多不清洁而有感染，常并发感染，如：气管炎、支气管炎、肺炎、肺脓肿；支气管异物日期久者，可并发支气管扩张或狭窄。

二、检查

进一步检查主要是X线胸部检查和支气管镜检查。

1. 详细进行颈胸部检查。光滑和轻而硬的气管异物（如西瓜子、葵花子）在气管内随呼吸上下移动，听诊时可听到拍击声，尤其在咳嗽时更明显。听诊也可听到气管支气管被异物堵塞狭窄引起出气延长的"咝咝声"或"笛哨声"等；望诊可见胸部呼吸动度差；叩诊可叩出有无肺气肿、肺不张、气胸或纵隔气肿。支气管异物病80%听诊发现患侧呼吸音低。气管支气管活动性异物的体征常随异物部位活动而改变。小儿检查时哭闹，常可用来检查深呼吸时双肺呼吸音的改变，并可借助哭声作语音传导检查（阻塞一侧传导减弱或消失）。总之，详细的颈胸部检查，对异物的诊断及定位均有很大帮助。

2. X线检查。对诊断气管支气管异物有很大作用。金属异物如缝针或螺丝钉透视或照片即可诊断并观察异物位置及有无并发症；非金属异物（如花生、豆类等），则应根据异物堵塞气道的位置引起肺部和纵隔的改变等一些间接证据（如肺不张、肺气肿）诊断。胸透较胸片具有更高的诊断准确率，因其可以直接观察纵隔改变情况。气管异物或两侧主支气管异物，吸气时可见纵隔影增宽，这是因用力吸气时胸内变负压回心血增加，胸透下心影显吸入性增宽。呼吸时有支气管异物者，患侧可见阻塞性肺气肿，患侧膈下降，在胸透下吸气时，可见纵隔动向患侧，呼气时动向健侧。此系因吸气时健侧肺进气多，膨胀大，将纵隔推向患侧；呼气时健侧肺收缩明显，患侧气体排出受阻，收缩差，纵隔又摆向健侧。此为诊断支气管异物的重要X线征。如为完全阻塞，患侧肺组织迅速含气减少，最后至完全性肺不张，心影纵隔向患侧移位，健侧肺呈代偿性肺气肿，患侧膈升高，运动减弱。如异物进入肺叶或肺段支气管，可导致肺叶或肺段肺气肿或肺不张，纵隔心影移位可不明显。

X线检查细小异物（如针）或有尖刺异物（如图钉），必须检查后前位和侧位像。常因后前位像不能确定异物是在气管或食管，而侧位像则可鉴别；影像不明显的异物，如大头针、普通缝衣针等，后前位像可被胸骨或脊椎骨阴影所掩盖，而侧位像却可以显出；有尖刺的异物，尖端向前或向后，在后前位像不能确定者，侧位像则可以看出。有时1~2次X线检查不出病变者，有必要作多次检查。

阻塞的支气管及肺叶易继发肺炎或肺脓肿，支气管异物取出后，肺气肿和肺不张征象可在数小时内恢复正常，肺部感染则吸收较慢。若感染持续存在1~2周时，应疑及有异物残渣未能取净，必要时需第二次支气管镜检。

X线检查阴性，但症状持续，特别情况下可行氙灌注肺扫描，患侧肺血流明显减少可帮助诊断；亦可作铅板照像、超声扫描或CT检查，以协助诊断。欲明确异物的诊断必须进行支气管镜检查。目前高分辨CT及三维成像对诊断有帮助。

3．支气管镜检查。是明确诊断气管、支气管异物的最主要的方法，所以，无论已诊断为气管或支气管异物或怀疑可能有异物以及为了除外异物，皆应进行支气管镜检查。现在临床应用的支气管镜有2种：硬管支气管镜和软管纤维支气管镜。现在，多主张用纤维支气管镜进行诊断，因纤维支气管镜软、前端可调节方向，检查范围广，使用方便，明确气管、支气管异物诊断率明显高于硬支气管镜，特别是诊断上叶、舌叶和肺叶以下各支气管异物更有其特殊优点。支气管镜检查诊断气管或支气管异物，还应想到可能气管和支气管两者皆有异物或两侧支气管皆有异物。所以，支气管镜检查必须全面、仔细。

三、治疗

通常部分性阻塞，应允许患儿通过咳嗽反射来排出异物，经短暂的观察后，阻塞仍持续存在或变成完全性气道阻塞，则需紧急处理。1岁以下婴儿发生异物吸入时应将其脸朝下，放在抢救者胳膊上，头位置低于躯干，抢救者用手腕部快速叩打婴儿肩胛之间的背部连续4次，如果阻塞仍存在，应将婴儿翻过身来进行快速胸部按压连续4次，这种方法可重复进行，直至阻塞解除为止。对1岁以上的孩子，可用腹部猛推法，婴儿应避免腹腔内器官的损伤。

气管、支气管异物的危害性很大，自己咳出机会很少，治疗方法是内镜——直接喉镜和支气管镜下取出。

气管、支气管异物的治疗原则是及早取出。异物在气管支气管内随时有发生窒息威胁生命的危险，但并不是所有异物皆能及时取出，特别是患儿并发病危重、高热、脱水、酸中毒或已处于衰竭状态时，如施行支气管镜取异物很可能造成死亡。所以，异物未引起阻塞性呼吸困难而并发症危重者，应先住院治疗，以改善患儿全身情况，并增加其适应力，减轻炎症，使局部黏膜消肿便于取出异物。具体原则是：①异物时间短，或日期虽久但无并发症者，应立即手术取出；②有阻塞性呼吸困难者，应立即手术取出；③异物已超过数天，并有高热、脱水或衰竭，应住院采用短疗程大剂量抗生素加氢化考的松和补液治疗，待病情好转后，再行手术取出；④已有皮下气肿、纵隔气肿或气胸等并发症者，应先治疗气肿或气胸，待积气消失或明显缓解后，再行手术取出，但气肿继续加重者应立即手术取出异物；⑤患儿短期内已作支气管镜检查，但未取出异物，视其危急程度，只要情况允许，应先收住院进行消炎治疗，待情况好转后，再行手术取出。一般两次检查相隔应不少于5天。但应注意，在此期间，必须安排人员和设备，以便随时准备取异物。因消炎消肿治疗后，固定性的支气管异物可活动成气管异物，常可导致突然呼吸困难或窒息。

四、护理措施

1．随时做好抢救准备。要充分认识呼吸道异物的危险性。一侧支气管异物，如果刺激性不大，可以暂时无症状，但可随时由于咳嗽、患儿哭闹等原因而引起异物移位至总气道或声门下，瞬间发生窒息，甚至死亡。如一旦诊断为气管异物就应和家属做好交代，并得到手术室、麻醉师的充分支持，同时要做好抢救的一切准备，以防措手不及。曾遇一例支气管枣核异物，在做术前交代时家长见患儿一般状态较好，并无呼吸困难，正对是否同意手术犹豫间，患儿突然咳嗽，异物窜至声门下，患儿当即窒息，幸好已作好抢救准备，及时取出异物，经人工呼吸抢救，患儿得救。

2．术前准备

（1）认真阅读分析影像检查结果，仔细听诊，明确异物存在部位。

（2）详细询问病史，明确异物性状。特殊异物最好找来样品，在支气管镜下模拟钳取或制备特殊器械（如电灼器、异物钩等）。

（3）麻醉选择：除紧急情况下，总气管、声门下异物发生阻塞性呼吸困难者应立即争分夺秒，直接检喉暴露声门钳取异物，只要情况允许，推荐全身麻醉。全身麻醉手术时，患儿相对安静，避免由于挣扎等引起憋气和加重副损伤，这样有利于耐受手术操作，并减少喉水肿的发生，同时可避免和减少由于器械刺激引起的迷走神经反射，全身麻醉可能通过支气管镜给氧，改善患儿缺氧状态，适当延长了手术操作时间，提高了抢救成功率。通过麻醉师对心电、呼吸、血压、血氧饱和度的全面观察，使术者可以集中精神进行手术。

3．术前、术后监护。如果条件允许，术前、后应在PICU内监护治疗，监测心电、呼吸、血压、血氧饱和度等，注意呼吸变化情况、呼吸困难的程度及肺部体征的情况。

4．注意手术并发症

（1）唇齿损伤：不用全麻者较多，或初学者行直接喉镜检查时以上牙齿为支点所造成。

（2）窒息：手术麻醉时，异物突然嵌顿于声门下发生窒息，所以强调器械与人员都准备好后才开始麻醉。发生这种情况时应立即用直接喉镜取出可推下，窒息缓解后再取出。

（3）喉水肿：注意支气管镜检查的时间和次数。随着医学的发展、支气管镜的改进及全身麻醉的应用，支气镜检时间可延长至1~2小时，甚至更长。但也要注意操作动作要轻巧，尽量减少镜检次数。术中或术后再适当给予地塞米松可减少喉水肿的发生。

（4）手术并发气肿：为一种严重的并发症，必须及时发现和适当处理，手术呼吸运动加大，异物活瓣作用更加明显，容易引起气肿。手术时密切观察患儿和听诊两侧肺呼吸音很重要，处理不当可致死亡。

（5）缺氧：异物取出前可有SpO_2明显下降，特别是取出困难和手术时间久的患儿。手术要争取时间短，注意缺氧情况。术中窒息时间长者可引起脑缺氧或其他神经系统并发症。

（6）出血：手术损伤黏膜可引起出血，一般皆较轻微，无需特殊处理。

（7）手术后并发肺炎、肺不张：常由于异物未取净，或分泌物未吸净和感染所致。必要时应再次行支气管镜检查。

（8）心搏骤停：多是由迷走神经反射所致，手术时加强喉部麻醉，可以防止发作。

（9）异物脱落：异物，尤其是较大异物，通过声门时易被声带卡落，有的卡于声门或声门下区，可发生窒息，应立即在直接喉镜或前联合镜下用喉异物钳取出或推下，有的又被吸入支气管内也可引起窒息。

（10）麻醉意外：应做好各种监护，以防麻醉意外发生。

第三节　溺水

溺水系指人淹没于水中，水灌满呼吸道和肺泡迅即窒息，是威胁生命的危险状态。溺水损伤根据预后可分为：溺死系指溺水后24小时内发生死亡；临近溺死是指溺水后存活24小时以上，主要损害来自肺脏和中枢神经系统损伤，不论患儿以后是康复或死亡。溺水后吸收到血液循环内的水使血液稀释引起渗透压改变、电解质紊乱和组织损伤，最终使呼吸、心跳停止而死亡。溺水多发生于夏秋两季不慎坠入池塘、江河湖海，偶有游泳意外或冬季落入薄冰河水或溺水于浴缸中。小儿溺水发生率每年约10/10万~14/10万。据报告在我国南方3岁以上小儿意外死亡中溺水占首位，是常见的意外事故。

一、临床特点

（一）溺水的分类

1. 按呼吸道内是否进入水分来分：

（1）干性溺水：溺水后上呼吸道吸入少量水分出现咳嗽及吞咽反应迅速出现喉痉挛，声门关闭发生窒息，低氧血症及意识丧失，反射性引起心脏停搏，其心跳呼吸停止时间发生早。血气监测表明均有严重低氧血症及代谢性酸中毒。本型溺水发生率较高。

（2）湿性溺水：溺水后反射性屏气防止进入呼吸道，声门关闭，因缺氧窒息迅速发生低氧血症，被迫进行深吸气致使有较多水分进入呼吸道、肺泡与胃内，心搏骤停。因肺泡内液体较多，通气/血流比例异常，肺内分流增加致使缺氧进行性加重，呼吸心跳完全停止。

2. 按气道内吸入水分性质来分：

（1）淡水溺水：较为常见。因江、河、湖泊、池中的水为低渗，统称为淡水，吸入后除肺泡及肺表面活性物质被破坏引起肺不张及间质肺水肿外，低渗水进入血管后致使血容量增加，而使血液被稀释，引起低钠、低氯血症，血浆蛋白浓度降低，由于血液处低渗状态，发生血管内溶血和高钾血症。严重溶血可诱发室颤。

（2）海水溺水：海水含3.5%氯化钠为高渗盐水，其渗透压为血清渗透压的4倍。肺泡内因进入高渗盐水，血浆经肺泡—毛细血管渗入肺泡内引起肺泡性肺水肿。因水分向肺泡渗入，使有效循环血量减少，而使血液浓缩。因海水中钠、氯、镁进入血液最终致高钠、高氯、高钙及高渗血症（海水溺水不灭活肺表面活性物质）。

溺水后无论呼吸道是否吸入液体都可迅速发生窒息从而使体内发生一系列病理生理变化，可概括为：①窒息、低氧血症、酸中毒；②呼吸停止与心搏骤停；③因心脏停搏和窒息引起缺氧性脑损害、脑细胞受损和脑水肿；④肺水肿、肺损伤，严重者发生ARDS；⑤水与电解质紊乱，淡水溺水引起低钠、低氯和低蛋白血症，因红细胞破坏引起溶血和高钾血症；海水溺水引起高渗状态；⑥肺部进入污水可发生继发感染，在抢救过程中可发生休克、心衰、弥散性血管内凝血、急性肾衰竭等器官功能损害。

（二）溺水至心跳停止的过程

1. 干性溺水。溺水后喉痉挛—声门关闭—窒息—低氧血症—意识丧失—心跳停止，其心跳呼吸停止时间发生较早，通常在5分钟内。

2. 湿性溺水。溺水后声门关闭—窒息—低氧血症—意识丧失后声门打开—大量液体进入气道—加重低氧血症—多在溺水后5~6分钟心跳呼吸完全停止。

3. 溺水反射。20℃以下冷水淹没面部—进入口腔—三叉神经传入—迷走神经反射—心跳过缓—心跳停止。

4. 浸渍综合征。低于50℃的冷水淹没后—刺激迷走神经—心律失常—室颤—心搏骤停。

（三）影响溺水的预后因素

Orlowski提出影响溺水者神经学预后的因素有：①<3岁小儿；②溺水时间>5分钟；③救助到复苏开始>5分钟；④入院时深昏迷；⑤动脉血pH≤7.10。若5个项目符合2个以下，则90%可恢复；若是3个以上，仅有5%能恢复：此外，水温>25℃，复苏>25分钟则预后不良。

二、诊断

1. 病史。病史有淹没水中溺水史。应迅速了解溺水的时间，是淡水、海水、粪水或污水，以及溺水原因是意外、癫痫发作或抽筋（肌肉局部痉挛）等，还是其他原因。

2. 当时意识状态。注意生命体征检查，有无自主呼吸、心跳、瞳孔大小、对光反射以及口腔内分泌物性质。淹溺者通常皮肤黏膜苍白、发绀、四肢厥冷，常出现昏迷，肺部有啰音，呼吸与心跳微弱或停止。口、鼻充满血性泡沫痰或污泥、杂草，有时腹部隆起和胃扩张。

3. 辅助检查①血气分析示低氧血症和酸中毒、血钠、钾、氯化物可有轻度降低，溶血时血钾增高。海水淹溺者血钙、血镁增高。②可出现应激性高血糖(>6mmol/L)与高乳酸血症(>2mmol/L)。③X线胸片示肺门阴影增浓，肺纹理增强，部分可出现絮状渗出或炎性改变，严重者见双肺弥漫性肺水肿。

三、治疗

对溺水者的抢救，必须分秒必争。急救的要点是实施有效的心肺脑复苏以恢复自主呼吸和循环。做好呼吸管理，防止肺部感染及并发症，还包括从事故现场到初级急救机构再到高级急救中心治疗应衔接好，做到连续、有序，而现场初级急救尤为重要。

（一）现场急救

1. 通畅呼吸道。在事故现场，急救者从背后托起头部或胸部至岸边，并使溺水者口、鼻露出水面，立即清除口、鼻中的污泥、浊水，保持呼吸道通畅。

2. 倾出呼吸道内积水。迅速将患儿放置于抢救者屈膝的腿上，头部向下，背部向上，也可将患儿俯卧于斜坡、高岗处使头低脚高位。叩其背部使进入呼吸道内水分排出，通常肺内水分已吸收，因此排水时间不宜过长。

3．心肺复苏。在排水的同时若呼吸心跳微弱，应立即行心脏按压，呼吸停止者可行口对口人工呼吸，口对口呼吸的吹气量要大，或有抢救设备者可行气管插管人工呼吸。现场心肺复苏后，立即转送到医院内进一步行院内后续治疗。

（二）医院内的后续治疗

实施有效的心肺复苏和良好的呼吸管理，脑复苏成功与否是抢救成功的关键。

1．完善心肺复苏。如现场没有气管插管，患儿呼吸微弱浅表，到医院后应立即行气管插管，并行机械通气，可根据有无自主呼吸而采取辅助通气或控制呼吸的通气模式。

2．保持良好的通换气功能。防止缺氧与二氧化碳潴留，因低氧血症与高碳酸血症，不但表明已发生呼吸衰竭，而且加重脑损伤，减少脑复苏的成功率。此时，除做好机械通气时的呼吸道管理外，尤为重要的是机械通气时各项参数调节，其标志是维持血气各项监测指标在正常范围。

3．维持循环功能稳定，恢复有效循环。无心跳者应继续心脏按压，可静脉或气管内给予肾上腺素，每次0.12~0.3mg/kg。因淡水溺水多见，此时循环血量增多，常出现稀释性低钠，应给予利尿剂加速液体排出，并维持心率与血压在正常范围，防止长时间出现低血压和心脏再次停搏，可给予多巴胺或多巴酚丁胺静脉滴入。

4．防治脑水肿。因溺水后低氧血症、酸中毒、脏器低灌注、心肺复苏过程中出现再灌注损伤、氧自由基大量释放、钙内流，加重了脑损伤、脑细胞死亡和脑水肿发生。脑水肿在心肺复苏后很快发生，通常12~24小时为最严重阶段，常用降颅内压方法：①脱水剂：20%甘露醇每次5ml/kg，每4~6小时一次，可连用3~5天；②利尿剂：呋塞米每次1mg/kg，每8~12小时一次；③过度通气：在机械通气时行过度通气使$PaCO_2$维持在3.3~4.0kPa(25~30mmHg)，可使脑血管收缩起到降颅压作用，维持时间长短依脑水肿轻重程度，通常使用48~72小时。

5．肺水肿防治。溺水后经抢救出现低氧血症，呼吸窘迫或吸入高浓度氧（FiO_2＞0.6），PaO_2＜6.65kPa (50mmHg)或SO_2＜85%时应立即：①使用机械通气时用呼气末正压，使PEEP值逐步增加，直到低氧被纠正；②未用呼吸机而有自主呼吸可用简易CPAP装置，逐步增加CPAP值至低氧血症被纠正。天津儿童医院报告在近5年救治的20多例溺水患儿约1/3合并ARDS，5例应用鼻塞+CPAP，3例机械通气+PEEP。CPAP或PEEP值一般用到0.588~1.176kPa (6~12cmH_2O)左右，呼气末正压最短12小时，最长48小时，取得良好的治疗效果。

6．纠正电解质紊乱。应根据血气分析检测结果判定，常见的低钠血症应给予5%葡萄糖溶液。

7．糖皮质激素的作用。糖皮质激素可减少血管通透性，减轻脑水肿，稳定细胞膜及线粒体和溶酶体膜的稳定性，保护脑细胞，减少其损害，在溺水后心肺复苏应早期给予，常用地塞米松每次0.25~0.5mg/kg，每天1~3次，连用2~5天或甲泼尼龙，每次1~4mg/kg，每天1~3次，静脉点滴。

8．脑复苏。基本同心跳呼吸骤停的进一步抢救，高级生命支持—脑复苏，包括低温疗法、巴比妥类药物的应用、抗氧自由基药物（维生素E、维生素C）预防性用药。

四、监护

1．现场初期急救的监护。在清洁呼吸道的同时判明心跳与呼吸是否停止，及早行初级心肺脑复苏。

2．院内后续治疗的监护

（1）生命体征无创监测：在ICU或重症监护室迅速连接好无创生命体征监护仪，监测心电、心率、呼吸、血压、SO_2、T的变化判定心肺功能，为心肺脑复苏的基本生命支持和进一步生命支持提供依据。

（2）动脉血气分析有创监测：进一步了解机体内环境现状。从微量血气分析报告单上可显示患儿体内：①PaO_2、$PaCO_2$、$(A-a)DO_2$可判定呼吸功能状况，有无低氧血症和高碳酸血症，是Ⅰ型呼吸衰竭或Ⅱ型呼吸衰竭；②pH值、HCO_3^-、BE、AG判定酸碱紊乱情况，是代谢性酸中毒还是呼吸性酸中毒，有无代偿；③从血钾、钠、氯、钙、镁判定离子紊乱情况，结合血渗透压判定体内是低渗状态还是高渗状态；④根据HCT与Hb检测判定体内细胞外液状况是不是血液浓缩或稀释状态；⑤根据生化检测判定有无应激性高血糖与高乳酸血症。根据上述各项检测结果为治疗提供依据。

（3）血液生化监测：迅速抽血送检血常规、血型、肝功、肾功、心肌酶谱及相关酶学，急性时相蛋白以判定各脏器功能状况。

五、护理

1．现场急救护理。在清洁气道与心脏按压行初级救护时，夏秋季节要防止皮肤外伤，在冬春季节要注意保温，以防止着凉感冒，增加抢救难度。

2．院内后续治疗护理

（1）迅速建立呼吸通道与静脉通道：协助医师做好气管插管，选择好静脉置入头皮针或套管针使其通畅，便于供氧、吸痰、行机械通气以及输液、静脉滴入药物、控制感染，改善循环状态，纠正酸碱平衡、离子紊乱以及输血静脉供给营养等。在静脉输液期间应调节好输液泵输入速度。

（2）插入胃管：吸出胃内容物及污水，并观察有无腹胀、咖啡样物、出血以早期发现胃肠黏膜功能障碍与衰竭，准确记录胃肠减压流出量与吸出量，记进入奶量、液体量，并记录24小时出入水量。

（3）插导尿管：监测尿量，准确记录24小时出入水量。

（4）体温监测：每天至少测2次体温，对低温溺水者应监测深部体温，通常测定直肠温度和鼓膜温度，应准备可以测定低温的体温计。应注意体温在32℃以下对心肺复苏无反应者，其吸入氧及所输液体而加温至37~40℃再输入。

（5）体重的称量：入院时应记录体重，治疗期间每周测一次，出院前测一次，小儿体重是输液、输血、药物计量的依据，应准确记录之。

（6）防止并发症：患儿昏迷、咳嗽反射弱，应每天定时清洁口腔，拍背吸痰，使呼吸道通畅，防止肺部感染，定时翻身，皮肤受压部位要按摩防止压疮。每天要在患儿便后冲洗会阴部，保持导尿管通畅，防止尿路感染。

（7）营养状况监测：准确记录每天经胃管鼻饲奶、液体量，清洗皮肤时注意皮肤光泽，充盈度，颜色，皱褶，有无瘀斑，出血点，肌肉张力是否松弛，肌容积变化，腹部皮下脂肪状况，以判定治疗期间营养状况，结合体重提供给医师，并计算热卡，防止负氮平衡发生。

第四节　一氧化碳中毒

一氧化碳(CO)中毒是我国北方小儿意外中毒最常见原因之一，也是急性中毒死亡最主要原因。据报告美国每年约有600例患儿死于CO中毒，我国虽无完整统计，但估计较此数字为多。

一、CO中毒原理及危害

1. CO的理化特性及其来源。CO为无色、无臭、无味、无刺激性气体，比重为0.967，比空气略轻，人们呼吸的空气中CO含量低于0.01%。当吸入气中CO含量达0.02%，吸入2~3小时即可出现中毒症状；当浓度增高至0.08%，吸入2小时即可引起昏睡；CO浓度达0.1%吸入后可使血液中半数氧合血红蛋白(HbO_2)变成碳氧血红蛋白(HbCO)，发生急性低氧血症，人体因乏氧、窒息而死亡。凡含碳物质燃烧不完全均可产生CO。小儿 CO中毒多发生在冬季，因家庭取暖用煤炉、烧坑，当燃料燃烧不完全或烟道堵塞，门窗紧

闭而排烟不畅，使室内CO含量增高时则可引起中毒。也有因火灾、工业废气泄漏、矿井下煤尘爆炸引起。

2. 急性低氧血症与高HbCO血症。CO中毒时，因血中CO含量过高，使HbO_2与CO结合形成HbCO，失去携氧能力，血中CO浓度增高，还与还原型细胞色素氧化酶的二价铁结合，抑制细胞呼吸，造成内窒息，而使机体缺氧引起急性低氧血症。Hb与CO之所以容易结合是因为：①Hb与CO亲和力比Hb与O_2结合力强300倍；②在结合时间上，前者仅为后者的1/10。并且CO中毒时 HbCO 一旦形成，不但不能携氧，其解离速度也较HbO_2慢3600倍，因此，HbCO可长时间滞留血液中。对机体危害甚大。此外，研究发现在严重低氧血症$PaO_2 < 60mmHg$，CO对肌球蛋白(Mb)的亲和力大于对Hb的亲和力，使大量的CO与Mb结合，形成碳氧肌红蛋白(MbCO)，影响肌细胞供氧，使四肢软瘫。

临床研究发现，在CO中毒时，有时 HbCO浓度与中毒症状并不完全平行，这是因为CO对氧离曲线左移的影响，即使已形成的HbO_2不向组织细胞释放O_2而使组织缺氧。此外，CO也是一种细胞原浆毒物，属血液窒息性气体，影响细胞代谢中的细胞色素及细胞内各种酶类活性更加重组织缺氧，特别对大脑皮质的白质和苍白球毒性作用最强。

3. CO中毒对机体的危害。CO中毒的实质为全身组织缺氧，而机体对缺氧最敏感的器官为脑与心脏，并由此引起这些脏器功能的损害。最近研究发现，CO中毒引起组

织缺氧，同时还引起中枢神经系统过氧化损伤，促使蛋白质和核酸的氧化，进而引起再灌注损伤。CO还使脂质发生过氧化，引起不可逆的中枢神经系统脂质脱髓鞘，并使大量黄嘌呤脱氢酶转变成黄嘌呤氧化酶，产生大量氧自由基而损害组织。

（1）脑水肿：缺氧使脑发生微循环障碍，脑血管迅速麻痹扩张，脑室增大；同时因缺氧，脑细胞内ATP很快耗尽，钠泵运转失灵，使细胞内钠离子增多，诱发脑细胞内水肿。缺氧、酸中毒及血脑屏障通透性增高，又引起脑细胞间质水肿，最后因缺氧、脑水肿而使脑微循环障碍导致神经细胞变性和脱髓鞘。因脑白质毛细血管相对较少，缺氧后更易受损造成皮质或基底节形成缺血性局灶性软化及坏死，皮质下白质广泛性脱髓鞘改变，CT检查相应部位出现低密度灶。脑血管这些继发性病变为迟发性脑病病理基础。

（2）心肌损害：当HbCO在血内达20%时即可引起心肌损害，使心肌纤维变性和心肌坏死，并出现各种心律失常。此外，还可伴有不同程度的肝、肾及呼吸能受损。

二、诊断

在成人，有的CO中毒病人经过治疗后症状完全消失，经过2~60天假愈期后出现脑功能障碍和运动神经障碍表现如痴呆、木僵、震颤、麻痹、偏瘫、感觉运动障碍称为迟发性脑病。与成年人不同，小儿因年幼组织器官尚处在生长发育时期，器官功能在不断完善，因而在CO中毒时血管硬化和心肌退行性病少见，迟发性脑病也不多见。CO中毒可根据中毒时间长短和吸入量的多少而出现相应表现，根据HbCO饱和度分为：轻度、中度与重度。

1. 临床诊断。CO中毒可根据有CO中毒史和临床表现容易作出诊断。

（1）轻度中毒：血液中HbCO约为10%~30%，出现嗜睡、淡漠、头痛、眩晕、乏力、恶心、呕吐、心悸。迅速离开中毒现场，吸新鲜空气后症状很快消失。

（2）中度中毒：血液中HbCO约为30%~40%之间，上述症状加重，面色潮红、口唇樱红、烦躁或昏睡、神志不清和浅昏迷，可有震颤和脏器功能受损。及时脱离现场，吸入新鲜空气或氧气后也能苏醒，几天后可恢复正常，一般无后遗症。

（3）重度中毒：血液中HbCO>40%，除以上症状外，迅速昏迷、反射消失、大小便失禁、四肢厥冷、口唇樱红或苍白、发绀、出汗、呼吸浅表、血压下降、四肢软瘫、出现抽搐或呼吸中枢麻痹。常有并发症，如吸入性肺炎、肺水肿，心肌损害及皮肤水疱，最终因呼吸循环衰竭而死亡。

2. CO中毒实验室诊断

（1）定性诊断：取患儿3~4滴血液加入10ml蒸馏水及数滴100%碳酸氢钠溶液摇匀后观察溶液颜色，正常呈棕色，CO中毒时呈粉红色。

（2）定量诊断：取患儿血0.1ml加0.04 mmol/L氢氧化铵20ml混匀，加低亚硫酸钠(保险粉)20mg摇动，在10分钟内用一般分光光度计在538mm、578mm波长处测定吸光值(A)，代入下列公式计算：$HbCO(\%)=(2.44 \times A538/A578-2.68) \times 100\%$。正常人血中含量为1%，吸烟者可达5%~10%。HbCO达15%时患儿出现症状，>20%出现明显急性中毒症状。

三、治疗

CO中毒的治疗目的是加速CO从体内排出，解除CO对组织的直接毒性作用，纠正机体组织缺氧状态。

（一）CO中毒的急救

1. 现场急救。CO比重较空气低，因此，室内高处含量多，急救者应蹲位或俯卧位进入室内，并立即打开门窗，使室内通风，速将患儿移出中毒现场，至空气新鲜处，使其平卧，气道通畅，解开领、扣，松解腰带。呼吸减慢或停止者，应行口对口人工呼吸。迅速转送到医院。

2. 院内急救

（1）迅速供氧：促使HbCO解离，加速CO排出。研究表明停止吸入CO后第1小时可呼出吸收量的50%，全部解离需数小时。因此，为迅速纠正缺氧，加速CO排出，应常规经鼻导管给氧，氧流量为4Umin，其吸氧浓度为：%=21+流速×2为29%。或经头罩吸氧，流速10L/min，吸入氧浓度可达50%以上。有资料表明，在自然情况下，CO半衰期（排出半量时间）为5小时20分；吸入纯O_2(100%)可缩短至80分钟；吸入3个大气压纯O_2，可达25分。因此，CO中毒应迅速吸O_2。有条件时应行高压氧治疗，不但有助于改善缺O_2，还加速CO清除，还可防止迟发性脑病发生。

（2）高压氧治疗：高压氧(HBO)疗法是将患儿置于特别的密闭氧舱内，用高于一个大气压的压力，吸入100%的氧治疗各种疾病。CO中毒时，血红蛋白不能携氧，HBO治疗就是提高血浆中物理状态溶解的氧。目前认为HBO是治疗CO中毒最有效的方法。因其能：①加速HbCO的解离，促进CO清除，血氧分压愈高，疗效愈明显。有资料表明吸入2个大气压下纯氧时，物理溶解氧量比常压下吸入空气时高14~21倍，弥散氧量比常压吸纯氧高1倍。故可加速HbCO分解与 CO排出;②能提高血氧分压，增加血氧含量，使组织得到足够的溶解的氧，迅速纠正低氧血症;③使颅内血管收缩降低其通透性，降低颅内压；④防治CO中毒各种并发症如肺水肿、脑水肿、心肌损害及迟发性脑病。

吸入高压氧治疗的指征：①急性中、重度 CO中毒如昏迷不醒、呼吸功能不全或呼吸心搏骤停复苏后；②曾有昏迷、心电图有S-T段改变，有精神症状，反应迟钝、痴呆等迟发性脑病表现。用高压氧治疗CO中毒具有清醒快、恢复早、治愈率高、脑病后遗症少、病死率低等优点。最好在中毒后4小时内进行，有研究认为如在中毒后36小时后再作HBO，收效不大。一般到脑电图完全恢复正常方可停止，切不可因神志转清，症状体征消失过早终止治疗。

（3）机械通气：重度CO中毒呼吸衰竭者应迅速行气管插管机械通气。

（4）防治脑水肿：脑水肿在中毒后2~4小时即可出现，24~48小时达高峰，持续数天，故对昏迷、脑水肿者都应给予20%甘露醇3~5ml/（kg·次），每4~6小时降颅压，同时并用呋塞米每次0.5~lmg/kg(最大量不超过10mg)。

（5）肾上腺皮质激素：能降低应激反应，减轻毛细血管通透性，减轻脑水肿与甘露醇合用防止脑水肿效果更好。常用 Dexamethason 0.2~0.5mg/(kg·次)。

（6）促进脑细胞恢复：给予能量合剂三磷酸腺苷、辅酶A及细胞色素C，可促进组织细胞氧化反应，纠正组织缺氧。

（7）大量维生素C：有利于改善细胞新陈代谢，维生素C每次1~2g静点，增加脑血流量，促进神经细胞代谢使患儿苏醒。

（8）血管扩张剂：在CO中毒急性期可有短暂脑血管痉挛，可应用654-2改善脑微循环。

（9）输血、换血：可换出体内的HbCO，使其变成HbO_2，可迅速增加患儿氧合改善组织缺氧状态。

（10）紫外线照射充氧自血回输：有报道血液经紫外线照射充氧1分钟相当于血流在空气中氧合20~30分钟，回输体内后可使 HbO_2迅速增加192.1%，在3~5分钟内可使全身血氧饱和度达最大值(94%~98%)，血氧分压提高3~4倍。因此，能迅速有效地缓解组织缺氧。

四、监护

监护CO中毒患儿的目的是观察生命体征的变化，及早发现器官功能损害，防止继续发展造成器官功能不全或衰竭。

1．生命体征的监护①体温：每天至少测2次体温，并画在患儿体温表上，体温过高或过低找出其原因；②脉搏：在测体温同时测量脉搏，记录其次数；③呼吸：观察呼吸幅度，每分钟呼吸次数，节律是否整齐，有无间歇、表浅，面色有无青紫，及早发现呼吸功能不全与衰竭；④血压：每天至少测量一次血压，重危者应随时测量，并具体记录，以早期发现循环功能障碍。

2．机体内环境的监测。动脉血微量血气分析可全面了解CO中毒患儿体内酸碱平衡紊乱以及血气情况：①pH值：可了解体内是酸中毒、碱中毒还是代偿阶段；②PaO_2、$PaCO_2$可以判定低氧血症程度，有无通气障碍以及呼吸衰竭程度，是I型呼吸衰竭还是Ⅱ型呼吸衰竭；③AG:判定代酸的程度；④血钾、钠、氯、钙、镁的测定：判定离子紊乱程度；⑤HCT与mOsm/L:判定机体有无血液浓缩、脱水、高渗血症，还是血液稀释，液体入量过多；⑥血糖与乳酸：判定是否存在应激性高血糖与高乳酸血症，结合周身循环情况，低血氧、少尿、神志改变判定有无脏器低灌注。

3．脏器功能监护

（1）心脏：心肌是体内耗氧量最大器官之一(每100g心肌组织每分钟耗氧量为8~10ml):CO中毒时低氧血症严重，心率增快，耗氧量也随之增加，故应密切行心电监护或作心电图检查，以早期发现心肌损害。据统计约2/3患儿可出现室性心动过速、室上性心动过速，甚至传导阻滞，心肌酶谱也随之增高：严重CO中毒因心肌损害可发生心源性休克。

（2）肝脏：CO中毒时严重低氧血症使糖代谢障碍致使大量乳酸盐，高乳酸血症和高 HbCO血症损害肝细胞，肝功能障碍，致使转氨酶增加，严重者发生中毒性肝炎，故应抽血检查，监测肝脏酶学变化。

（3）肾脏：CO中毒时肾脏也同时受累，肾小球毛细血管壁上皮细胞通透性增加，出现蛋白尿，甚至血尿。同时血压可偏高，出现水肿：重者可出现肌红蛋白尿，少数可发生急性肾衰竭。

（4）注意迟发性脑病：在成人的半数CO中毒者在中毒后1~2个月出现。临床表现在中毒昏迷后—清醒—然后出现痴呆、行为紊乱。精神错乱、震颤麻痹，极少数可出现脑瘫、失语、假性延髓性麻痹，甚至去皮层状态。应行头部CT检查，可发现双侧苍白球及脑白质出现低密度改变。

五、护理措施

1. 防治并发症

（1）勿着凉感冒：中毒现场急救，门窗敞开，以及转运途中极易忽略身体保温，因此，在抢救中医护与患儿家长应互相配合，防止着凉作好保温。

（2）做好呼吸道管理：昏迷期间应定时变换体位，并根据口鼻腔内痰液、呕吐物多少，咳嗽能力，每1~2小时要吸痰一次，痰多时要结合体位引流、叩背吸痰，保持呼吸道通畅，防止肺炎发生。

（3）防止压疮：昏迷、尿便失禁者应卧在气垫或臀部在气圈上，护理人员应清洗好患儿会阴部，并对易受压、循环不良部位给予按摩，防止压疮发生。

（4）保持尿路通畅：患儿排尿后应清洗尿路及周围部，留置尿管者应定时排尿，防止尿路感染发生。

2. 作好生命体征及机体内环境监测

（1）确保患儿呼吸道及静脉通道通畅，输液泵调节输液速度以利抢救。

（2）随时观察并记录监护仪荧屏上显示的生命体征参数的变化及异常心电图的出现，协同医师参与抢救。

（3）根据病情变化需要适时采血，做血气分析及生化检测。

（4）准确计算24小时出入水量。

3. 高压氧治疗的护理

（1）加压前的护理：陪同护士对患儿病情要有足够了解，做好所需抢救物品和药品的准备。入舱前对烦躁及不合作患儿可给予镇静剂，对高热、抽搐、呼吸衰竭患儿应暂停高压氧治疗。为防止静电火花、燃烧，不得穿化纤衣服入舱。严禁患儿带输液管道进入氧舱，防止减压时莫菲管内气体膨胀，压力升高气体进入静脉致空气栓塞。

（2）加压中的护理：应匀速加压避免加压过快引起不适。关好舱门防止床单、衣物夹入舱门造成漏气。高压氧下气体密度增加，呼吸阻力加大故应密切观察呼吸状况，有否憋气、呼吸困难、烦躁、颜面发绀、口唇有无抽动，冷汗，防止氧中毒发生。若鼓膜疼痛，哭闹不安应暂停加压。

（3）减压中的护理：在缓慢减压过程中，应保持呼吸道通畅，防止因肺内压力增高致肺损伤。应注意舱内温度随减压而降低，需做好保暖与舱内温度调节。

（4）出舱后的护理：回病房后可改间歇低流量吸氧，注意营养支持，保证热量供给。

第五节 药物过敏

一、概述

药物过敏反应是药物副作用的一种表现，是抗原-抗体相互作用的结果：这种相互作用可引起各种类型的变态反应：常见的过敏反应包括皮疹、荨麻疹、皮炎、发热、血管神经性水肿、哮喘、过敏性休克等，其中以过敏性休克最为严重，甚至可导致死亡：青霉素的过敏反应率居各种药物过敏反应的首位，约占用药人数的0.7%~10%：其过敏性休克反应率也最高，占用药人数的0.004%~0.015%。此外，如链霉素、庆大霉素、卡那霉素、四环素类、磺胺类、吡哌酸、苯巴比妥、氯丙嗪、安乃近、复方阿司匹林、复方氨基比林、吗啡、阿托品、氨茶碱、酚磺乙胺、右旋糖酐、ATP、细胞色素C、维生素B_1、维生素B_2、维生素C、肝素、小檗碱等均可引起过敏甚至过敏性休克而致死。

小儿药物过敏往往有一些危险因素。双亲中有一位有药物过敏史则小儿中25%可能发生药物过敏，而父母均无药敏史者则药敏的可能性不到2%。有特异体质的患儿并不增加药物过敏的危险性，但一旦出现过敏则临床表现较为严重。对某种药物过敏的患儿对其他药物过敏的可能性大大增加。对青霉素过敏者中，5.7%对头孢类过敏，而无青霉素过敏者中仅有1.2%对头孢类过敏，说明有相同或类似结构的药物间存在交叉过敏的情况。有免疫缺陷的患儿（如获得性免疫缺陷）对磺胺类、阿司匹林等约半数可能过敏。其他危险因素包括药物剂量、给药途径、给药间隔及次数等。注射给药较口服给药更易发生严重的过敏反应。

二、诊断

1. 确切的病史很重要。使用某种药物后出现典型的药物过敏表现如荨麻疹或血管性水肿、哮喘或休克表现，而不能用其他原因解释。有时要确定也很困难。迷走神经反应有时可能与过敏反应相混淆。典型的迷走神经反应表现为恶心、苍白、出大汗、心动过缓、低血压、虚弱无力，有时可能心搏骤停。但迷走神经反应无皮肤瘙痒、荨麻疹、血管性水肿、心动过速及支气管痉挛等表现。药物过敏极少出现心动过缓。

2. 如果出现意识丧失而未出现皮肤表现时，应注意与肺栓塞、心律失常、颅内出血、血栓、异物吸入及急性中毒等鉴别。

3. 皮疹。药物过敏反应最常见的是各种类型的皮疹，除典型的荨麻疹外，还可有湿疹样皮疹、表皮剥脱性皮炎、大疱性表皮松解、多形性红斑、Steven-Johoson综合征、瘀点性皮疹、苔藓样皮疹、痤疮性皮疹等。

药物性皮疹主要根据发病前有用药史，经过一定潜伏期而发病，符合药疹某些型的临床表现和发展过程，进行综合分析方能作出诊断。对骤然发生的全身对称性痒性皮疹，应提高警惕。在熟知各种药疹形态的基础上，仔细询问用药史，特别要注意交叉过敏反应，对应用时间较长，而且24小时内继续服用的药物，可能性最大；过去从未用过，仅在24小时内应用的药物可能性较小。只有一种药者判断容易，数种药同用者，宜逐个分析判断，且判断起来有难度。

由于药疹形态十分复杂，故必须与同一疹型的非药物所致皮疹相鉴别。如红斑丘疹型需与小儿麻疹、猩红热、风疹、幼儿急疹等相鉴别。但传染病有发病季节，患儿有接触史，各有其独特临床症状、潜伏期、发疹顺序。药疹则不具备，且瘙痒症状重，皮疹较红。停药后逐渐消退，再用药可再发。此外，药疹需与其他病毒所致病毒疹、新生儿中毒红斑、金葡菌或甲型链球菌咽峡炎所致皮疹、外伤性猩红热相鉴别；出现水疱者需与小儿大疱性皮病鉴别；如掌跖伴有暗红色斑疹，则需与梅毒疹与掌红斑鉴别。在治疗过程中，如发现与原疾病无关的症状出现时，应警惕是否为药物反应；综上可见，医师在诊断方面应具备广阔的相关知识和思维领域方不致误诊。

4. 实验诊断技术。虽有多种并在不断研究，但都缺乏可靠性并有一定危险，对小儿均不适用。

三、治疗

1. 明确为药物过敏应该停药，尤其是过敏性休克者应即刻停药。对严重过敏者即刻给予1/1000肾上腺素0.01ml/kg(儿童最大量0.3ml)肌内注射，肌内注射较皮下注射可较快达到有效血浆浓度。如果需要，第15分钟重复上述剂量。过敏反应仍严重并持续存在者，可在严密心电监护下持续静点肾上腺素$0.1\mu g/(kg\cdot min)$以维持收缩压在80mmHg以上。

2. 呼吸困难者应给予吸氧(100%，4~6L/min)，保持呼吸道通畅，必要时应气管插管，无插管条件而又有明显喉梗阻时，可行环状软骨切开术解除梗阻。有下呼吸道痉挛时也可吸入β受体兴奋剂或静脉滴注氨茶碱。

3. 如果皮下注射肾上腺素后仍有低血压，则应快速静脉补充生理盐水。头低脚高仰卧位有益。持续低血压则可静脉给予去甲肾上腺素或多巴胺，组织胺受体H1拮抗剂如异丙嗪，1mg/kg肌注或静脉注射对低血压及荨麻疹的治疗有益。H2受体拮抗剂如西咪替丁(4mg/kg)与H1受体拮抗剂一起静脉给予（至少5分钟）较单独给H1受体拮抗剂效果更好。较重者可应用皮质激素，一般选用地塞米松、氢化考的松，根据情况可多次使用。如果药物过敏的唯一症状是荨麻疹或血管性水肿，又是在离医院不远的地方，皮肤症状体征消失后没有必要长期观察。这样的患儿使用肾上腺素应慎重，因为使用肾上腺素对其他系统可能带来不良影响，有低血压及气道梗阻的患儿至少观察12小时以上，以免过敏症状的再发。

4. 一般的药疹可适当服用抗组胺药（氯苯那敏或息斯敏）、维生素C或配合钙剂内服或静注，必要时给予小剂量皮质类固醇激素，在停药后及上述处理后，皮疹会逐渐消退，对重型药物皮炎应抗过敏药、维生素C、皮质类固醇激素并用。特重的几种类型药疹宜流食，保肝，注意电解质平衡，及早使用大剂量皮质类固醇激素，如氢化考的松5~10mg/(kg·d)及维生素C1~2g加5%~10%葡萄糖内静脉缓慢滴入，病情稳定后，逐渐减量或改用泼尼松龙口服。注意保温，室内及衣褥消毒，眼、口黏膜护理，创面无菌换药，根据不同皮疹形选用粉剂、油膏、乳膏或纱布湿敷，选用与可疑致敏药无关的抗生素控制感染。

5. 需要注意的是，在某些条件下，尤其发热的小婴幼儿在使用抗生素后，特别是前次使用青霉素、氨苄西林或其他抗生素及药物出现皮疹或不是典型的荨麻疹，应注意病毒等感染性疾病相鉴别，可在严密监视皮疹情况下继续使用抗生素，如皮疹无明显增多，也无其他特殊情况发生，则可否定药疹，此种情况下，不能限制以后对抗生素的使用。

6. 一旦确定药物过敏，则应换药，应选用与原使用药物交叉过敏可能性小的药物，如青霉素及头孢类药物过敏后，可选择氨曲南，没有交叉过敏，而泰能则有交叉过敏，不宜选用。大多数对半合成青霉素过敏，对青霉素也过敏。红霉素、阿奇霉素、克拉霉素、磺胺、克林霉素、万古霉素或氯霉素可用做青霉素、头孢类过敏的替代药物。

四、护理措施

1. 青霉素及头孢类药物使用前一定要询问家族过敏史，患儿既往使用这类药物的情况，如果有阳性家族史及既往过敏史，则再次应用时应高度警惕，能够用其他替代治疗的应尽量用其他药物替代，避免使用有药物过敏史的药物。

2. 对有多种药物过敏而又必须使用抗生素的患儿，应在医院内严密监测的情况下谨慎使用，注意观察患儿用药的反应，一旦出现过敏症状应迅速停药，及时给予恰当治疗。

3. 青霉素及头孢类抗生素使用时需注意：

（1）青霉素族抗菌药物应用需做过敏试验，以皮内注射法最常用。呈阴性者方可用药。皮试液现配现用。

（2）既往使用青霉素阴性者，再次使用时需重做皮试。即使一直用青霉素如中间停药后再使用，间隔1天以上，要重做皮试。

（3）有些患儿青霉素皮试虽呈阴性，但在用药过程中还有可能出现过敏反应，因此肌肉或静脉给药后应严密观察患儿30分钟，无反应后方可离开，静滴全过程都要加强观察。

（4）对青霉素曾有清楚的过敏症状（如过敏性休克、呼吸道梗阻症状、中枢神经系统症状、严重皮疹、药物热）者，禁用青霉素，包括皮试。

（5）头孢菌素过敏试验，以皮内注射法（皮试）常用。皮试液浓度为0.5mg/ml，皮试方法及皮试结果的判断参照青霉素皮试的规定。

（6）小婴幼儿有时皮试会出现假阳性，不确定时，应做盐水对照。

4. 凡使用青霉素类、头孢类抗生素时，必须备有急救药物和设备，尤其是肾上腺素，有条件时气管插管的设备也应准备。

第六节　急性中毒

一、概述

凡能引起中毒的物质称为毒物。毒物接触或进入人体后，与体液和组织相互作用，损害组织，破坏神经及体液的调节功能，扰乱机体正常生理功能，引起一系列代谢紊乱，甚至死亡，这一过程称为中毒。中毒分为急性中毒和慢性中毒。毒物接触或进入人体内后迅速出现中毒症状，甚至危及生命者，为急性中毒；小剂量毒物逐渐进入人体内，经过一段时间的蓄积达到一定浓度后方出现症状者，为慢性中毒。

（一）小儿中毒的特点

1. 中毒类型不同。小儿中毒不同于成人。成人中毒多与职业有关，慢性中毒较多。小儿中毒则与周围环境密切相关，多为急性中毒，1~5岁年龄段最易发生。随着社会的发展，小儿中毒的种类也在改变。新中国成立初期，植物中毒占小儿中毒的第一位，随着生活水平的不断提高以及工农业的发展，植物中毒已明显减少，而药物、化学物品、农药中毒逐年增多。据国内文献报道，现阶段儿童中毒以农药、药物和灭鼠药为主，共占73.03%;病死率达4.38%，因鼠药致死者占首位，达死亡病例的70.27%；中毒致残率为6.07%。

2. 小儿容易发生中毒的原因。由于小儿年幼无知、好奇心强、缺乏生活经验，婴幼儿往往拿到东西就放入口中，幼儿常误将药片当做糖丸，学龄期儿童活动范围广，接触毒物机会增多，使得小儿容易发生中毒。此外，家长或保育人员疏忽、医务人员粗心大意、哺喂人员不注意卫生，青春期儿童情绪不稳定，学习压力大，容易滋生自杀倾向，也是造成小儿中毒的常见原因。

（二）急性中毒与儿童意外伤害的关系

随着我国经济的快速发展，人民生活水平和公共卫生条件得到很大改善，营养不良和感染性疾病造成的儿童死亡已得到了有效控制，意外伤害成为0~14岁儿童死亡的首要原因。全世界每天有2000多名儿童死于意外伤害，数以千万计儿童因意外受伤需要就医，其中部分留下终生残疾。儿童常见的意外伤害包括道路交通伤害、溺水、跌伤、中毒和烧烫伤。WHO全球疾病负担项目数据显示，2004年急性中毒导致20岁以下的儿童和青少年中45 000人死亡，占总中毒死亡病例的13%。在15~19岁年龄组，中毒位于死因排名的第13位。16个中高收入国家的意外伤害流行病学调查显示，在1~14岁年龄组，中毒的死因排名位于交通意外、火灾、溺水之后，居第4位。

意外伤害已成为一门独立学科，在于它研究有关意外伤害发生、形成、发展的规律及防范措施。国际疾病分类将其单独列为一类。包括机动车损伤、中枢神经系统损伤、跌落、烧（烫）伤、溺水、暴力等，并把中毒列入其中。儿童意外伤害是一种突发事件，是生活中对人生命安全和健康有严重威胁的一种危险因素，由于内部和外在的原因造成具有客观规律性的损伤或死亡。意外在于日常生活中因不小心、没留神、未经心、考虑不周的生活方式所致，并非不可知和无法控制，一般来说个体、家庭和社会三大因素是意外发生和干预的重要环节。预防意外和中毒的常规措施根据受害对象的不同而采取不同的方式，如群体教育、控制中毒源和掌握正确使用方法及自救措施。

二、中毒机制

毒物进入机体后常通过多种方式干扰和破坏机体的生理生化过程。

1. 细胞的直接损伤。有的毒物如强酸直接腐蚀细胞组织。

2. 作用于细胞膜。除通过细胞膜受体或酶作用外，毒物还可以作用于离子通道，改变细胞膜的通透性。如河豚毒素阻断钠离子通道，阻碍神经传导；一些酯类或醚类可溶解细胞脂质，引起刺激作用。

3．作用于酶。不少毒物通过酶的抑制发挥毒效作用，如有机磷农药抑制胆碱酯酶，造成乙酰胆碱积聚，引起一系列中毒症状。氟乙酸在体内转化为氟乙酰辅酶A，与草酰乙酸结合而形成氟柠檬酸，后者抑制乌头酸酶，从而导致三羧酸循环中断，线粒体能量供应受损害。有的毒物作用于辅酶或酶蛋白所含的金属离子，如肼类毒物阻碍维生素B_6(吡多辛)转变为吡多醛。

4．影响蛋白质合成。如三尖杉酯碱抑制蛋白质合成的起步阶段，并使核蛋白体分解；长春碱类使微管蛋白变性，细胞有丝分裂停止于中期。

5．作用于核酸。有些毒物影响核酸的生物合成，破坏DNA或阻止RNA合成。如烷化剂氮芥和环磷酰胺，使NNA发生烷化，形成交叉联结，影响DNA功能。

6．改变递质的释放或激素的分泌。如肉毒杆菌毒素使运动神经末梢不能释放乙酰胆碱而致肌麻痹；磺酰脲类降糖药刺激内源性胰岛素的释放，导致低血糖。

7．作用于受体。如阿托品类作用于M胆碱受体；银环蛇毒素和眼镜蛇毒素作用于N2胆碱受体。

8．作用于免疫系统。多氯联苯可导致中枢及外周淋巴器官严重萎缩，血清免疫球蛋白降低，特异性抗体产生的能力受抑制。

三、毒物在体内的过程

（一）毒物的吸收

1．经呼吸道吸收。有毒气体、烟雾或挥发性毒物易于通过呼吸道进入体内。肺泡总面积大，毛细血管网丰富，故对毒物吸收迅速，且不经过肝循环，直接进体循环。中毒症状出现早而且严重。

2．经消化道吸收。毒物进入消化道后可经口腔黏膜、胃、小肠、结肠、直肠吸收，主要以小肠吸收为主。经消化道吸收的毒物除少量经淋巴管外，大多数经过毛细血管，进入肝门静脉，经肝脏代谢后进入体循环。

3．经皮肤黏膜吸收。脂溶性毒物如有机磷农药等可直接溶解皮肤表面的类脂层，而经真皮下毛细血管吸收。某些工业毒物如汞、砷等可经皮脂腺及毛囊等孔道而吸收。皮肤破损处或皮肤薄嫩处毒物较易被吸收。

4．其他途径。毒物还可通过注射途径吸收；孕妇中毒后通过胎盘途径使胎儿中毒。

（二）毒物的分布

毒物进入体内后，随血流分布于体液和组织中，达到一定浓度后呈现毒性作用。一般来说，毒物最先达到和浓度最高的脏器中毒损害最明显。毒物在体内分布情况受毒物理化性质、局部器官的血流量、毒物通过某些屏障的能力、与血浆蛋白的结合、体液pH等因素影响。脂溶性高的毒物可通过脏器屏障损害脑组织。砷、锑等主要贮存于肝或其他单核–吞噬细胞系统。铅、钙、钡等主要与骨组织有亲和性。汞分布在肾脏的浓度高。了解毒物的分布，对中毒的诊断、治疗及预后判断有重要意义。

（三）毒物的代谢

毒物进入机体后与细胞内或组织内的酶相互作用，发生化学结构的变化，这就是毒物在体内的代谢，也称生物转化。肝脏是毒物转化的重要器官，毒物在肝脏的代谢主要通过氧化、还原、水解、结合反应四种方式来完成。大多数毒物通过代谢后失去毒性，变为低毒或无毒的产物，例如苯在体内氧化成多元酚，醛类还原为醇类，进而逐渐氧化为水和二氧化碳。敌敌畏代谢后成为二甲磷脂和二氯乙醇。但有些毒物在代谢后可形成毒性更强的中间产物，如异烟肼在肝脏代谢后产生乙酰肼，甲醇氧化成甲酸和甲醛，增强了对肝细胞的毒性；对硫磷(1605)氧化成对氧磷(1600)，增强了对胆碱酯酶的抑制作用。

（四）毒物的排泄

毒物的排泄是机体清除毒物的过程。多数毒物只有在排泄后才能最终消除对机体的毒性作用。

1. 肾脏是最重要的排泄器官。水溶性大的毒物容易排泄，尿液的pH对毒物在肾小管的吸收影响较大。通常弱酸性毒物在碱性尿液中重吸收少，排泄快；弱碱性毒物在酸性尿液中重吸收少，排泄快。故抢救中毒患儿时，可根据毒物的性质采取酸化或碱化尿液的办法加速毒物的排泄。此外，增加尿量也可增加经肾脏排泄毒物的量，也是解毒的措施之一。

2. 气体和技术性毒物可由肺脏排出。其排出量与毒物的挥发度及肺通气量有关。肺通气量越大，排毒作用就越强。

3. 有些毒物可以通过胆汁排泄排。入十二指肠循环的毒物可被再吸收，形成肝肠循环。打断肝肠循环加速毒物排泄是急性中毒抢救的重要手段之一。

4. 其他。胃肠黏膜可排泄一些重金属、生物碱等。腮腺、舌下腺可分泌汞、碘化合物等。皮肤、汗腺、皮脂腺和乳腺也能排泄一定量的毒物。以含毒物的母乳哺喂婴儿，也可发生中毒。

四、诊断

急性中毒的诊断又易又难。患儿或家长如能告知中毒经过，则诊断极易；否则，由于中毒种类极多，症状与体征往往缺乏特异表现，加上小儿不会陈述病情，诊断有时极为困难。遇有下列情况当疑及中毒：①集体同时或先后发病，症状相似的患儿；②临床遇到病史不明，症状与体征不符，或各种病象不能用一种病解释的患儿；③起病急骤，突然出现多器官受累或意识明显变化而诊断不明者；④患儿经过"认为是有效治疗"而收不到应有效果时；⑤患儿具有某种中毒的迹象；⑥有自杀动机或既往有自杀史，或家长曾训斥患儿。

中毒的诊断步骤：对疑为中毒患儿，按以下步骤进行诊断，多数中毒患儿经过详细询问病史、认真体格检查及必要的实验室检查即可确立诊断，还有少部分中毒患儿需做毒物筛查、综合分析，有时需做现场调查方能明确诊断。

（一）询问病史

病史是判断急性中毒的首要环节。详细询问患儿发病经过，有无毒物接触史，包括病前饮食内容、生活情况、活动范围、家长职业、环境中有无有害物品，特别是杀虫药、毒鼠药，家中有无慢性病患者长期服药、经常接触哪些人、有否有毒动物咬伤或有毒植物接触史、室内有否煤炉、通风情况如何、同伴小儿是否同时患病等。对于明确中毒的患儿，应取得毒物名称、产品或药品说明，用量及经历时间，发现中毒后经过的处理。口服中毒者应询问是否发生过呕吐、呕吐距服毒时间、呕吐量等，用以估计毒物存留、吸收和排泄情况。对疑似中毒的大龄儿童，需注意患儿可能隐藏病史，或服用多种药物时只说一种，同时提醒家长寻找有无自杀便条。

（二）临床诊查

1. 临床症状。小儿急性中毒首发症状多为腹痛、腹泻、呕吐、惊厥或昏迷等，严重时可发生多系统器官功能衰竭。

2. 体格检查。体检时要注意有诊断意义的中毒特征，同时还需留心衣服或皮肤上是否有毒物、口袋中是否留有毒物。认识某些常见的中毒综合征，有助于将怀疑范围逐步缩小并及时给予针对性治疗。

（三）毒源调查及现场检查

当怀疑患儿为急性中毒时，应在现场周围检查中毒因素如有否敞开的瓶口和散落的药片，或空瓶及可疑的食物等，尽可能保留患儿饮食、用具，以便鉴定。

（四）实验室检查

在小儿急性中毒的抢救过程中，在询问病史、细致观察患儿的症状和体征、初步作出诊断、及时抢救的基础上，应结合实验室检查、毒物鉴定结果正确作出诊断，以指导治疗。以下介绍几种毒物的简单实验室检查方法：

1. 一氧化碳。取血数滴加水呈红色（正常呈黄色），或取血数滴加水10ml，10%碳酸氢钠溶液数滴，呈粉红色（正常绿棕色）。

2. 高铁血红蛋白。取血呈暗红色，放于空气中，15分钟不变色，5~6小时后变鲜红色（正常15分钟变鲜红色，用氧气吹之变化更快）。硫血红蛋白5~6小时后仍不变色。

3. 无机磷。尿、粪便、呕吐物在黑暗处有荧光。

4. 有机磷。血液胆碱酯酶活性降低。

5. 亚硝酸盐。取1滴检液，置白瓷板上，加入联苯胺冰醋酸饱和液1滴后出现红棕色。

6. 汞、砷（砒霜）呕吐物10ml或含毒食物10g，加6%的盐酸50ml煮沸数分钟，加铜片1~2片，再煮15分钟，铜片变灰黑色为砷，变银白色为汞，未变色为无毒。

7. 碘。呕吐物加淀粉变蓝色。

8. 铅。血涂片有点彩红细胞，尿卟啉阳性。

9. 吗啡。取少许残渣置于白瓷反应板上，加浓硝酸2滴即出现红色，随即变为红黄色。

10. 曼陀罗、阿托品水杨酸盐。尿滴猫眼能散瞳，但试验阴性者不能排除此中毒。呕吐物或尿液在试管中煮沸加酸，然后加数滴10%三氯化铁则变为红葡萄酒色。

11. 巴比妥。取所得残渣少许，用1滴氯仿溶解，加1%醋酸铅无水甲醇溶液0.1ml及5%异丙胺甲醇溶液0.2ml，即出现蓝紫色。

（五）毒物的鉴定

临床检查从症状和体征两方面入手，根据中毒患儿的面容、呼出气味、症状、体征、排泄物性状等，结合病史，综合分析，得出初步诊断，再根据初步诊断，选择性留取标本，送做毒物鉴定，以作确诊根据。

五、中毒的处理

（一）处理原则

发生急性中毒，应该立刻进行治疗，拖延时间往往失去抢救机会。维护呼吸循环功能，排除未吸收的毒物和对已吸收毒物的排毒解毒。治疗时应根据患儿的具体情况，灵活安排治疗程序。若呼吸、循环功能减退和危及生命时，应首先采取措施维持呼吸、循环功能，同时尽快排除毒物，减少毒物吸收。在一般情况下，以排除毒物为首要措施，并采取适当的方法将已吸收的毒物排出并给予解毒剂。在急救的过程中，其他对症支持、综合治疗亦需相应实施。

（二）排除未吸收的毒物

1. 催吐。口服毒物的患儿，只要神志清醒，没有催吐的禁忌证，均应做催吐处理，这是尽早排出胃内毒物最好、最简单的方法，可将胃内大部分的毒物排出，减少毒物的吸收。

（1）探咽催吐：用压舌板、筷子、匙柄或手指等刺激咽弓及咽后壁，使之呕吐，此方法简单易行，奏效迅速，在任何环境均可施行。如进入毒物过稠，可令患儿饮适量微温清水、盐水或选用其他解毒液体，然后再进行催吐，如此反复施行，直至吐出液体变清为止。危重患儿或年幼儿往往不合作，可由胃管将水灌入，然后拔出胃管，再行刺激咽部催吐，或不拔胃管直接洗胃。

（2）吐根糖浆催吐：由于吐根糖浆可能出现延迟呕吐，清除胃内毒物作用有限：呕吐时间延长会影响活性炭的使用，而活性炭对胃的净化作用优于催吐；有可能带来不必要的副作用，如吸入肺炎、水电解质酸碱紊乱、横膈膜破裂、胃破裂、食管黏膜撕裂等，鉴于上述原因美国儿科学会不再推荐使用吐根糖浆抢救中毒，也不再作为家庭中毒治疗的常规措施，而用活性炭替代吐根糖浆治疗摄入中毒患儿。仅在以下情况谨慎考虑使用：家庭用品中毒或摄入相对无毒物质时；服用了活性炭不能吸收的毒物（如铅、铁和锂），且预计到达救援单位需时较长（＞1小时）。该药的口服剂量为：6~12个月：10ml；1~12岁：15ml;＞12岁：30ml。服用吐根糖浆后应给5ml/kg的液体口服，最大剂量240ml。1岁以上患儿，重复使用1次比较安全。一般在20分钟内可诱发呕吐，最多可清除1/3胃内容物。

（3）催吐时患儿的体位：当呕吐发生时，患儿应采取左侧卧位，头部放低，面向左侧，臀部略抬高；幼儿则应俯卧，头向下，臀部略抬高，以防止呕吐物吸入气管发生窒息或引起肺炎。

（4）注意事项：下列情况不用催吐方法排除毒物：①强酸、强碱中毒；②汽油、煤油等中毒，催吐时易引起吸入性肺炎；③没有呕吐反射能力的患儿；④昏迷、惊厥患儿；⑤服阿片类、抗惊厥类药物、三环类抗抑郁药物等中毒，因其抑制呕吐中枢而不能达到催吐目的；⑥樟脑、士的宁等易致惊厥的药物中毒，因呕吐可促使其发生惊厥；⑦有严重心脏病、动脉瘤、食管静脉曲张、溃疡病等的患儿不宜催吐。

2. 洗胃。当接诊中毒患儿，如催吐不彻底或不能催吐时，必须立即洗胃，一般在食进毒物4~6小时以内均应进行。有些毒物如镇静剂、麻醉剂等在胃内停留时间较长；有机磷农药在食进12小时以后胃内仍有残存毒物。因此，对这些中毒者的洗胃时间，可根据毒物性质而定，不要因患儿服毒时间稍久而放弃洗胃。洗胃早晚、是否彻底洗出胃内毒物、对中毒患儿的预后关系甚大。食进毒物的原因尚未查明时，一般采用生理盐水作为洗胃液。若已知毒物的种类，应以相应的解毒剂洗胃。洗胃液的温度一般为25~37℃，以避免低体温发生。用量：小儿按每次5~10ml/kg，反复多次进行洗胃，直到彻底清除胃内容物为止。

（1）洗胃注意事项：①有以下情况不应受中毒物品口服后时间限制，来诊时均应洗胃：毒物量进入较多；毒物在胃内排空时间长，如有机磷；毒物吸收后又可在胃内再分泌，如鸦片类、有机磷；带肠衣的药片；②兴奋剂中毒时，应在用镇静剂后再行洗胃，以免引起惊厥；③昏迷、惊厥或失去咽反射的儿童，洗胃前须插入带气囊的气管导管保证气道通畅；④洗胃时让患儿侧卧，头呈稍低位。合作患儿可经口插入大孔胃管，不合作或昏迷患儿可经鼻孔插入。若此时已插有带气囊的气管导管，插胃管前应将气囊放气，以免造成食管损伤。胃管插入后，应确认置于胃内，先尽可能抽出胃内容物，再将洗胃液灌入；⑤洗胃完毕拔出胃管前，将活性炭、泻剂和解毒剂由胃管灌入。洗胃过程及其以后，应随时注意检测患儿水、电解质及酸碱平衡状况，由于大量灌进和排出，可能发生水中毒、脑水肿、低血钠、低血钾等。

（2）洗胃的禁忌证：内服强腐蚀性毒物如强酸、强碱中毒，服后超过30分钟禁忌洗胃，但如内服不太强烈的腐蚀剂且时间不长就诊时，可酌情谨慎洗胃，选用柔软而较细的胃管，外涂润滑剂，缓慢插入，每次注入量不超过60ml，注入压力宜小，以防胃穿孔。汽油、煤油等口服中毒，不会因刺激产生咳嗽反应，容易因干呕返流吸入气管，引起类脂性肺炎。

3. 活性炭的应用。是最常用和最有效的胃肠道净化剂，可吸附毒物，减少毒物的吸收。活性炭应当在毒物摄入后尽早使用，1小时内作用最大。对中毒病史不明或摄入时间不明确者，活性炭是首选的胃肠道净化方法，即使延迟使用也有效。活性炭对酸、碱、氰化物、碳氢化合物、醇类（甲醇、乙醇、异丙醇）、农药滴滴涕(DDT)、重金属（铅、铁、锂、钾、镁）无效。

活性炭用量与摄入毒物量的比例通常是10：1，推荐剂量为1g/kg(最大量50g)，按1g加10ml水制成糊状，口服或胃管注入，给予泻剂导泻。某些药物中毒（包括卡马西平、十氯酮、右丙氧芬、环类抗抑郁药、氨苯砜、地高辛、纳多洛尔、苯巴比妥、水杨酸盐、茶碱、索他洛尔、甲丙氨酯）可通过多次给予活性炭，提高进入肠肝循环药物的清除，可每2~4小时用活性炭0.5g/kg，在前2~3次使用活性炭同时给予小量泻剂，以后不用泻剂，直至排出有活性炭的大便为止，一般持续24~48小时。

活性炭应用注意事项：①不能与吐根糖浆同时使用，若使用吐根糖浆已诱发呕吐，应于30~60分钟后给活性炭；②不能在N-乙酰半胱胺酸之前使用，因为它可能吸附这类药物并使其失活；③应用活性炭时，需注意保护气道，并除外胃肠道不完整和肠梗阻；④用活性炭加用盐类泻剂应注意电解质平衡。

4．导泻及肠道灌洗。多数毒物进入肠道后可经小肠或大肠吸收，故欲清除经口进入的毒物，除用催吐及洗胃方法外，尚需导泻及灌洗肠道，使已进入肠道的毒物尽可能地迅速排出，以减少在肠内吸收。但如果系腐蚀性毒物中毒或极度衰弱的患儿，则忌用导泻及灌洗肠道。当毒物已引起严重腹泻时，不必再行导泻。

（1）导泻方法：泻剂有硫酸镁、硫酸钠、甘露醇、山梨醇等。①硫酸镁：250mg/kg配成10%溶液口服。由于镁对神经、呼吸、心脏有抑制作用，当发生胃肠麻痹、肾功能减退及一些抑制肠蠕动的药物等都可增加镁的吸收，形成高血镁，发生镁中毒。故应用硫酸镁导泻时，应加慎重。通常以硫酸钠导泻为好；②硫酸钠：250mg/kg配成10%溶液口服；③甘露醇及山梨醇：儿童用量为2ml/kg，在洗胃后由胃管灌入。一般在服后1小时开始腹泻，3小时后排便干净，优于盐类泻剂；且在灌入活性炭后用甘露醇或山梨醇，更能增加未吸收毒物的排毒效果。

（2）灌洗肠道的方法：本法适用于食进毒物、经用泻药排毒已数小时后而泻药尚未发生作用的患儿。由于抑制肠蠕动的药物（如巴比妥类、吗啡类）等及重金属所致的中毒，灌洗肠道尤为必要。但必须严格掌握灌肠液出入量相等的原则。常用灌洗肠道的液体有生理盐水、肥皂水或用活性炭混悬液加于灌洗液中使与毒物吸附后排出。存在于小肠内的毒物，用Y形管以大量液体做高位连续灌洗。用量为：儿童剂量100~200mUh；青少年剂量1~2L/h。对服腐蚀药物者或患儿极度虚弱时，禁忌导泻及洗肠。

5．皮肤黏膜上毒物的清除

（1）尽快将患儿移离中毒环境，立即脱去污染衣物，迅速用大量微温清水(25~37℃)，冲洗被污染的皮肤，忌用超过37℃的热水。

（2）黏膜创面上的毒物应先将其吸出，然后用大量的清水冲洗，以稀释并排出毒物。

（3）无创面的皮肤及黏膜可用清水充分冲洗水溶性毒物。

（4）酚类灼伤皮肤用大量清水充分冲洗（至少10~15分钟），然后反复涂以蓖麻油（植物油），忌用矿物油和乙醇。

（5）强酸、强碱灼伤皮肤时应用大量清水冲洗10分钟以上，然后对强酸灼伤局部用2%碳酸氢钠、1%氨水或肥皂水中和，再用清水冲洗；对强碱灼伤，用清水冲洗10分钟后，局部用弱酸(1%醋酸)中和，再用清水冲洗。切勿在首次清水冲洗之前应用中和方法，否则由于中和反应产生热量，加重损伤。只可用大量清水冲洗，不用中和解毒剂，避免加重损伤。

（6）生石灰引起的烧伤必须用干软布或软刷将固体石灰全部移去，当其溶解放出热力以前，用有压力的水流迅速冲掉剩余颗粒。

6．眼内污染毒物的处理。毒物污染眼内，务必迅速立即用清水（灭菌水最好）或生理盐水冲洗5分钟以上，延误几秒钟即可增加损伤程度。冲洗时，先将面部浸于水中，眼睑做开眼、闭眼动作，使毒物充分稀释清除，角膜、结膜、穹隆部在充分暴露下进行冲洗。冲洗前，千万不要使用解毒剂，以免解毒剂与毒物产生化学反应放热，增加损伤程度。冲洗后，在眼中滴数滴2%荧光素液（已经过消毒），如荧光素呈黄色或绿色，再将眼睛冲洗5分钟，然后转至眼科做进一步诊治。

7．经呼吸道吸入中毒的处理。呼吸道吸入有害气体时，应立即将患儿移至空气新鲜的环境，吸出呼吸道分泌物，保持呼吸通畅，必要时给予氧气、高压氧，甚至用正压呼吸机或行人工呼吸。对某些有害毒剂，适当选用对症的解毒剂，如氰中毒应用亚硝酸戊酯等。

（三）促进已吸收毒物的排泄

1．利尿排毒。补液并使用利尿剂清除体内毒物。应用利尿药的先决条件是：毒物必须经肾脏排泄，血液中药物浓度较高，循环和肾功能良好。碱化尿液可促进弱酸性毒物的排泄，如水杨酸盐、苯巴比妥、百草枯等中毒。可用5%碳酸氢钠2~3ml/kg配成等渗溶液于1~2小时静脉滴注，期间检查尿pH，维持尿pH7.5~8为标准。酸化尿液：适用于士的宁、安非他明等中毒。可用氯化铵，开始剂量每次75mg/kg，从胃管灌入，每6小时1次，直至尿pH≤5，并维持此水平。维生素 C1~2g或精氨酸适量加入500ml溶液中静脉点滴亦可。

2．血液净化疗法。是将人体的血液引出体外，利用吸附、透析、滤过、亲和层析、膜分离等原理，清除血液中异常溶质和代谢产物，然后再将净化后的血液回输体内，其不仅可以从血液中直接而迅速地清除药物或毒物，终止其对器官的毒理作用，同时还有替代重要脏器功能、维持内环境稳定的作用。

（1）血液净化时机：急性中毒后3小时内是进行血液净化的最佳时机，此时血液中毒物（药物）浓度达到最高峰，12小时后再进行治疗则效果较差。在没有绝对禁忌证时，应争取尽早选择血液净化治疗。临床上血液净化用于中毒救治的时机可参照Winchester制定的标准：①临床中毒症状严重并出现深度昏迷，同时伴有多种生命体征异常，如低血压、低体温、低通气或呼吸暂停、低血氧等；②经积极对症处理和常规解毒措施无效，病情仍有进行性加重；③伴有严重肝、肾等解毒脏器的功能障碍；④服用未知种类、数量、成分及体内分布情况的药物或毒物而出现深度昏迷者；⑤已知产生延迟性毒性的毒物中毒，尚未出现严重临床中毒症状、晚期才出现生命危险，若治疗延误，则可能失去抢救机会者，比如毒蕈类、百草枯中毒者；⑥根据药物毒性大小及既往经验，毒性大、预后差的毒物中毒；⑦血药浓度达到或超过致死量，或两种以上药物中毒。

（2）血液净化模式：包括血液灌流(HP)、血液透析(HD)、血浆置换(PE)、腹膜透析(PD)、连续血液净化(CBP)等。模式的选择主要根据：①药物或毒物的药代动力学参数：对于能被活性炭吸附的药物或毒物，尤其是分子质量较大、脂溶性高和蛋白结合率高者，HP的清除率高于HD，对于小分子水溶性药物或毒物，HD优于HP。对与血浆蛋白结合率高（大于60%），又不易被HD或HP所清除的药物、毒物可选用PE。对中毒原因不明者，可采用HP或与HD串联应用；②患儿的状态和本地医院的条件：小婴儿、并发多器官功能衰竭及循环不稳定的患儿宜采用连续血液净化或PD。HP设备要求及操作简单，适用于基层医疗单位和现场急救。在没有其他血液净化条件而又不能转院的紧急情况下，可采用最简单的换血疗法。

3．高压氧疗法。在高压氧情况下，血中氧溶解度增高，氧分压增高，促使氧更易于进入组织细胞中，从而纠正组织缺氧。所以，高压氧疗法适用于各种中毒引起的严重缺氧。一氧化碳与氧竞争和血红蛋白结合，前者结合力大于后者20~30倍，在一氧化碳中毒时，应用高压氧治疗，可以促使一氧化碳与血红蛋白分离。

（四）解毒药物的应用

1. 重金属中毒

（1）依地酸钙钠：每次15~25mg/kg，配成0.3%~0.5%溶液静滴，需1小时以上滴完，每天2次，每个疗程不超过5天，隔2~3天可再使用。治疗肝豆状核变性时，每天用20~25mg/kg分3次口服。治疗慢性铅、汞中毒时每天用20~25mg/kg分4次口服，5~7天为一疗程。

（2）二巯丙醇：第一天每次2.5~3mg/kg肌注，每4~6小时1次；第二、三天每6~12小时1次；以后每12小时1次，7~14天为一疗程。

（3）二巯丁二酸钠：①急性中毒：首次2g以注射用水10~20ml稀释后静注，以后每次1g，每4~8小时1次，共3~5天；②亚急性中毒：每次1g，每天2~3次，共用3~5天；③慢性中毒：每次1g，每天1次，一疗程5~7天，可间断用2~3个疗程，婴幼儿剂量酌减。

（4）二巯丙磺钠：5%溶液每次0.1ml/kg，皮下或肌注，第一天3~4次，第二天2~3次，第三天以后每天1~2次，共用3~7天，总量30~50ml。

（5）硫代硫酸钠：10~20mg/kg应用生理盐水或葡萄糖配成5%~10%溶液滴注，每天1~2次。

2. 高铁血红蛋白血症

（1）亚甲蓝(美蓝):1%溶液每次0.1~0.2ml/kg稀释缓慢静注，或每次2~3ml/kg口服，1小时可重复。

（2）维生素C：每天500~2000mg加入5%~10%葡萄糖中滴注。

3. 植物中毒

（1）亚硝酸异戊酯：将0.2ml装安瓿放手帕内折断吸入15~30秒，小儿用量酌减。

（2）亚硝酸钠：1%溶液10~25ml，缓慢静注，3~5分钟注入。

（3）硫代硫酸钠：每次0.25~0.5g/kg配成25%溶液缓慢静注（约10~15分钟内注完）。

（4）亚甲蓝(美蓝):1%溶液每次1mg/kg稀释缓慢静注，注射时观察口唇至轻微暗紫色立即停止注射。

六、对症支持治疗

对症治疗非常重要，因为中毒患儿自身解毒或应用特效药解毒都需要一定时间，而各种严重症状如惊厥、呼吸困难、循环衰竭等若不及时对症治疗，随时可危及生命，使患儿失去解救时机。所以，针对症状采取适当对症治疗，是抢救中毒的重要一环。特别是中毒原因不明或没有特效解毒药治疗的情况，有时全靠积极对症治疗，支持患儿度过危险期。医护人员必须细致观察，抓住早期症状，及时治疗。

（一）纠正水电解质失衡

中毒患儿应记录每天出入量及输液。输入总量需根据当时心肺功能状况而定，更要注意输液的速度，同时维持电解质平衡。

1. 首先应明确脱水的程度、脱水的性质；是否有酸中毒，明确类型及其程度；是否有血清钾及钙的异常。有条件应及时进行血电解质及血气分析。脱水、酸碱平衡紊乱的诊断应结合病史、临床表现及实验室检查并结合代偿范围参考值等进行综合分析判断。

2. 轻度脱水。一般不要静脉补液，可应用口服补盐液(ORS)或改良ORS，按50ml/kg在6小时内少量多次服完。

3. 中度脱水。应静脉补液治疗。总液量120~150ml/kg，等渗性脱水用1/2张含钠液。低渗性脱水用2/3张含钠液。高渗性脱水最初用1/3~1/5张含钠溶液。补液速度应先快后慢，其中总量的1/2应于8~10小时内滴完，其余1/2应在14~16小时内均匀给予；补液张力应先浓后淡，开始给张力较高的液体，以迅速补充累积丢失，后1/2液体应用1/4~1/5张，主要是满足生理性继续丢失。

4. 重度脱水。补液总量为150~180ml/kg，迅速补充循环血容量，改善循环，常选2∶1等张含钠液20ml/kg于30~60分钟内快速静滴或静脉慢推，亦可选1.4%碳酸氢钠代替2∶1等张含钠液或直接用生理盐水；继之用3∶2∶1的2/3张液体快速静滴；血压恢复和循环改善后补液同中度脱水；在治疗中应注意心肾脑情况，给予相应处理。

5. 高钠血症。血钠高于150mmol/L，可伴有或不伴有钠量的缺乏，伴有失水时则为高渗性失水。一般高钠血症的处理原则是及时补充水分，纠正电解质紊乱，使细胞外液渗透压较慢恢复正常，但不能用低张含钠液较快纠正，低张含钠液不低于1/3张，强调缓慢匀速静脉点滴，定时检测血清钾、钠、氯，要求血钠下降的速度＜1mmol/h，即每天下降10~15mmol/L左右为宜，以在2~3天内缓慢纠正为安全。不要急于纠正的原因是，由于血钠如果下降太快，反引起毛细血管和细胞内渗透压差距大，水进入脑细胞可引起脑水肿，出现惊厥等神经系统症状。遇到这种情况，即使此时患儿血钠浓度仍高，也应即停止水的补充，改用脱水剂等处理，直到神经系统症状好转，再继续考虑补液。

6. 纠正低血钾。脱水患儿常出现低血钾，一般每天按3~4mmol/kg(氯化钾200~300mg)，有严重缺钾症状者每天增至4~6mmol/kg(氯化钾300~450mg/kg)。有尿后开始补钾。补钾时应多次检测血钾水平，有条件者给予心电监护。一般补钾的输注速度应小于每小时0.3mmol/kg，浓度小于40mmol/L(0.3%)，每天补的钾量应均匀地在8小时以上给予。

7. 纠正高钾血症。即血清钾大于5.5mmol/L。治疗主要是停用钾剂、含钾药物及潴钾利尿剂，禁用库存血；当血钾在6~6.5mmol/L而心电图正常者给予阳离子交换树脂保留灌肠或排钾利尿剂；当血清钾大于6.5mmol/L时，应采取紧急措施：①用10%葡萄糖酸钙0.5~1ml/kg缓慢静注拮抗高钾对心脏的毒性，5分钟起效，维持1~2小时。②葡萄糖加胰岛素静滴，按每4g糖加1U胰岛素进行配比，1.5g/kg葡萄糖可降血清钾1~2mmol/L;或5%碳酸氢钠3~5ml/kg配成等张液缓慢静注，可提升pH值0.1，血钾下降0.5mmol/L。③应用呋塞米及阳离子交换树脂。④血钾＞6.5mmol/L，考虑使用腹膜及血液透析。

8. 纠正低血钙和低血镁。正常血清总钙浓度在2.25~2.27mmol/L，一般血钙低于1.75~1.88mmol/L（7~7.5mg/dl），或钙离子低于1.0mmol/L（4mg/dl）时可引起低钙抽搐。在补液纠酸过程中，患儿因血游离钙浓度下降，出现手足抽搐，小儿可给0.5~1ml/kg加入10%葡萄糖50ml中静滴，每天1~2次；如患儿仍有抽搐应查血镁，如血镁小于0.75mmol/L，用25%硫酸镁每次0.1ml/kg，深部肌注，每6小时1次，症状缓解后停用。

（二）维持酸碱平衡

1. 纠正酸中毒

（1）代谢性酸中毒：轻度酸中毒，经病因治疗及机体自身代偿可自行恢复；对中、重度酸中毒患儿常首选碳酸氢钠，直接提供缓冲碱。5%碳酸氢钠5ml/kg，可提高血碳酸氢盐5mmol/L，补碱常用计算公式：应补碱性溶液(mmol)=（正常碳酸氢盐值一测得值）×0.3×体重(kg)或=（BE-3）×0.3×体重(kg)。5%碳酸氢盐1ml=0.6mmol碱性物质，一般可先按计算值的1/2量进行补充。

（2）呼吸性酸中毒：处理主要是治疗原发病、保持呼吸道通畅，必要时进行机械通气。

2. 纠正碱中毒

（1）代谢性碱中毒：主要是治疗原发病。应用生理盐水纠正脱水，恢复有效循环血量，同时补充氯化钾，经过肾脏代偿调节，多数可恢复；重症患儿(血pH大于7.60，HCO_3^-大于40mmol/L)可应用氯化铵，肝肾功能不全者忌用。用量：氯化铵(mmol)=(测得HCO_3^--22)×0.3×体重(kg)。给予计算值的半量，配成0.9%等渗液静滴(1mmol氯化铵为53.5mg);无检验条件，可给予0.9%氯化铵3ml/kg静滴，可降低HCO_3^-约1mmol;使用过程中注意观察临床症状及监测血气。但肝疾病忌胺时不用，此外氯化铵制剂供应减少，目前较少应用。儿科领域值得推荐的为盐酸精氨酸，每5g约含氯24mmol，一般认为副作用少。盐酸精氨酸的补充公式可按照：需补充25%盐酸精氯酸ml数=BE×0.8×0.3×体重，用1/2~2/3量。应用时可将25%盐酸精氨酸静脉点滴，根据血气结果使用1~2次/天。

（2）呼吸性碱中毒：主要是病因治疗，有抽搐者给予静脉缓慢注射10%葡萄糖酸钙0.5~1ml/kg。

（三）体温异常

体温过高时，可采用物理或药物降温，必要时采用冰毯。体温过低时，应注意复温治疗，若温度低于30℃时，应迅速脱去患儿衣物，并裹以温暖的干毛毯，可使用温水袋协助复温，常用温度为45℃，注意不能超过患者体温15℃，以免烫伤。ICU的复温措施包括使用40℃生理盐水进行胃、腹膜、膀胱或胸腔灌洗；采用加温湿化的氧气进行机械通气；静脉输注40℃生理盐水；血液净化或心肺转流术可根据低体温的程度应用。对低体温患儿，应谨慎使用上腔静脉系统的中心静脉通路，以避免刺激心房而致心律失常。

（四）呼吸及循环障碍

无论是接触还是摄入毒物，都应立即按以下ABC步骤进行复苏治疗。复苏措施最好在解毒或洗胃治疗之前实施。①气道和呼吸:对中毒患儿首要的救护措施是建立良好气道和保证足够的通气。如果出现气道梗阻或呼吸衰竭，行气管插管（最好使用带有气囊的插管）并实施机械通气；②循环:如果出现循环灌注不良或循环衰竭，应静脉输入20ml/kg的生理盐水，可重复使用直到患儿病情稳定，必要时使用血管活性药。

（五）对症及支持疗法

对严重中毒患儿，热量应尽量满足每天基础代谢的需要，胃肠不耐受或不足者可以用肠外营养。病情好转时尽早采用肠内营养，以保证全面的营养供给。出现脏器功能障碍时，给予相应的脏器支持治疗。

（六）对症处理

1．疼痛。刺激性或腐蚀性毒物中毒，由于中枢神经系统受到强烈的疼痛刺激，引发不良反应，故应及早应用镇痛剂，但对心脑及腹部疼痛应慎重。可根据疼痛程度不同选择非甾体类抗炎药及阿片类药物，如布洛芬、萘普生、吗啡、芬太尼等。

2．咳嗽①咳嗽剧烈时影响休息，甚至有出血危险时，应用镇咳剂，如喷托维林、咳美芬或磷酸可待因等；咳嗽剧烈伴有大量黏痰，不宜用镇咳剂，应以祛痰为主，可用溴己新、竹沥等；②雾化吸入排痰，可用生理盐水20ml，加糜蛋白酶2.5~5mg，适量加入抗生素，每天应用2~3次。亦可用2%碳酸氢钠溶液雾化吸入，降低黏痰吸附力，促进黏蛋白解聚，使痰液化而易咯出。刺激性气体引起的咳嗽，可用雾化消泡剂如二甲硅油（消泡净），每次用1%二甲硅油15~45ml超声雾化吸入，并可加入地塞米松、碳酸氢钠等一并吸入，对消除呼吸道内泡沫、改善通气、防治肺水肿有一定功效。

3．呕吐及腹泻。急性中毒时，由于有毒物质刺激胃肠道，或由于副交感神经受刺激，常可引起呕吐或腹泻。这种反应有利于毒物的排除，当毒物排除后，呕吐和腹泻自然减轻。但如果呕吐和腹泻过于剧烈或时间过久，则常引起脱水、酸中毒或发生循环衰竭等危急重症，必须及时处理。

（1）洗胃后，再食入或注入小量米汤或牛奶等，一般呕吐均可减轻。

（2）呕吐持续或加剧，可皮下或静脉注射硫酸阿托品，每次0.01mg/kg，一般每天不超过4次。亦可选用山莨菪碱(654-2)，肌注或静脉注射，小儿每次0.2~0.5mg/kg。盐酸氯丙嗪0.5~1mg/kg肌注。甲氧氯普胺（胃复安，灭吐灵）每次0.25~0.5mg/kg肌注。针刺疗法常选内关、足三里、中脘、胃腧等穴位。如呕吐停止，应小量多次供给易消化的流质食物，如豆浆、米汤、面糊、藕粉、牛奶等。同时适量补液及纠正酸碱失衡。

（3）毛果云香碱、毒扁豆碱等中毒因刺激副交感神经而引起的腹泻，可皮下注射硫酸阿托品(每次0.01mg/kg)。

（4）腹泻严重者，估计毒物已完全由胃肠道排出，则可选用以下止泻药。活性炭：5岁以下每次0.3g;5岁以上每次0.6g。思密达:小于1岁婴儿每天1袋，分3次服；1~2岁，每天1~2袋；2岁以上每天2~3袋。复方樟脑酊：每次0.04~0.06ml/kg。腹泻严重者，常伴有脱水、电解质及酸碱平衡失调，应根据具体情况进行纠正。

4. 震颤。盐酸苯海索(安坦):3个月~18岁，起始一天1~2mg，分1~2次服用，以后每3~7天增加一天1mg剂量，至最佳疗效且可耐受，分2~3次服用，最大量不超过一天2mg/kg;氢溴酸东莨菪碱每次0.006mg/kg，每天3次，青光眼患儿忌用；左旋多巴：5~6岁儿童开始3天，一天2次，一次50mg;之后一天2次，一次125mg;7~12岁，开始3天，一天2次，一次125mg;之后一天2次，一次250mg，饭后服，溃疡病、精神病及高血压患儿应慎用。

5. 强直。应用抗胆碱能药物，如东莨菪碱或盐酸苯海索（安坦），亦可选盐酸苯海拉明，2~4mg/(kg·d)，分4次口服。

6. 躁动。地西泮每次2.5~5mg口服，每天3次；静脉注射1~3分钟即可生效，小儿每次0.25~0.5mg/kg，幼儿1次不超过5mg，婴儿不超过2mg，24小时可重复应用2~4次；氯硝西泮每次0.02~0.1mg/kg，每天1~2次；苯巴比妥钠每次5~8mg/kg肌注；苯巴比妥每次0.5~2mg/kg口服，每天3次；10%水合氯醛溶液每次0.3~0.5ml/kg口服或灌肠。

七、护理

中毒是儿科常见急症，如不及时救治，会引起组织和器官功能性和器质性损害，甚至可危及生命。在中毒抢救过程中，护理的质量直接关系到中毒患儿的预后，十分重要。

1. 密切观察病情。密切观察患儿神志、肤色、瞳孔、气味、口腔黏膜及循环状态，进行生命体征监测，注意呼吸、心律、心率、血压的变化，判断中毒的程度。对于重症患儿要边检查边抢救，如中毒已危及生命，应立即配合医师首先进行抢救工作。

2. 详细记录出入液量。因洗胃、导泻、洗肠、利尿等处置措施能给患儿造成脱水、酸中毒和离子紊乱等，所以要根据出入液量间的差，及时适当地调整输液，保证患儿的有效循环。

3. 熟练掌握洗胃技术，及时清除毒源及毒物。把已经进入体内的毒物，尽快地通过各种不同的方式进行清除，以防止中毒进一步加深。将毒物或洗胃液收集进行检测。

4. 规范医疗护理操作。必须注意不使患儿遭受感染；发现感染迹象，立即应用抗感染药物。

5. 静脉用药。急诊入院患儿在5分钟内将静脉开通，输入10%葡萄糖溶液，以稀释体内毒素的浓度，利于排尿，促进毒物的排出；及时遵医嘱给予特效解毒、利尿药物，要求给药要及时、量要准确、方法和途径要正确，注意药物间的配伍禁忌，并详细观察和记录用药前、后的反应。

6. 心理护理。中毒患儿入院后所接受的处置大多数为侵害性处置，生疏的环境、强迫性洗胃、静脉输液、身边无父母等，都会给患儿造成心理上的恐慌，所以对于神志清的患儿，护士应加强心理护理。要用通俗易懂的语言，加强和患儿的沟通，讲解处置的必要性，增强患儿战胜疾病的信心。

7. 饮食。极轻症患儿可适当给予流质或半流质饮食，以冲淡体内毒物的浓度，能增加尿量，促进毒素排出体外；某些中毒患儿（如有机磷中毒）在洗胃后，应适时给予禁食，禁食时间可根据病情而定，一般为1~2天，以减缓胃肠蠕动，减慢身体对少量残留毒素的吸收。

8．健康教育。安全教育和安全措施十分重要，多数患儿在中毒后有躁动不安的表现，对于此类患儿，护士在抢救生命的过程中，要保证患儿的安全，在离开床边时，及时使用床栏、用约束带约束四肢的活动，以防止坠床及碰伤的发生。向患儿及其家长宣教科普知识，使其了解和掌握与人们生活相关的医学知识和生活常识；家长应妥善保管好各种药物、消毒剂、杀虫剂等对人体有毒副作用的物品；加强对儿童的看管及相关知识的教育，培养患儿的自识能力；正确引导和加强儿童素质教育。

第六章　儿外科医患沟通的健康宣教

第一节　小儿择期常规手术的健康宣教

一、术前

1.完善术前相关检查（胸片、心电图、凝血常规、乙肝五项、三抗体检查、肝功、血型）；（血常规、B超由门诊完成）。

2.术前应预防感冒，出现体温高、咳嗽有痰者不适宜行手术。腹泻严重者也不适宜行手术。

3.通知禁食水时间：抽血前4~6小时；术前8小时。

4.术区准备：术前日晚清洁术区皮肤，根据病人情况备皮；术日手术前给予术区划线（确定手术部位即左、右）。

5.术前签字：手术同意书、麻醉同意书等。

二、术后

1.全麻后护理常规：严密监测生命体征，术后2~3h禁食水，头偏向一侧，吸氧、监护。（如遇监护仪报警，或患儿呼吸急促或缓慢或是测血氧饱和度的探头脱落）。

2.饮食：术后2~3h患儿意识清醒后试饮水（由护士陪同），如无呛咳、恶心、呕吐等不适症状可试进食。进食原则：清淡易消化饮食，少食多餐。

3.体温：患儿术后3日内可出现体温升高现象，称术后吸收热。一般患儿多饮食症状可自行缓解，如体温大于38.5℃，可通知医生给予药物治疗。

4.保持刀口敷料清洁，避免尿液污染。

5.术后平卧一周，三个月内避免剧烈活动。多饮水，多吃水果、蔬菜，保持大便通畅。防止因腹内压增高引起复发。（斜疝、鞘膜积液、隐睾）。

6.防跌倒、防坠床、防压疮。

7.预防感冒注意事项。

第二节　小儿阑尾炎的健康宣教

你好，这是一份关于小儿阑尾炎的相关知识，希望您阅读后对您有所帮助！若有疑问，请随时向负责您的医生及护士咨询。

一、请您了解疾病基本概况

1.什么是阑尾炎？

阑尾炎是指阑尾由于多种因素而形成的炎性改变。

2.阑尾炎的发病年龄？

以5岁以上的儿童多见。发病率虽较成人低，但病势较成人严重。弥漫性膜炎的并发率和阑尾穿孔率高，甚至致死，因此必须重视。

3.阑尾炎的病因

引起小儿急性阑尾炎的原因仍不明确，是多方面的，主要为阑尾腔梗阻、细菌感染、血流障碍及神经反射等因素相互作用、相互影响的结果。

发病原因较复杂，目前只了解与因素有关：

1.细菌感染

细菌经损伤的黏膜及血循环达到阑尾，引起急性炎症。如上感、咽峡炎、扁桃体炎等。小儿上呼吸道感染、扁桃腺炎等使阑尾壁反应性肥厚，血流受阻，也会成为阑尾炎的诱因。

2.阑尾腔梗阻

粪石、异物(果核、蛔虫)、阑尾扭曲、管腔瘢痕狭窄等阑尾腔梗阻，使分泌物滞留导致腔内压力增高，阑尾壁血管循环障碍，有利于细菌侵入，细菌繁殖，这也是引发急性阑尾炎的较常见原因。阑尾腔如长时间被阻塞就会引起阑尾本身的血液循环障碍，导致组织缺血，从而引发阑尾坏死穿孔。

3.神经反射

小儿受凉、腹泻、胃肠道功能紊乱等原因引起肠道内细菌侵入阑尾，引起阑尾发炎；胃肠道功能发生障碍时，常伴有阑尾血管和肌肉反射痉挛，使阑尾腔发生梗阻及血运障碍引起炎症。

4.阑尾炎的临床表现

（1）发热：体温多在37.5~38.5℃，可高达39~40℃，幼儿体温中枢不稳定和炎症反应剧烈，甚至会出现寒战、高热、抽搐、惊厥等症状。

（2）腹痛：由于病史询问和叙述困难，常得不到典型的转移性腹痛的病史，腹痛范围较广泛，且有时腹痛不是首发症状。持续性腹痛，开始于上腹或脐周围，数小时后转移至右下腹部。阑尾腔阻塞时，伴有阵发性腹痛加重。

（3）消化道症状：呕吐常为首发症状，呕吐程度较重，持续时间也长，可因大量呕吐，不能进食而产生脱水和酸中毒。肠道炎症刺激肠蠕动过快会引起腹泻，大便秘结者少见。阑尾穿孔后可见便频、里急后重等直肠刺激症状。

（4）压痛和肌紧张：压痛点多在麦氏点上方。反复检查可发现右下腹有明显压痛，婴幼儿盲肠位置高和活动性大，其压痛点偏内上方，小儿腹壁薄，又欠合作，不易判断有无肌紧张。小儿会出现不愿活动，喜右侧屈膝卧位，走路时腰部屈曲。

5.阑尾炎的病理分型

分为：单纯性阑尾炎、化脓性阑尾炎、坏疽穿孔性阑尾炎、阑尾周围脓肿四型。

6.阑尾炎术后可能会出现哪些并发症？

（1）切口感染：术后3~5日体温持续升高或下降后又升高，病人感觉伤口疼痛，切口周围皮肤有红肿触痛，则提示有切口感染。

（2）腹腔内出血：病人表现面色苍白、伴腹痛、腹胀、脉速、出冷汗，有血压下降等休克症状，必须立即平卧，镇静，氧气吸入，静脉输液，同时抽血作血型鉴定及交叉配血，准备手术止血。

（3）腹腔残余脓肿：病人表现术后持续高烧，感觉腹痛，腹胀，有里急后重感，进而出现中毒症状。

（4）肠粘连：轻者可无任何不适感觉，或者偶尔在进食后出现轻微的腹痛、腹胀等。重者可经常伴有腹痛、腹胀、排气不畅、嗳气、大便干燥，腹内有气块乱窜，甚至引发不全梗阻。

7.阑尾炎肠粘连、肠梗阻并发症的预防

术后6小时告知患儿下床活动，以利于患儿肠功能的恢复，白天一定多鼓励患儿要多下床活动。

8.阑尾炎的治疗方法

保守治疗。

手术：开腹、腹腔镜。

9.什么是腹腔镜阑尾切除术？

腹腔镜阑尾切除术是现代侵入性最小的手术。它创伤小、痛苦轻、恢复快，是安全可靠的阑尾切除方法。手术一般在腹部切三个1厘米的小切口，将腹腔镜与电视摄像系统连接，通过监视器荧光屏观察腹腔内情况，进行分离及切除阑尾的手术操作，最后阑尾可通过腹部小切口拉出体外。

10.腹腔镜只适用于:急性单纯性阑尾炎，慢性阑尾炎。

11.腹腔镜阑尾切除术的并发症：

（1）穿刺孔的感染：刀口不愈合，通过换药可愈合。

（2）术后出血：行B超或腹腔穿刺观察出血量，必要时行手术治疗。

（3）周围脏器损伤:如操作不慎，伤到小肠电刀烧伤，根据出血情况可能改变手术方式。

（4）阑尾残端瘘：比较罕见。一般发生于术后3~12天。持续发热、腹胀、刀口迁延不愈合或者引流管内有粪汁流出。

二、入院时需要准备哪些?

1.请准备好疾病相关病历，检查结果。

2.有医保、新农合患儿请携带父母一方身份证、医疗证、户口本或出生证明。

3.患儿常用生活用品（衣服、奶瓶、奶粉、暖瓶、尿布等）。

4.医院提供被服及病员服。

三、了解你关心的几个问题

1.术前应注意哪些?

（1）常规检查项目包括：血常规、凝血常规、乙肝五项、三抗体检查、血生化、血型、B超、心电图。

（2）手术前患儿应禁食水，在护士为孩子留置胃管后，应防止胃管脱落或被孩子拔出，防止二次插管给孩子造成痛苦。

（3）观察孩子的腹痛、恶心、呕吐情况。如疼痛加剧应立即通知医务人员。

（4）如孩子体温高38.5℃，通知医生，给孩子用退热药物。

2.手术后还应该注意哪些问题？

（1）术后心电监护、吸氧。家长观察孩子的呼吸是否平稳、嘴唇有无青紫、输液是否通畅、吸氧管有无脱落、监护仪有无报警。

（2）保持孩子刀口清洁，防止尿液污染，引起刀口感染。

（3）根据手术情况给予患儿腹带外固定，目的是保护刀口预防腹压过大刀口裂开，家长应观察腹带的松紧度，应进一指的宽度，如过紧会影响患儿呼吸，过送就不起固定的作用。

（4）术后6小时就要下床活动，预防肠粘连肠梗阻。

（5）患儿下床活动时要注意胃管和腹腔引流管的位置放于患儿屁股与膝盖之间的高度，勿牵拉勿折。

（6）拔出胃管应按照护士的饮食指导给予孩子清淡易消化饮食。孩子的进食顺序为水-米汤-面条-米饭的顺序；就是一个慢慢添加的过程。第一次试饮水不要超过50ml，观察一小时如无腹胀恶心呕吐应少食多餐，可间隔2~3小时进食一次。

3.孩子体温高怎么办？

手术后吸收热是由于外科手术破坏，组织的分解产物及局部渗液、渗血吸收后出现的反应。一般表现为在术后三天内无感染条件下傍晚体温升高，但低于38.5℃，三日后自行恢复。如体温超过38.5℃降温后又发热可考虑，刀口感染、引流管不畅、呼吸道感染，应立即告知护士。化脓性阑尾炎的患儿术后体温可能体温会不稳定，因为腹腔还会有少量脓液需要引流消炎治疗。

4.阑尾炎术后饮食指导

一般孩子的饮食护士告诉您可以进食的食物种类及量，不要自主改变孩子的饮食，以免饮食不当给孩子带来痛苦。

进食原则：清淡易消化饮食，避免辛辣、刺激、生冷食物。

进食顺序：全流质饮食—半流质饮食—软质饮食—普通饮食。

全流质饮食：全流质饮食的种类包括：米汤、面汤、藕粉、奶粉等。一般孩子术后第一次进食为水，喝水的量为平时水量的1/3。间隔2~3小时可喝水一次，如孩子没有恶心、呕吐、腹胀情况第二日改进食清流质饮食，即米汤、面汤等，进食的量为平时饭量的1/3，间隔2~3小时。饭后应下床活动，避免饭后睡觉。

半流质饮食：面条、馄饨皮、蛋花汤、豆腐脑等。

四、阑尾炎出院后应该注意什么？

1.术后近期内避免剧烈活动，特别是增加腹压的活动，防止形成切口疝。

2.出院后如体温＞38℃，伤口红肿，有异味，疼痛感，肛门停在排气排便，应及时到医院就诊。

3.饮食：鼓励病人摄入营养丰富齐全的食物，饮食种类及量应循序渐进，避免暴饮暴食；注意饮食卫生，避免进食不洁食品，多以清淡及高维生素、高热量、高蛋白的食物为主。如鱼汤、牛奶、馒头、米饭、面条、排骨汤、各种蔬菜水果。

4.术后1~3个月门诊随访一次，了解康复过程及切口愈合情况。孩子出院后，若出现腹痛、腹胀等不适，应及时就诊。

五、如何预防小儿阑尾炎?

由于小儿急性阑尾炎的致病原因尚不明确，为了尽量避免宝宝患上阑尾炎，妈妈可以从以下几个方面来注意：

1.饮食：养成饮食习惯，注意饮食卫生，饭前、便后洗手。均衡饮食，不要暴饮暴食。饮食引导宝宝形成良好的习惯。

2.锻炼：加强锻炼，增强小儿体质，预防麻疹、上呼吸道感染、急性扁桃体炎；等疾病。

3.日常活动：不要边玩边吃，避免饭后立即进行剧烈运动。活动不要让宝宝饭后马上进行蹦跳、奔跑等剧烈运动。

第三节　肱骨髁上骨折的健康宣教

你好，这是一份关于骨折的相关知识，希望您阅读后对您有所帮助！若有疑问，请随时向负责您的医生及护士咨询。

一、请您了解疾病基本概况

1.什么是肱骨髁上骨折?

肱骨髁上骨折指肱骨远端内外髁上方的骨折。

2.导致骨折的原因?

（1）直接暴力：直接撞击。

（2）间接暴力：突然跪倒、坠床。

3.肱骨髁上骨折的临床表现：

伤后肘关节局部不能活动，肿胀明显。

以疼痛、肿胀、青紫、功能障碍、畸形及骨擦音等为主要表现的疾病。

4.并发症

（1）缺血性挛缩。是肱骨髁上骨折常见而严重的并发症。其早期症状家长应观察患儿有无剧烈疼痛，桡动脉搏动消失或减弱，末梢循环不良，手部皮肤苍白发凉，被动伸直屈曲手指时引起剧痛等。应立即将肘伸直，松解固定物及敷料，经短时间观察后血运无改善者，应及时探查肱动脉。前臂肿胀加重，骨筋膜间室压力高者，应切开骨筋膜室减压。

（2）肘内翻。是常见的髁上骨折晚期畸形，发生率达30%。在整复骨折复位后1周，拍X线正位片，根据骨痂在骨折端内、外分布情况预测肘内翻发生与否。肘内翻并不影响肘关节的伸屈活动，但影响外观及患者心理。畸形超过20°以上，伤后1~2年畸形稳定则可行肱骨髁上外侧楔形截骨术矫正。

（3）肘外翻。很少发生，可见于肱骨外髁骨折复位不良病例。严重时引起尺神经炎，应及早行神经前移或截骨矫正术。

（4）神经损伤。正中神经较多见，桡神经及尺桡神经少见，主要因局部压迫、牵扯或挫伤，断裂者少见。随着骨折整复大多数于伤后数周内可自行恢复，若伤后8周仍无恢复，可考虑手术探查并做适当处理。

（5）骨化肌炎。在功能恢复期，强力被动伸屈肘关节，可导致关节周围出现大量骨化块，致使关节又肿胀，主动屈伸活动逐渐减少。遇此种情况，应制动数周，以后再重新开始主动练习关节屈伸活动。在儿童很少有手术切除增生骨性组织的必要。

5.治疗方式

保守治疗：手法牵引复位石膏外固定。

手术：切开整复术钛针内固定加石膏外固定术。

二、了解你关心的几个问题

1.术前应注意哪些？

（1）检查项目包括：血常规、凝血常规、乙肝五项、三抗体检查、血型、心电图、放射，完善术前准备。

（2）术前禁食水6~8小时，以防止因误吸导致的麻醉意外。

（3）受伤侧肢体抬高制动，防止孩子的二次损伤。

（4）密切观察孩子受伤侧肢体末梢血液循环情况，即：指（趾）端皮肤温度、颜色及肿胀情况。如有异常及时通知医务人员。

（5）患儿如需急症手术应给予胃肠减压。

2.术后注意哪些？

（1）术后心电监护、吸氧。家长观察孩子的呼吸是否平稳、嘴唇有无青紫、输液是否通畅、吸氧管有无脱落、监护仪有无报警。

（2）保持孩子刀口清洁干燥。

（3）家长应密切观察伤肢情况，包括皮温、皮肤颜色、感觉、动脉搏动、肿胀疼痛等，如哭闹不止，应仔细检查伤肢情况，如有异时告知医生调整固定。

（4）家长鼓励患儿多做手指握拳运动。

2.手术后应该如何进食？

手术后4~6小时后给孩子试饮水（在护士指导下），如无恶心、呕吐、呛咳，半小时后给孩子清淡易消化饮食，如：米粥、面条等。第二天饮食无禁忌，尽量给予高营养含膳食纤维丰富饮食，如各类骨头汤、芹菜、菠菜等。

三、受伤肢体应该注意哪些问题？

密切观察孩子受伤侧肢体末梢血液循环情况，即：指（趾）端皮肤温度、颜色及肿胀情况。如有异常及时通知医务人员。

四、上肢骨折的孩子如何下床活动？

上肢骨折孩子下床活动时应给予三角巾固定（方巾），防止孩子受伤肢体悬空，避免碰撞受伤肢体。悬吊的位置应在胸前区跟心脏齐平的位置。

五、出院后的注意事项

（1）骨折患儿出院后应按医生要求定期复诊。患肢避免碰撞，以免发生二次骨折。

（2）指导患儿进行功能锻炼，从远端关节开始，握拳、伸指、抓物、腕关节屈伸及耸肩活动。拆除固定后练习肘关节屈伸活动，注意循序。

（3）术后一个月复查拍片子，给予石膏拆除加拔出克氏针。

第四节　小儿腹股沟斜疝、鞘膜积液、隐睾的健康宣教

你好，这是一份关于小儿腹股沟斜疝、鞘膜积液、隐睾的相关知识，希望您阅读后对您有所帮助！若有疑问，请随时向负责您的医生及护士咨询。

一、腹股沟斜疝的基本概况

1.什么是腹股沟斜疝？

凡疝囊从腹壁下动脉外侧的内环突出，向内、向下、向前斜行经过腹股沟管，再穿出皮下环并可进入阴囊者称为腹股沟斜疝。

2.小儿腹股沟斜疝病因

小儿腹股沟斜疝多因胚胎期睾丸下降过程中腹膜鞘状突未能闭塞所致，新生儿期即可发病，是一种先天性疾病。男性多见，右侧较左侧多2~3倍，双侧者少见，约占5%~10%，为小儿外科常见的疾病之一。

3.小儿腹股沟斜疝临床表现

腹股沟区出现可复性肿块，站立或负重时出现，平卧休息或用手推送，肿块可回纳腹腔。

4.治疗方法

手术（患儿年龄大于一岁或者经常掉入阴囊难以复位的）。

5.小儿腹股沟斜疝常见的并发症

疝气复发、刀口感染。家长观察刀口出现红肿热痛。

6.怎样预防并发症

（1）术后需卧床一周，3个月避免剧烈活动，保持大便通畅，减少哭闹，避免腹压增大的因素如咳嗽。

（2）术后保持刀口清洁干燥预防刀口感染。

二、鞘膜积液的基本概况

1.什么是鞘膜积液？

正常睾丸鞘膜囊内有少量液体（2~3ml），供滑润、保护睾丸用，如果液体过多即为鞘膜积水。

2.鞘膜积液的病因

鞘膜积液是由于腹鞘膜突在出生前后未能闭合而形成的一个鞘膜腔，它导致液体的积聚、扩张而形成梨形的腔囊。

3.鞘膜积液的临床表现

表现为腹股沟或阴囊一侧或两侧出现肿块。大小变化不明显，如果未闭鞘突管口

径较粗，晨起可见肿块缩小，天热时阴囊下垂故包块明显，天冷时阴囊收缩故包块不明显。

新生儿鞘膜积液相当常见，可能由于出生后鞘突管继续发生闭塞，部分病例可逐渐自行消退。部分先天性鞘膜积液患者因鞘膜腔与腹膜腔有相通的管道而形成交通型的鞘膜积液，表现为液体能随体位的改变从鞘膜腔来回流动，临床常出现阴囊时大时小的变化。

4.治疗方法

手术。

5.鞘膜积液的并发症

刀口感染、复发。家长观察刀口出现红肿热痛。

6.怎样预防并发症

（1）术后需卧床一周，3个月避免剧烈活动，保持大便通畅，减少哭闹，避免腹压增大的因素如咳嗽。

（2）术后保持刀口清洁干燥预防刀口感染。

三、隐睾症的基本概况

1.什么是隐睾症？

隐睾是指男婴出生后单侧或双侧睾丸未降至阴囊，而停留在其正常下降过程中的任何一处。也就是说阴囊内没有睾丸或仅有一侧有睾丸。大多数患者没有症状。

2.隐睾症的病因

（1）先天性解剖上的障碍，如纤维带阻碍睾丸下降、精索过短等。

（2）内分泌障碍，多致双侧隐睾。

3.隐睾症的临床表现

一般发现一侧或双侧阴囊空虚，体检未发现睾丸，有时在在腹股沟区可触及包块，压迫有酸痛感。

4.治疗方法

手术。

5.隐睾术后并发症

刀口感染，家长观察刀口出现红肿热痛。

睾丸未下降到阴囊。

6.怎样预防并发症

（1）术后需卧床一周，3个月避免剧烈活动，保持大便通畅，减少哭闹，避免腹压增大的因素如咳嗽。

（2）术后保持刀口清洁干燥预防刀口感染。

四、了解你关心的几个问题

1.术前应注意哪些？

（1）入院当天孩子晚12点后禁食水，明晨采取空腹血。

常规检查项目包括：血常规、凝血常规、乙肝五项、三抗体检查、肝功、心电图、胸片。

（2）避免孩子出现感冒、发烧、咳嗽、流涕现象，以免影响手术。

（3）多进食水果蔬菜，保持大便通畅。

2.手术后注意哪些？

（1）全麻后护理常规：严密监测生命体征，术后2~3h禁食水，头偏向一侧，吸氧、监护。家长观察孩子的呼吸是否平稳、嘴唇有无青紫、输液是否通畅、吸氧管有无脱落、监护仪有无报警（如遇监护仪报警，或患儿呼吸急促或缓慢或是测血氧饱和度的探头脱落）。

（2）饮食：术后2~3h患儿意识清醒后试饮水（由护士陪同），如无呛咳、恶心、呕吐等不适症状可试进食。进食原则：清淡易消化饮食，少食多餐。

（3）体温：患儿术后3日内可出现体温升高现象，称术后吸收热。一般患儿多饮食症状可自行缓解，如体温大于38.5℃，可通知医生给予药物治疗。

（4）保持刀口敷料清洁，避免尿液污染。

（5）术后平卧一周，三个月内避免剧烈活动。多饮水，多吃水果、蔬菜，保持大便通畅。防止因腹内压增高引起复发。（斜疝、鞘膜积液、隐睾）。

（6）防跌倒、防坠床、防压疮。

（7）预防感冒注意事项。

3.孩子手术后体温高怎么办？

手术后吸收热是由于外科手术破坏，组织的分解产物及局部渗液、渗血吸收后出现的反应。一般表现为在术后三天内无感染条件下傍晚体温升高，但低于38.5℃，多饮水三日后自行恢复。如体温超过38.5℃降温后又发热可考虑，刀口感染、引流管不畅、呼吸道感染，应立即告知护士。

4.孩子手术后多久可以下床活动？

手术后孩子应平躺1周，待拆除刀口缝线后可以下床活动，3月内避免剧烈运动，如跑、跳等，学龄期儿童应避免上体育课。

5.孩子手术后还应注意哪些问题？

（1）保持刀口敷料清洁、干燥，防止尿液污染。

（2）避免感冒，防止因咳嗽、便秘等造成腹部压力增大，引起复发。

五、出院后的注意事项

1.保持刀口敷料清洁、干燥，防止尿液污染。

2.刀口7天拆线。

3.避免感冒、咳嗽、便秘等引起腹压增大因素，防止刀口复发。

4.如再次出现腹股沟区肿物，应及时就诊。

第五节　尿道下裂的健康宣教

你好，这是一份关于尿道下裂的相关知识，希望您阅读后对您有所帮助！若有疑问，请随时向负责您的医生及护士咨询。

一、请您了解疾病基本概况

1.什么是尿道下裂？

尿道下裂是指前尿道发育不全而导致尿道开口达不到正常位置的泌尿系统常见畸形，即尿道口可能出现在正常尿道口近端至会阴部之间，如异位于阴茎腹侧、阴囊或会阴部，多并发阴茎下弯。

2.尿道下裂的病因

（1）胎儿睾丸雄激素的产生异常。

（2）发育中外生殖器的靶组织对雄激素的敏感性受限。

（3）由于胎儿睾丸Leydig细胞的过早退化而引起雄激素刺激的过早终止。

3.尿道下裂的临床表现

（1）异位尿道口：尿道口可出现在正常尿道口近端到会阴尿道部的任何部分。部分尿道口有狭窄，其远端为尿道板。

（2）阴茎下弯：阴茎向腹侧弯曲。尿道下裂伴有明显阴茎下弯的只占35%，而且多为轻度下弯。按阴茎头与阴茎体纵轴之间的夹角将阴茎下弯分为轻度（35°）。后两者在成年后性交困难。导致阴茎下弯的主要原因为尿道板纤维组织增生、阴茎体尿道腹侧皮下组织各层缺乏、阴茎海绵体背腹两侧不对称。

（3）包皮异常分布：阴茎头腹侧包皮未能在中线融合，故呈V形缺损，包皮系带缺如、全部包皮转移至阴茎头背侧呈帽状堆积。

4.小儿尿道下裂术后并发症

尿道口狭窄、伤口感染、尿瘘、尿道感染。

5.怎样预防术后尿道感染

患儿家长应多鼓励患儿多饮水，勿牵拉尿管。

6.治疗方式

手术。

二、入院时需要准备哪些？

1.请准备好疾病相关病历，检查结果。

2.有医保、新农合患儿请携带父母一方身份证、医疗证、户口本或出生证明。

3.患儿常用生活用品（衣服、奶瓶、奶粉、暖瓶、尿布等）。

4.医院提供被服及病员服。

三、了解你关心的几个问题

1.术前应注意哪些？

（1）常规检查项目包括：血常规、凝血常规、乙肝五项、三抗体检查、肝功、血型、心电图、胸片。入院当天孩子晚12点后禁食水，明晨采取空腹血。

（2）避免孩子出现感冒、发烧、咳嗽、流涕现象，以免影响手术。

（3）保持外阴部清洁，术前一晚应用肥皂清洗。

2.术后应该注意哪些问题？

（1）术后心电监护、吸氧。家长观察孩子的呼吸是否平稳、嘴唇有无青紫、输液是否通畅、吸氧管有无脱落、监护仪有无报警。

（2）手术后4~6小时后给孩子试饮水（在护士指导下），如无恶心、呕吐、呛咳，半小时后给孩子清淡易消化饮食，如：米粥、面条等。第二天饮食无禁忌，尽量给予营养丰富含膳食纤维丰富饮食，如香蕉、苹果、绿叶蔬菜防止孩子大便干燥。

（3）保持尿管引流通畅，防止挤压、扭曲、折叠尿管。多饮水，防止尿管堵塞，避免尿道感染。

（4）家长鼓励患儿翻身查看臀部皮肤有无压红。

3.孩子体温高怎么办？

手术后吸收热是由于外科手术破坏，组织的分解产物及局部渗液、渗血吸收后出现的反应。一般表现为在术后三天内无感染条件下傍晚体温升高，但低于38.5℃，三日后自行恢复。如体温超过38.5℃降温后又发热可考虑，刀口感染、引流管不畅、呼吸道感染，应立即告知护士。

四、出院后的注意事项

1.注意休息，避免剧烈活动。

2.加强营养，多食高蛋白（鱼肉类）富含维生素（蔬菜水果等）的食物。

第六节　肠套叠的健康宣教

一、请您了解疾病基本概况

1.什么是肠套叠？

肠套叠是指一段肠管套入与其相连的肠腔内，并导致肠内容物通过障碍。

2.肠套叠的发病年龄

肠套叠是婴儿期一种特有疾病，以4~10个月婴儿多见，2岁以后随年龄增长发病逐年减少。男女之比为2~3：1。

3.肠套叠的病因及诱发因素

急性肠套叠病因尚不清楚，可能与下列因素有关：多见于肥胖健壮的2岁以内婴幼儿，为突然发病。

1.饮食改变：生后4~10个月，正是添加辅食及增加乳量的时期，也是肠套叠发病高峰期。由于婴儿肠道不能立即适应所改变食物的刺激，导致肠道功能紊乱，引起肠套叠。

2.回盲部解剖因素：婴儿期回盲部游动性大，回盲瓣过度肥厚，小肠系膜相对较长，新生儿回肠盲肠直径比值1：1.43，而成人为1：2.5，提示回肠盲肠发育速度不同。婴儿90%回肠瓣呈唇样凸入盲肠，长达1cm以上，加上该区淋巴组织丰富，受炎症或食物刺激后易引起充血、水肿、肥厚，肠蠕动易将回盲瓣向前推移，并牵拉肠管形成套叠。

3.病毒感染：急性肠套叠与肠道内腺病毒、轮状病毒感染有关。

4.肠痉挛及自主神经失调：由于各种食物、炎症、腹泻、细菌毒素等刺激肠道产生痉挛，使肠蠕动功能节律紊乱或逆蠕动而引起肠套叠。也有人提出由于婴幼儿交感神经发育迟缓，自主神经系统活动失调引起套叠。

5.遗传因素：临床上发现有些肠套叠患者有家族发病史。

4.肠套叠的临床表现

（1）阵发性哭闹：常见既往健康肥胖的婴儿，突然出现阵发性有规律的哭闹，持续约10~20分钟，伴有手足乱动、面色苍白、拒食、异常痛苦表现，然后有5~10分钟或更长时间的暂时安静，如此反复发作。

（2）呕吐：初为奶汁及乳块或其他食物，以后转为胆汁样物，1~2天后转为带臭味的肠内容物，提示病情严重。

（3）腹部包块：在2次哭闹的间歇期检查腹部，可在右上腹肝下触及腊肠样、稍活动并有轻压痛的包块，右下腹一般有空虚感，肿块可沿结肠移动。

（4）果酱样血便：婴儿肠套叠发生血便者达80%以上。家长往往以血便为首要症状就诊，多在发病后6~12小时排血便，早者在发病后3~4小时即可出现，为稀薄黏液或胶冻样果酱色血便，数小时后可重复排出。便血原因是肠套叠时，肠系膜被嵌入在肠壁间，发生血液循环障碍而引起黏膜出血、水肿与肠黏液混合在一起而形成暗紫色胶冻样液体。

（5）全身状况：依就诊早晚而异，早期除面色苍白，烦躁不安外，营养状况良好。晚期患儿可有脱水表现嘴唇干燥，电解质紊乱，孩子精神萎靡不振、嗜睡、反应迟钝。发生肠坏死时，有腹膜炎表现，可出现中毒性休克等症状。

5.小儿肠套叠如不及时治疗会怎样？

会发生肠管嵌顿坏死、穿孔、腹膜炎感染甚至休克危及患儿生命。

6.肠套叠的治疗方式

保守治疗：空气灌肠。

手术治疗。

7.肠套叠并发症

（1）穿孔是空气灌肠最危险的并发症。患儿会出现脸上苍白呼吸急促、烦躁不安、腹部严重、频繁呕吐。应立即行手术。

（2）手术后的并发症：刀口感染、刀口裂开、肠瘘、再次发生肠套叠等。患儿刀口感染会出现发热、刀口疼痛、腹胀、恶心呕吐。

8.发生肠套叠后紧急处理办法

宝宝发生肠套叠以后，要立即送医院治疗。否则，便会贻误病情，被套叠部分的肠壁血液循环受到阻碍，使肠壁发生坏死、穿孔，导致腹膜炎，甚至死亡。因此，如果一个健康的婴幼儿突然出现不明原因的阵发性哭闹、面色苍白、出冷汗、精神不振时，应想到是否有可能会得肠套叠。

二、入院时需要准备哪些？

1.请准备好疾病相关病历，检查结果。

2.有医保、新农合患儿请携带父母一方身份证、医疗证、户口本或出生证明。

3.患儿常用生活用品（衣服、奶瓶、奶粉、暖瓶、尿布等）。

4.医院提供被服及病员服。

三、了解你关心的几个问题

1.术前应注意哪些？

（1）常规检查项目包括：血常规、凝血常规、乙肝五项、三抗体检查、血生化、血型、B超、心电图，完善术前准备。

（2）手术前患儿应禁食水，在护士为孩子留置胃管后，应防止胃管脱落或被孩子拔出，防止二次插管给孩子造成痛苦。

（3）观察孩子的腹痛、恶心、呕吐情况。

（4）如孩子体温高38.5℃，通知医生，给孩子用退热药物。

2.留置胃管应注意哪些问题？

防止胃管、挤压、扭曲、拖出，保持引流通畅，以利于孩子病情恢复。

3.孩子体温高怎么办？

手术后吸收热是由于外科手术破坏，组织的分解产物及局部渗液、渗血吸收后出现的反应。一般表现为在术后三天内无感染条件下傍晚体温升高，但低于38.5℃，三日后自行恢复。如体温超过38.5℃降温后又发热可考虑，刀口感染、引流管不畅、呼吸道感染，应立即告知护士。

4.手术后还应该注意哪些问题？

（1）术后心电监护、吸氧。家长观察孩子的呼吸是否平稳、嘴唇有无青紫、输液是否通畅、吸氧管有无脱落、监护仪有无报警。

（2）保持孩子刀口清洁，防止尿液污染，引起刀口感染。

（3）术后给予患儿腹带外固定，目的是保护刀口预防腹压过大刀口裂开，家长应观察腹带的松紧度，应进一指的宽度，如过紧会影响患儿呼吸，过送就不起固定的作用。

（4）很多家长问能否抱起孩子，只要孩子舒服不哭闹横抱竖抱都可以。

（5）拔出胃管应按照护士的饮食指导给予孩子清淡易消化饮食。孩子的进食顺序为水—米汤—面条—米饭的顺序；就是一个慢慢添加的过程。第一次试饮水不要超过50ml，观察一小时如无腹胀恶心呕吐应少食多餐，可间隔2~3小时进食一次。

5.出院后的注意事项

（1）术后一个月内避免剧烈活动，防止刀口裂开。

（2）保持伤口清洁干燥，必要时回院换药，拆线后贴的敷料两日就可以揭掉。

（3）给予患儿清淡饮食。如配方奶、母乳、米粥等。

（4）两周门诊复查，如有异常随时就诊。

6.预防小儿肠套叠的方法

（1）平时要注意科学喂养，不要过饥过饱。

（2）添加辅食品要循序渐进，不要操之过急。要注意气候的变化，随时增减衣服。

（3）不擅自滥用驱虫药，避免各种容易诱发肠蠕动紊乱的不良因素。

（4）曾经患过肠套叠的婴幼儿，如遇不良因素作用，还有可能旧病复发。因此家长如发现孩子又出现阵发性哭吵、呕吐、烦躁不安等症状，应及时带孩子去医院就诊，千万不可大意。

第七节　小儿多指畸形健康宣教

1.什么是多指畸形？

先天性并指畸形是一种常见的手部畸形，可伴有手部或其他部位某些畸形，也可能是某个综合征的一部分。常在双侧同时发生，呈对称性。以发生在中环指间者最多见，有时可有3个、4个或全部手指并指。并指程度深浅不一，有的仅在指根部并指，表现为指蹼短浅；有的为全指并指，相邻手指完全连在一起。根据并联的组织不同，又可分为软组织并指和骨性并指，以前者多见。

2.什么原因造成多指畸形？

原因未明，部分病例为遗传因素，且有隔代遗传现象。环境因素对胚胎发育过程中的影响，如某些药物、病毒性感染、外伤、放射性物质的刺激等，特别是近代工业的污染，都可成为致畸因素。肢芽胚基分化早期受损害，是导致多指畸形的重要原因。拇指多指畸形即是由于外胚层顶脊的发育异常，拇指侧顶向近位延长及其退缩迟缓所致。

3.临床表现

多指畸形一目了然，多数可在分娩时发现而诊断，在组织的重复现象中包括多指症和镜手。

多生的手指可以是单个或多个、或双侧多指。

多指畸形分为桡侧多指、中央多指及尺侧多指三类，以桡侧多指最为多见，其次是尺侧多指，而中央多指很少见。

多生的手指可发生在手指末节、近节指骨，与正常指骨或掌骨相连，也可发生在掌指关节、指间关节的一侧。

有的多指可以是某个手指重复发育的结果，有相应的掌骨多生，形成一手六指、甚至重手畸形，但较少见。多指的外形和结构差异很大，可以仅是皮蒂相连的皮赘直到一个完全的手指，甚至难于分辨正常指与多指，以致造成手术决定留舍方面的困难。多指生长的角度也各不相同，有的多指与手的桡侧或尺侧缘呈直角。多指畸形可单独存在，或与并指等畸形同时存在，如复拇指畸形；也有的多余3或4个手指，形成"镜影手"畸形。尺侧多指可伴有多种其他畸形，如并指、三节指骨拇指、脊柱畸形、指甲发育不良等。中央多指多伴有并指畸形，双侧性多见，命名为多指并指，中央多指并指常属于分裂手畸形的一种。

4.治疗方式

手术。

5.家长最关注的是何时进行多指切除？

对仅以狭长的皮蒂与正常手指相连的赘生指，简单切除即可，出生后即可进行；对简单型多指，特别是尺侧多指，出生后3~6个月手术较好；对有严重畸形、组织缺损的复杂多指，可借助显微外科技术，在1岁后行多指切除，进行组织移植或移位等手术重建功能，并定期复查直至发育停止期。掌、指骨截骨矫形应在1岁以后;对掌功能重建应在3岁以后为妥，多宜行掌长肌腱移位。

6.多指切除后并发症

切口感染。

7.怎样预防手术后切口感染

家长应保持患儿刀口敷料清洁干燥。

8.多指术后怎么护理?

（1）术后全麻护理常规。

（2）术后7天之内尽量避免手术部门沾水。

（3）保证手术部位清洁，防止感染。如果伤口上有血痂或分泌物，可用无菌盐水擦拭。

（4）手术观察敷料包扎是否过紧，指甲的颜色，指端皮肤颜色是否正常。

（5）手术当日伤口会有些疼痛，但随着时间的推移会逐渐减轻。

（6）避免进食刺激性食物，如辣椒等。

（7）严格遵守医嘱及时复诊。

第八节　先天性肾积水的健康宣教

一、什么是先天性肾积水?

小儿先天性肾积水是小儿泌尿外科较为常见的疾病之一，其主要是由于先天性输尿管肾盂连接发生梗阻而引起的，临床以男孩较为多见，且病变多发生于患儿左侧。通常情况下，随着孕妇妊娠周期的推进，胎儿的泌尿生殖系统得到不断的发育，短暂的一过性的肾盂扩张造成的肾积水能够得到明显改善，但仍会有部分胎儿至出生后1岁内会发生肾积水现象。

二、是什么原因导致先天性肾积水的?

①造成先天性肾积水的最主要的病因是肾盂输尿管交界处梗阻。如异位血管：如来自肾下极的迷走血管压迫;②纤维条索;③输尿管肾盂高位插入;④肾盂输尿管连接部狭窄和瓣膜;⑤膜性粘连造成的局部输尿管迂曲，先天性肾积水也可以是由动力性原因造成的。如节段性无动力性功能失调。

三、先天性肾积水的临床表现有哪些?

1.腰痛。为持续性钝痛或坠胀不适。

2.腰腹部肿块。起初始于肋缘下逐渐向侧腹部及腰部延伸大者可越过中线为表面光滑的囊性肿块边缘规则有波动感压痛不明显。

3.血尿。一般为镜下血尿并发感染结石或外伤后血尿加重。

4.少尿或无尿。若双侧肾脏 孤立肾或仅一侧有功能的肾脏出现积水同时伴肾功严重受损害的病人则出现少尿或无尿。

5.少尿与多尿交替出现。见于一部分原发性肾积水的病人可于1次大量排尿后肿块骤然缩小疼痛减轻尿量减少时则肿块迅速增大疼痛加重。

6.高血压。重度肾积水病人中约1/3出现高血压呈轻度或中度升高可能由于扩张的肾盂肾盏压迫小叶间动脉引起肾实质缺血所致。

7.自发性肾破裂。在无创伤情况下 因继发感染致肾盂破溃 造成肾周围血肿及尿外渗 表现为突发性腰腹疼痛 有广泛性明显压痛伴肌肉紧张。

8.发热。继发感染时体温升高。

9.消化道症状。可有腹痛腹胀 恶心 呕吐大量饮水后上述症状加重。

10.双侧梗阻出现慢性肾功能不全尿毒症。肾积水常无典型的临床表现主要表现为原发病的症状和体征肾积水诊断时首先应明确肾积水的存在而后查明肾积水的原因病变部位梗阻程度有无感染以及肾功能损害情况。

四、先天性肾积水术后并发症

①泌尿系感染；② 预防褥疮及肺部感染；③ 腹胀；④尿瘘。

五、怎样预防先天性肾积水的并发症：

1.泌尿系感染：①留置尿管的男性患者每日用0.2‰碘伏棉球擦拭尿道口，女性患者用0.2‰碘伏溶液行会阴冲洗，以去除尿道口及导尿管上的血痂及分泌物，确保尿管及会阴部清洁、干燥，防止尿路逆行感染；②更换引流袋、引流管时严格执行无菌操作原则。

2.预防褥疮及肺部感染：凡大、中手术后患者，做好基础护理和保持皮肤的完整性，超声雾化每日2次，鼓励病人翻身，咳痰。

3.腹胀的预防及护理：向患者讲解腹胀的原因是由于麻醉造成肠蠕动减慢、肠道细菌产生大量气体所致。可看情况给予开塞露灌肠减轻腹胀。

六、怎样治疗先天性肾积水？

手术治疗。

七、术前注意哪些？

1.完善各项术前检查。

2.通知手术大约时间，告知禁饮食水时间。

3.避免孩子出现感冒、发烧、咳嗽、流涕现象，以免影响手术。

4.保持外阴部清洁，术前一晚应用肥皂清洗。

八、术后注意哪些？

1.术后心电监护、吸氧。家长观察孩子的呼吸是否平稳、嘴唇有无青紫、输液是否通畅、吸氧管有无脱落、监护仪有无报警。

2.保持孩子刀口清洁，防止尿液污染，引起刀口感染。

3.饮食护理：禁食期间给予口腔护理。术后第2天进食，告知应多饮水，预防尿路感染，遵医嘱给予饮食指导。

4.引流管的护理：

（1）观察引流液的性质：如有引流不畅，应及时调整引流管的位置，冲洗引流管或重新留置，发现引流液有异常，应报告医师进行处理。

（2）固定好引流管：防止引流管扭曲、受压或脱落。一旦脱出，立即告知医生。

（3）防止感染：凡冲洗、更换引流管、引流袋时，应严格无菌操作，各连接头应认真消毒，长期应用储尿袋和留置尿管、造瘘管者，每日更换引流袋1次，造瘘管和导尿管每周更换1次，以防感染和结石形成。留置尿管的男性患者每日用0.2‰碘伏棉球擦拭尿道口，女性患者用0.2‰碘伏溶液行会阴冲洗，以去除尿道口及导尿管上的血痂及分泌物，确保尿管及会阴部清洁、干燥，防止尿路逆行感染。

5. 病情观察：

（1）护士应了解患者麻醉方式及术中情况，观察患者体温、脉搏、呼吸、血压等生命体征的变化。

（2）观察手术切口有无出血、渗液，发现异常应立即报告医师处理。

6. 及时记录患儿尿量颜色及引流量情况，尿量过少，分析原因，及时告知医生。

7.患儿营养状况：患儿有无贫血及低蛋白血症。

8. 引流管周敷料有无渗液。

9. 术后禁止夹管。

10.拔管后拔管处敷料渗液较多应及时报告医生。

九、出院后应注意哪些?

1.饮食上以低盐、低胆固醇、高热量饮食。

2.出院后多饮水、不憋尿、定时排尿，以防尿液反流引起尿路感染，观察尿色如有异常，及时来医院复查。注意定期到医院复。

3．避免剧烈活动，免体育课1个月。注意饮食，忌暴饮暴食，勿进食生冷食物。术后3~6月来院复诊。

第九节　骨软骨瘤的健康宣教

一、什么是软骨瘤?

软骨瘤为常见的良性骨肿瘤，内生（髓腔性）软骨瘤是指发生在髓腔内的软骨瘤，最为常见；骨膜下（皮质旁）软骨瘤则较少见。软骨瘤合并多发性血管瘤。软骨瘤单发多见，多发较少见，并具有对称生长的特点，同时合并肢体发育畸形，又称内生软骨瘤病；位于盆骨、胸骨、肋骨、四肢长骨或椎骨的软骨瘤易恶变；发生在指（趾）骨的软骨瘤极少恶变。

二、发病的原因有哪些?

骨软骨瘤严格讲来并不属于肿瘤，而是生长方面的异常，或称错构瘤。瘤体有软骨帽和一个从骨侧面突出的骨组织。其成因可能是从靠近骨膜的小软骨岛长出，或来自骺板软骨。凡软骨化骨的部位均可发生，但下肢长管状骨占1/2，股骨下端和胫骨上端最多，其次为肱骨上端，桡骨和胫骨下端以及腓骨的两端病变位于干骺端，随生长发育逐渐远离骺板。极少发生于关节内，脊柱多累及附件。

三、临床表现有哪些？

病人多为青少年，局部有生长缓慢的骨性包块，本身无症状，多因压迫周围组织如肌腱、神经、血管等，影响功能而就医，多发性骨软骨瘤可妨碍正常长骨生长发育，以致患肢有短缩弯曲畸形。虽然任何由软骨化骨的骨骼均可生长骨软骨瘤，但长管状骨比扁骨短骨更多见。其中股骨远端、胫骨近端和肱骨近端最为多见。局部多无压痛。有些因压迫血管、神经及内脏器官，产生相应的症状。常是意外中摸到肿物或在X线照片上偶然发现异常。股骨下端或胫骨上端的内侧骨疣可有肌腱滑动感肿物遭到直接冲击或蒂部发生骨折以后才会有疼痛感觉。瘤体较大时可压迫神经腰椎的骨疣可发生马尾神经的压迫症状。足和踝部肿物会使走路和穿鞋困难。有的可并发滑囊或滑囊炎。

（1）肿瘤生长缓慢，轻微疼痛或完全无症状。

（2）局部探查可触及一硬性的包块，无压痛，活动差，边界清，表面光滑。若临近关节（膝关节常见）可引起关节活动受限，关节活动时引起疼痛或弹响。

（3）少数的骨软骨瘤可发生于脊柱，主要累及附件，但也可突入髓腔内，引起神经根或脊髓的压迫，导致相应的症状。

（4）病理性骨折少见。

四、常见并发症有哪些？

（1）骨折。在大而有蒂的骨软骨瘤中，外伤可致基底部骨折。临床不常见。骨软骨瘤基底部骨折易于愈合，很少出现延迟愈合或不愈合现象。骨折后可出现局部疼痛肿胀，X线可明确诊断。

（2）骨骼畸形。多发性骨软骨瘤常见，有三种：①骨管状化不良；②干骺端变宽；③造成周围骨骼继发畸形。

（3）血管损伤。位于膝关节附件的骨软骨瘤可推挤其周围的大血管，使之移位。严重者可形成动脉、静脉嵌压，甚至形成假性动脉瘤。

（4）神经损伤。骨软骨瘤压迫神经干，出现神经支配区域出现相应的症状。压迫脊髓可出现不全瘫痪。

（5）滑囊炎形成。瘤体较大，并位于活动较多的部位，骨软骨瘤的顶端与周围组织经常摩擦可形成滑囊炎。

（6）恶变。单发骨软骨瘤的恶变率约为1%，常恶变为软骨肉瘤。骨软骨瘤如出现局部疼痛、肿胀、包块增大等症状，X线表现为骨软骨瘤再度生长、界限消失、融骨性破坏、软骨帽不规则、出现钙化、硬化等表现，应考虑骨软骨瘤恶变的可能。恶变的软骨肉瘤，可见到溶骨性破坏。

五、怎样预防软骨瘤并发症？

及早诊断手术治疗。

六、治疗方式

手术。

七、术后怎么做好护理？

1. 按小儿疾病一般护理常规及术前护理常规，了解手术情况：手术方式、术中出血、输血、麻醉等。

2生命体征和血氧饱和度、疼痛。

3.保持刀口敷贴的清洁干燥。

4.石膏固定的护理，密切观察患儿石膏有无松动，松紧是否适宜，密切观察患儿患肢血运情况。

5.心理护理，骨软骨瘤一般是多发，继发畸形，曾多次行手术治疗，鼓励家属及患儿正确认识疾病，增强战胜疾病的信心。

6.增加营养，给予高蛋白，高热量，富含维生素，易消化的食物，改善营养状况，提高机体的抵抗力。

7.保持引流管通畅，引流袋应低于伤口，观察并记录引流液量及性质。

8.注意卧床休息，尽量不过多过早活动。

9.抬高患肢，有利于血液回流，预防水肿。观察手术肢体远端血运，活动。

10.疼痛的护理：疼痛严重影响病人的身心，影响睡眠，不利于病人的恢复，积极止痛。

11.能锻炼：鼓励病人在允许范围内进行功能锻炼，防止肌肉萎缩、关节强直和静脉血栓。术后48小时。开始锻炼肌肉舒缩，禁止影响骨和肌肉稳定性的活动。术后3周，可做手术部位远近关节活动，但不负重。术后6周。进行全身及重点关节的活动。逐渐加大力度。并可辅以按摩。

八、出院后注意哪些内容？

1.出院后避免剧烈活动，家中地板防滑，防止病理性骨折。

2.易复发，定期随访，短时间内生长迅速，应怀疑恶变的可能。

3.向患儿家属介绍本病的相关知识，向其说明本病手术治疗的重要性及必要性，病人家属帮助患儿增加战胜疾病的信心。

第十节　股骨干骨折的健康宣教

一、什么是股骨干骨折？

股骨干骨折是以局部肿胀、疼痛、压痛，功能丧失，出现短缩、成角和旋转畸形，可扪及骨檫音、异常活动为主要表现的股骨转子下至股骨髁上部位骨折。

二、股骨干骨折的诱发因素？

骨折多由车祸或高处坠落等强大暴力引起。

三、临床表现有哪些？

骨折部位疼痛比较剧烈、压痛、肿胀、畸形和骨摩擦音和肢体短缩功能障碍，有的局部可出现大血肿，皮肤剥脱和开放伤。

四、股骨干骨折的并发症有哪些？

骨延迟愈合和骨不连或感染性骨不连、肢体不等长、成角畸形以及血管和神经损伤。治疗方法的选择依据患者的年龄、患者的体重、伴随的损伤情况、骨折的部位及类型等确定。

悬吊牵引的并发症：悬吊皮牵引的患儿容易发生肢体末端缺血性挛缩和坏死等严重并发症，发生率很低，但应注意观察。再有就是长期皮肤牵引会出现双下肢皮肤牵拉伤，表现为皮肤起水泡、破皮、感染。

五、股骨干骨折应如何治疗？

（一）悬吊牵引法：

用于3岁以内儿童。将二下肢用皮肤牵引向上悬吊，重量约1~2公斤，要保持臀部离开床面，利用体重作对抗牵引。3~4周经X线照片有骨痂形成后，去掉牵引，也可在牵引3周后改用外支架保护 早期不负重活动，开始在床上活动患肢，5~6周后负重。对儿童股骨干骨折要求对线良好，对位要求达功复位即可，不强求解剖复位。如成角不超过10° 重叠不超过2厘米，以后功能一般不受影响。在牵引时，除保持臀部离开床面外，并应注意观察足部的血液循环及包扎的松紧程度，及时调整，以防足趾缺血坏死。

（二）手法疗法

1.手术治疗的指征 在以下情况需要用手术治疗：

（1）非手术疗法失败。

（2）同一肢体或其他部位有多处骨折。

（3）合并神经血管损伤。

（4）陈旧骨折不愈合或有功能障碍的畸形愈合。

（5）无污染或污染很轻的排放性骨折。

2.手术治疗方法

（1）切开复位，加压钢板螺钉内固定是较常用的方法，由于达到了坚强内固定，术后可早期活动，但可能产生应力遮挡效应及影响骨愈合的质量。

（2）切开复位，带锁髓内钉固定是近几年出现的一种新的固定方法，插入髓内钉后，在钉远端打入螺栓，加压，在大转子区钉尾部加栓，形成既可挤压又可控制远侧骨段旋转的髓内钉。在股骨干上 / 骨折，由于髓腔较窄，可选用传统的髓内钉如V形钉或梅花钉，依靠度弹性镶嵌）原理固定骨折。

六、孩子股骨干骨后家长应该观察孩子的什么？

1.家长应密切观察孩子伤肢肿胀程度、感觉、活动等情况，伤肢的皮肤温度，注意有无骨筋膜室综合征发生。观察骨折端有无外露，伤肢有没有触觉对疼过敏感程度是否伴有神经损伤。

2.神志是否清醒，有无口渴的表现。

3.若为开放性骨折，观察伤口出血情况，注意保护伤口，用干净的布包扎止血。

4.切勿随意搬动孩子的患肢。

七、手术前护士准备些什么？

1.完善术前各项常规检查。

2.通知进食水时间。

3.是否为开放性骨折，给予包扎止血，遵医嘱给予破伤风肌注。

4.急症必要时需要胃肠减压。

5.跟手术室护士核对。

八、孩子手术后该怎样护理？

1.术后心电监护、吸氧。家长观察孩子的呼吸是否平稳、嘴唇有无青紫、输液是否通畅、吸氧管有无脱落、监护仪有无报警。

2.病情观察：注意观察伤肢肿胀程度、颜色、温度、感觉、运动及指（趾）端血液循环情况。特别是24小时内应严密观察。如出现伤肢剧痛，桡动脉（足背动脉）搏动消失或减弱，指（趾）皮肤苍白发凉，被动伸直手指（趾）时引起前臂（小腿）剧烈疼痛，应检查固定是否过紧，立即报告医师并协助处理。观察伤口渗血、渗液及肿胀情况，若疼痛加重伴体温升高，可能发生感染。

3.抬高伤肢，促进静脉血液回流，减轻肿胀和疼痛。

4.针对疼痛、肿胀原因，采取相应的处理方法，遵医嘱应用止痛药。并发骨筋膜室综合征者，紧急做好切开减压手术准备。

5.伤口出血时，描述石膏表面血液渗湿的面积，估计出血量，遵医嘱用止血药。

九、如何进行功能锻炼？

1.早期功能锻炼一般在术后2周内开始。锻炼方式主要限于肢体原位不动，进行自主的肌肉收缩和舒张，如上股四头股舒缩训练、足趾运动等。

2.中期功能锻炼在骨折后3~6周进行，练习抬腿及伸膝关节。

3.晚期功能锻炼是指骨折部分除去外固定后，可进行全面的锻炼，直到功能恢复。

十、孩子出院后注意哪些内容？

1.合理饮食，补充钙质、维生素类食物，如牛奶、鸡蛋等，必要时服用钙片。

2.保护石膏，防止意外跌伤和再骨折。

3.指导患儿保持肢体功能位，说明功能锻炼重要性，根据不同部位骨折指导功能锻炼方法，防止关节僵硬，影响功能。

4.术后1月到医院复查X线片，观察骨折愈合情况，约定石膏拆除时间及负重时间。

5.出现石膏内异味或伤口处疼痛、肿胀、体温升高时应及时就诊。

第十一节　髋关节滑膜炎的健康宣教

一、什么是髋关节滑膜炎？

髋关节滑膜炎又叫髋关节一过性（暂时性）滑膜炎。3~10岁以下的儿童易患髋关节滑膜炎，其中以男性较常见，大多数患儿发病突然。发病高峰3~6岁，右侧多于左侧，双侧髋关节发病的占5%。

二、都是哪些因素造成的发病？

发病原因可能与病毒感染、创伤、细菌感染及变态反应(过敏反应)有关。大多数患儿发病突然，约有半数患儿起病前患有上呼吸道感染、中耳炎等感染病史，少数有外伤史。

三、小儿滑膜炎有哪些表现？

主诉症状为髋部、股或膝部有不同程度的疼痛，拒绝负重或痛性跛行。

幼小的婴儿仅有的症状为烦躁、夜啼，活动患肢时哭闹更明显。检查可发现髋关节活动不同程度受限，尤以内旋、外展动作受限明显，关节前(腹股沟中点处)有轻度压痛，骨盆向患侧倾斜，患肢有假增长。X线检查可见髋关节囊肿胀阴影。

四、需要做哪些辅助检查？

完善骨盆平片,血常规、血培养、双髋关节B超,必要时完善CT。

五、小儿髋关节滑膜炎如不及时治疗有哪些并发症？

不及时处理可能发生滑膜粘连、肥厚等，导致关节腔内压力升高，使股骨头供血不足，易成为股骨头缺血性坏死的诱发因素，如果治疗方法不当，可转为化脓性关节炎或股骨头缺血性坏死。

六、怎样预防小儿髋关节滑膜炎？

积极预防诱因、早期接受治疗。

七、怎样治疗小儿髋关节滑膜炎

1.给予抗炎抗病毒治疗。

2.给予均衡饮食，加强营养，鼓励患儿多饮水，多吃水果，蔬菜。

3.持续牵引者说明牵引的目的、体位、持续时间以及可能出现的不适与处理方法等，取得家长与患儿的配合。指导患儿及家长维持正确的牵引位置，不随意减少或增加牵引重量，以免影响治疗效果。

4.严格卧床休息，进食、大小便均在床上进行，避免患肢负重。

5.经常检查肢体体位及牵引力方向等是否维持在正常要求位置，如有异常改变应及时调整，维持有效牵引。

6.定时观察记录患肢长度变化，并与健侧比较，以防过度牵引。

7.局部包扎过紧，牵引重量过大等引起肢体血运障碍时，立即调整包扎松紧度与牵引重量。

8.指导督促患儿在髋、膝关节疼痛症状消失后，在床上进行髋、膝关节的屈伸活动，每次10分钟，每天2次。

八、患儿出院后注意什么？

1. 出院后预防上呼吸道感染，避免外伤，恢复髋关节活动后继续避免负重7~10天，1个月内避免剧烈的运动，防止复发。

2.出院后2周及3个月、6个月复查髋关节B超，防止发生股骨头缺血性坏死。不适随诊。

第十二节　寰枢椎半脱位的健康宣教

一、什么是寰枢椎半脱位

是指在某种因素下导致寰椎和枢椎的解剖关系异常。

二、小儿寰枢椎半脱位分为哪几类分别由什么原因所导致？

临床上分为创伤性寰枢椎半脱位和自发性寰枢椎半脱位。前种多因某种暴力外伤造成，后者多因儿童上呼吸道感染和颈枕部的炎症常为常见诱发因素咽部炎性浸润造成。

三、小儿寰枢椎半脱位的临床表现

小儿寰枢椎半脱位多见于4~8岁左右的儿童，临床一般表现为突发性斜颈、颈部疼痛、活动受限。

四、为什多见于儿童发病？

儿童骨骼发育尚未成熟，寰枢椎关节囊、韧带较松弛，受外力因素容易造成寰枢关节半脱位。

五、如不及时治疗会有什么并发症？

由于发病突然，易与肌性、骨性、视力障碍性和外伤性斜颈相混淆，如不及时治疗会导致颈部强直和颅底宽畸形。

六、怎样预防寰枢椎半脱位？

要预防少儿寰枢关节脱位，最重要的是及时治疗各种上呼吸道感染引起的炎症，防止寰枢周围的组织出现继发性的感染。对于体质差、颈脖细的瘦弱儿，家长更要加强护理，在其患病期间督促其不做剧烈的游戏，避免头部转动时用力过猛。一旦出现疑似"落枕"的症状，切莫盲目自行推拿或用力帮孩子"掰脖子"，以免加重其脱位。

七、应该怎样治疗？

治疗方法　颈椎牵引：确诊后给予绝对卧床、枕颌吊带持续牵引。

八、如何做好颈颌牵引牵引治疗的护理？

1.向家长及患儿说明颈颌带牵引治疗的必要性和重要性，以取得配合

2.带选择大小合适颈颌牵引带，用软布或小毛巾垫于下颌或耳后，防止发生皮疹或牵引带下滑压迫气管引起窒息，潮湿后立即更换。

3.保持枕颌吊带位置固定合适，避免压迫颈部大血管，发生意外。

4.牵引时必须保持平卧位，肩部垫一小枕，以抬高肩部15~20°，使头后仰，颈部充分牵拉。

5.牵引过程中观察患儿有无恶心、呕吐症状，观察患儿四肢运动、感觉等情况，以防牵引过程中发生脊髓损伤。

6.进食或饮水时，可将牵引锤松开，缓慢将头和颈部一起轴线翻身向一侧，饭后再将牵引锤重新悬吊好。

7.患儿坐立时，应佩戴颈托，限制颈部活动。

8.指导督促患儿经常进行深呼吸和四肢功能锻炼，如扩胸运动、关节屈伸活动，可双足撑床，抬起臀部。

九、患儿出院指导的内容

1.注意天气变化，适时加衣保暖，预防感冒。

2.养成良好的坐姿和卧姿，低头看书时间不宜过久，枕头不宜过高。

3.出院1个月内颈部应剧烈活动，即使去除颈围后也不要做立即做剧烈摇头或甩头动作。

4.坚持佩带颈托6周，经复查后方可去除，去除颈围后慢慢进行颈部肌肉锻炼，逐渐增加锻炼幅度。

5.定期复查，不适随诊。

第十三节 浅表脓肿切开引流的健康宣教

一、什么叫脓肿?

肿是急性感染过程中，组织、器官或体腔内，因病变组织坏死、液化而出现的局限性脓液积聚，四周有一完整的脓壁。

二、发病原因是什么?

常见的致病菌为金黄色葡萄球菌。脓肿可原发于急性化脓性感染，或由远处原发感染源的致病菌经血流、淋巴管转移而来。往往是由于炎症组织在细菌产生的毒素或酶的作用下，发生坏死、溶解，形成脓腔，腔内的渗出物、坏死组织、脓细胞和细菌等共同组成脓液。由于脓液中的纤维蛋白形成网状支架才使得病变限制于局部，另脓腔周围充血水肿和白细胞浸润。最终形成的肉芽组织增生为主的脓腔壁。

三、临床表现

1.浅表脓肿略高出体表，红、肿、热、痛及波动感。小脓肿，位置深，腔壁厚时，波动感可不明显。

2.深部脓肿一般无波动感，但脓肿表面组织常有水肿和明显的局部压痛，伴有全身中毒症状。

四、诊断依据

1.浅部：脓肿表现为局部红、肿、热、痛及压痛，继而出现波动感。

2.深部：脓肿为局部弥漫性肿胀，疼痛及压痛，波动不明显，试验穿刺可抽出脓液，也可作超声波协诊。

五、怎样治疗?

治疗以切开引流，抗菌消炎。

治疗原则：①及时切开引流；②术后及时更换数料；③全身应选用抗菌消炎药物治疗。

六、切开引流后效果如何能否治愈?

1.治愈：切开引流后，脓肿消失，切口基本愈合，全身症状消失。

2.好转：脓肿切开引流后，引流通畅，伤口肉芽健康，全身及局部症状消失。

七、该怎样护理好切口？

1.家长避免患儿尿液及粪便污染伤口。

2.切完第二日根据情况更换引流条。

3.拔出引流条的伤口如被污染及时用温水擦去后呼叫护士给予消毒处理。

4.可给予红外线照射促进伤口愈合。

第十四节　胸腔闭式引流的健康宣教

一、胸腔闭式引流的目的

引流胸腔内积气、积液；重建负压，保持纵膈的正常位置；促进肺膨胀；对脓胸病人，以尽快引流，排除脓液，消灭脓腔，使肺及早复张，恢复肺功能。

二、适应证

外伤性或自发性气胸、血胸、脓胸或心胸外科手术后引流。

三、胸腔闭式引流的护理常规

1.保持管道的密闭和无菌。

2.有效体位，鼓励病人进行咳嗽、深呼吸运动，利于积液排出，恢复胸膜腔负压，使肺 复张。

3.维持引流通畅，每30~60分钟挤压一次引流管，防止其受压、折曲、阻塞。

4.妥善固定。

5.观察、记录引流液的量、性状、水柱波动的范围，并准确记录。

6.引流瓶每日以无菌的生理盐水更换引流液，并做好标记，便于观察引流量。

7.活动宜缓慢，水封瓶勿剧烈晃动；患者解大小便时，除气胸外，需用止血钳夹闭胸管，防止引流液逆流。

8.保持有效引流：引流瓶放置应低于胸部的切口位置并挂于床边，下床活动时，引流瓶保持在膝盖水平以下;不要打开或倾倒引流瓶。

9.若引流管接头松脱时，家长则用手捏紧引流管靠近身体这侧，立即呼叫护士。若引流管不慎从胸腔滑脱，应立即用手捏闭伤口处皮肤，通知医生消毒处理。

10.运动指导：每天定时行深呼吸训练或呼吸训练器训练，方法如下：指导患者进行缓慢用嘴吸气直到扩张，然后缓慢用鼻呼气，重复10次/min左右，3~5次/d，每次以患者能耐受为宜。

11.观察引流管的颜色如有变化及时告诉护士。

12.进行有效咳嗽，必要时雾化吸入、扣背排痰，促进肺复张，防止肺部感染。

第十五节　先天性肥厚性幽门狭窄的健康宣教

一、定义

先天性肥厚性幽门狭窄是由于幽门环形肌肥厚，使幽门管腔狭窄，发生上消化道不全梗阻。本病程越长，幽门处增生肥大越严重，常形成橄榄样肿块，表面光滑，质硬有弹性，或硬如软骨，严重狭窄时，幽门管只能通过细探针。此病为新生儿期常见的腹部外科疾病，占消化道畸形第3位，仅次于肛门直肠畸形和巨结肠。

二、病因

1.幽门肌层先天性发育异常；2.神经发育异常；3.内分泌因素；4.遗传因素。

三、临床表现

1.呕吐；2.胃蠕动波；3.腹部肿物；4.脱水和营养不良；5.碱中毒；6.黄疸。

四、治疗方法

手术。

五、手术后并发症

可出现伤口感染或裂开、切口疝、十二指肠穿孔和出血等。家长应观察是否仍旧频繁呕吐腹胀情况，因手术后有水肿期，所以还会出现呕吐。观察患儿体温变化。

六、预防

本病属先天性消化道畸形，无有效预防措施，药物治疗无法纠正畸形，早发现早治疗是防治的关键，故需尽早到医院行幽门环肌切开术，效果较好。

七、术前准备

（1）纠正脱水及电解质紊乱。改善全身情况，纠正贫血及营养情况，为孩子静脉补充营养及水分。

（2）完善术前检查，手术前6~10小时禁食，胃肠减压。

八、术后注意哪些?

（1）全麻后护理常规：严密监测生命体征，术后2~3h禁食水，头偏向一侧，吸氧、监护。家长观察孩子的呼吸是否平稳、嘴唇有无青紫、输液是否通畅、吸氧管有无脱落、监护仪有无报警（如遇监护仪报警，或患儿呼吸急促或缓慢或是测血氧饱和度的探头脱落）。

（2）妥善固定胃管待拔出胃管后开始少量水，次日开始喂奶。最初2小时一次渐改3小时一次，每次30ml，以后每日增加15ml，一般3~4天即可恢复正常喂养。每次喂养完都要将患儿竖着抱起轻怕后背，因手术后有水肿期，所以还会出现呕吐，所以不能喂养过多。手术当日入量不足，静脉营养补充。

（3）体温：患儿术后3日内可出现体温升高现象，称术后吸收热。一般患儿多饮食症状可自行缓解，如体温大于38.5℃，可通知医生给予药物治疗。

（4）保持刀口敷料清洁，避免尿液污染。

（5）因患儿需要输入高营养物质，输液时间长，对患儿血管刺激较大故，留置针也容易发生渗液所以留置的血管更换频繁，家长也应该注意观察输液的血管是否发生肿胀、渗液。

九、出院后指导

（1）保持刀口清洁干燥，缝合的是可吸收线，术后一周后可揭掉敷贴。

（2）进食时，让患儿处半卧位或抱起直立位，进食后，轻拍患儿背部，使胃内气体逸出，减少呕吐。进食半小时后才能活动。

（3）教会病儿家属记录呕吐情况，包括呕吐时间、性质、量，并注意患儿呕吐时把头偏向一侧，预防误吸。

（4）每周予患儿磅体重并记录，复查时可以给医生一个参考的依据。

（5）合理喂养，少量多餐。及时添加钙、鱼肝油、菜泥等辅食。

表6-1 添加辅食的顺序

月龄	添加辅食	供给的营养素
1~3个月	水果汁、菜汤鱼肝油制剂	维生素A、C，矿物质，维生素A、D
4~6个月	米汤、米糊、稀粥、蛋黄、鱼泥、豆腐、动物血、菜泥、水果泥	补充热能，动物、植物蛋白质，铁、维生素、纤维素、矿物质
7~9个月	粥、烂面、饼干、蛋、鱼、肝泥、肉末	补充热能，动物蛋白质、铁、锌、维生素
10~12个月	稠粥、软饭、挂面、馒头、面包、豆制品、碎肉、油	供给热能、维生素、纤维素、矿物质、蛋白质

（6）孩子哭闹或哺乳时吞下大量的气体会引起腹胀，应尽量避免患儿的哭闹。

（7）如果出现呕吐频繁，体重不增应及时复诊。

（8）定期复诊。

第十六节　巨结肠健康宣教

一、定义

巨结肠又称无神经节细胞症。由于结肠远端运动功能紊乱，粪便停滞于近端结肠，以致肠管扩大、肥厚。是一种较常见的消化道发育畸形，占消化道畸形的第2位。国外统计本病的发病率为0.2‰，我国为0.5左右。男孩较女孩多见，男女之比为4：1。有家族性发病倾向，为常染色体隐性遗传病。决定病变肠段长短的基因可能是性染色体，短段型以男婴为多，长段型男女相近，全结肠型女性略多。家族病例中发生长段型者比散发病例高5倍。后代发病比先辈重。首次就诊多在新生儿期，常为足月儿。

二、病因

肠壁神经节细胞减少或缺如是引起巨结肠的原因，是一种先天性发育停顿。胚胎发育过程中，在此期间，如有病毒感染、代谢紊乱、胎儿局部血运障碍或遗传等因素，都可能造成神经发育停顿或神经节细胞变性，使停顿开始部位的远端肌壁中缺乏肌间丛和黏膜下丛中的神经节细胞，致使远端无神经节细胞的肠段呈痉挛、狭窄状，形成功能性肠梗阻。

三、临床表现

1.胎便排出延迟，顽固性便秘腹胀

患儿因病变肠管长度不同而有不同的临床表现。痉挛段越长，出现便秘症状越早越严重。多于生后48小时内无胎便排出或仅排出少量胎便，可于2~3日内出现低位部分甚至完全性肠梗阻症状，呕吐腹胀不排便。痉挛段不太长者，经直肠指检或温盐水灌肠后可排出大量胎粪及气体而症状缓解。痉挛段不太长者，梗阻症状多不易缓解，有时需急症手术治疗。肠梗阻症状缓解后仍有便秘和腹胀，须经常扩肛灌肠方能排便，严重者发展为不灌肠不排便，腹胀逐渐加重。

2. 营养不良发育迟缓

长期腹胀便秘，可使患儿食欲下降，影响了营养的吸收。粪便淤积使结肠肥厚扩张，腹部可出现宽大肠型，有时可触及充满粪便的肠袢及粪石。直肠指检：大量气体及稀便随手指拨出而排出。

3.巨结肠伴发小肠结肠炎

是最常见和最严重的并发症，尤其是新生儿时期。其病因尚不明确。患儿全身发问突然恶化，腹胀严重、呕吐有时腹泻，由于腹泻及扩大肠管内大量肠液积存，产生脱水酸中毒高烧、肪快、血压下降，若不及时治疗，可引起较高的死亡率。

四、巨结肠常见并发症有哪些？

巨结肠小肠结肠炎：发病较急、高热、吐泻，梗阻肠腔内积存大量肠液可导致严重脱水、酸中毒和休克，病死率可高达30%。其他并发症有肠梗阻、肠穿孔、营养不良、发育延迟、刀口出血、小肠吻合口瘘等。家长观察患儿有无厌食、恶心、呕吐、腹胀的表现。

五、如何进行并发症的预防？

早期发现孩子排便困难时应该积极治疗。

六、治疗方式

（一）保守疗法

适用于轻症、诊断未完全肯定、并发感染或全身情况较差者。主要是维持营养及水电解质平衡，使能正常发育。每日或隔日用温生理盐水反复洗肠，每次50~100ml，同时按摩腹部，使粪便、气体不断排出，或用开塞露，避免粪便淤积，解除便秘。忌用清水或肥皂水灌肠，防止发生水中毒。给予抗生素预防感染。待小儿3个月~1岁再作根治手术。

（二）手术

根治手术。

七、术前应注意哪些？

（1）完善术前准备常规检查项目包括：血常规、凝血常规、乙肝五项、三抗体检查、肝功、心电图、胸片。

（2）术前应禁食，肠道准备，清洁灌肠，胃肠减压。

（3）肛门清洁。

（4）与手术室护士共同核对床号、姓名、手术部位、术中用药，无误后方可入手术室手术。

八、术后应注意哪些?

（1）全麻后护理常规：严密监测生命体征，术后2~3h禁食水，头偏向一侧，吸氧、监护。家长观察孩子的呼吸是否平稳、嘴唇有无青紫、输液是否通畅、吸氧管有无脱落、监护仪有无报警（如遇监护仪报警，或患儿呼吸急促或缓慢或是测血氧饱和度的探头脱落）。

（2）肛周皮肤护理。术后大便次数会增多，随时皮肤清洁，用温水轻擦肛门。

（3）拔出胃管后，先试饮水20~40ml，观察半小时无腹胀可以喝20~40ml配方奶或者母乳等全流质高能量高蛋白易消化饮食。

九、出院指导

1.饮食：少食多餐，给予清淡高能量高蛋白高膳食纤维饮食。

2.养成定时排便的规律。

3.肛周皮肤护理：及时清洁大便减少对皮肤的刺激。

4.按时随诊:术后10~12天来院进行扩肛治疗，交代注意事项。

第十七节　先天性髋关节脱位健康宣教

一、什么是先天性髋关节脱位

股骨头在关节囊内丧失其与髋臼的正常关系，以致在出生前及出生后不能正常发育。

二、发病原因有哪些?

先天性髋关节脱位的病因至今尚未完全明确。当然，多发性畸形附有髋关节脱位应属于先天性畸形。总的说来，近年来大多数学者认为病因并不是单一的。这说是说有许多因素参加才会引起此症的产生。

（一）遗传因素

无可否认的事实说明此症有明显的家族史，尤其在双胎婴儿中更为明显，有此症之患者家族中其发病率可以 高达20%~30%，而且姐妹中更为多见。同样的疾病在姐妹中可以出现髋脱位半脱位与发育不良三种类型，倘若不进行详细的，早期的检查与X线片诊断，除第一类之外，后两类往往可以遗漏而到达7~8岁时髋关节已完全正常。

（二）韧带松弛因素

近年来越来越多的报告证明关节韧带松弛是一个重要因素。

（三）体位与机械因素

髋脱位病例中臀位产有人报道高达16~30%之多，正常生育中臀位产仅占3%，将幼儿髋关节固定于屈曲、外旋、膝关节伸直，并给予雌激素和黄体酮。可出现髋关节脱位畸位。出生后的体位亦有人认为是引起此病的一个因素。如在瑞典和美洲印第安人的发病率高的原因是由于婴儿应用襁褓位有关。

三、有哪些临床表现？

（1）新生儿和婴儿期的表现：①症状：A.关节活动障碍：患肢常呈屈曲状，活动较健侧差，蹬踩力量弱于另一侧，髋关节外展受限。B.患肢短缩：患侧股骨头向后上方脱位，常见相应的下肢短缩。C.皮纹及会阴部的变化：臀部及大腿内侧皮肤皱褶不对称，患侧皮纹较健侧深陷，数目增加，女婴大阴唇不对称，会阴部加宽。

2)幼儿期的表现：①症状：A.跛行步态：跛行常是小儿就诊时家长的唯一主诉。一侧脱位时表现为跛行；双侧脱位 时则表现为"鸭步"，患儿臀部明显后突腰前凸增大。B.患肢短缩畸形：除短缩外同时有内收畸。

四、常见并发症有哪些？

1.论是保守治疗还是手术治疗，均可并发股骨头缺血性坏死，而手术治疗后还可发生再脱位和关节僵硬，需在治疗中注意预防。

2.股骨头变扁密度增加或出现碎裂现象。股骨头残余畸形包括头变扁变大扁平髋髋内翻、股骨颈短宽等。

3.术后再脱位。术后再脱位虽然发病率不高，但一旦发生，预后不良，可发生股骨头坏死和关节僵硬。一旦发生应，及早手术处理。

4.髋关节运动受限或僵硬。此并发症较为常见。

五、术后怎样预防关节僵硬？

术后带支架方便进行关节的活动，鼓励孩子多做足背的运动。

六、怎样治疗

1.保守治疗

适用于出生~6个月。

此阶段为DDH治疗的黄金时段，方法简便易行，依从性好，疗效可靠，并发症少。首选吊带或穿戴极度（蛙式）外展支具，以避免损伤股骨头软骨和AVN。

2.手术治疗

七、怎样做好对髋关节半脱位患儿手术前的护理？

1.给予高蛋白、高维生素、高热量饮食。术前按全麻手术禁食、禁饮。

2.6个月以内患儿用吊带，时间3~6月；1岁以内婴儿采用外展支架治疗。

3.对各种外固定器具，一经固定稳妥后应及时检查对皮肤、肢体有无摩擦、卡压等现象，发现问题及时纠正。

4.注意倾听婴儿啼哭及系幼儿主诉，发现异常时，应观察患肢血液循环，检查外固定装置，预防压疮发生。

5.术前须牵引患儿按牵引护理常规护理。

八、手术后护理宣教

1.术后心电监护、吸氧。家长观察孩子的呼吸是否平稳、嘴唇有无青紫、输液是否通畅、吸氧管有无脱落、监护仪有无报警。

2.保持孩子刀口清洁，防止尿液污染，引起刀口感染。

3.检查外固定架边缘是否圆滑，进行必要的修理，以免造成皮肤的损伤。

4.术后第2天协助患儿翻身，按摩受压处皮肤，翻身时注意以健侧为轴，翻身后垫好软枕。已行骨盆截骨并植骨术患儿，禁止竖立位，防止因植骨块压缩而造成手术失败。

5.加强皮肤护理，保持床单位整洁，及时清理渣屑，防止压疮发生。

6.指导年长患儿做固定肢体肌肉的静息舒缩运动，以防肌肉萎缩。

7.协助患儿定期拍片复查，检查术后复位情况。

九、出院指导

1.不要将新生儿或婴儿的髋关节伸直位包裹，以免导致髋关节发育不良，引起或加重髋关节脱位。

2.患者在出院路途中要仰卧于硬板床上，保持患肢外展内旋位。回到家中做踝关节、足趾功能锻炼。其方法是患儿上身前俯进行屈髋功能训练，争取屈髋功能达到＞90°，于平卧位提起双下肢检查屈髋程度。切忌家长用暴力固定骨盆，提起双腿帮助屈髋锻炼。术后1个月摄片复查，如生长良好，可让患儿做弯腰、屈髋活动，以锻炼臀部肌肉及髋关节，防止臀肌挛缩及髋关节粘连，2次/d，15min/次；同时加强膝、踝、足趾关节锻炼，术后1个半月，让患儿坐在床上，双手摸脚，以帮助恢复髋关节屈曲功能，或坐在床沿上两脚下垂，做抬腿动作，1次/2h，15min/次，但不可过早让患儿站立，以防摔倒。术后3个月摄片检查，股骨头包容好，髋臼成形部已愈合，股骨截骨愈合后，患儿可在床上或床边活动，主动或被动屈伸，收展或旋转活动，达200次/d。第4个月始，空蹬低矮小自行车活动，3~4h/d，间断做收展和旋转活动。半年后负重行走。

3.带外固定支架出院，指导外固定支架的固定护理及拆除后，鼓励患儿尽早进行髋关节功能锻炼，指导锻炼方法及注意事项。

4.定期复查，严格遵守医生对下肢负重时间的规定。

参考文献

1.邓辉. 急危重症护理[M]. 北京：中国中医药出版社，2018.

2.王丽芹. 急危重症患者预见性护理[M]. 北京：科学出版社，2019.

3.李茜，蒋露叶. 急危重症护理技能实训[M]. 武汉：华中科技大学出版社，2018.

4.彭蔚，王得群. 急危重症护理学[M]. 武汉：华中科技大学出版社，2017.

5.史铁英. 急危重症护理救治手册[M]. 郑州：河南科学技术出版社，2019.

6.张波. 急危重症护理学（第4版）[M]. 北京：人民卫生出版社，2017.

7.席淑华，彭飞，王世英. 急危重症查房（第2版）[M]. 上海：上海科学技术出版社，2016.

8.刘风侠，梁军利，刘晋. 急危重症护理常规[M]. 北京：世界图书出版公司，2016.

9.丁兆红，迟玉春，侯树爱，焦彦. 急危重症护理[M]. 北京：科学出版社，2017.

10.周立. 危重症急救护理程序（第3版）[M]. 北京：科学出版社，2019.

11.谢红珍，周梅花. 临床常见急危重症护理观察指引[M]. 北京：人民军医出版社，2015.

12.成守珍. 急危重症护理学（第3版）[M]. 北京：人民卫生出版社，2019.

13.李文涛，张海燕. 急危重症护理学（第2版）[M]. 北京：北京大学医学出版社有限公司，2017.

14.郭梦安. 急诊护理学[M]. 北京：中国医药科技出版社，2018.

15.许建瑞，雷芬芳，李青. 急诊护理学[M]. 北京：北京大学医学出版社有限公司，2017.

16.肖涛，郭美英. 急诊护理信息化[M]. 长沙：中南大学出版社，2018.

17.姜梅. 妇产科护理指南[M]. 北京：人民卫生出版社，2019.

18.钱嬿，厉瑛，戈晓华. 儿科护理查房（第2版）[M]. 上海：上海科学技术出版社，2016.

19.崔焱. 儿科护理学（第6版）[M]. 北京：人民卫生出版社，2017.

20.王丽芹，池迎春，裘晓霞. 儿科护理教学查房（第3版）[M]. 北京：科学出版社，2018.

21.李砚池. 儿科护理[M]. 北京：科学出版社，2019.

22.张玉兰，王玉香. 儿科护理学[M]. 北京：人民卫生出版社，2018.

23.黄人健. 儿科护理学高级教程[M]. 北京：科学出版社，2018.

24.马宁生，周良燕. 儿科护理学[M]. 北京：中国医药科技出版社，2018.

25.梁伍今．儿科护理学[M].北京：中国中医药出版社，2019.

26.郝群英，魏晓英．实用儿科护理手册[M].北京：化学工业出版社，2018.

27.王丽芹，池迎春，陈叶蕾.儿科护理细节管理[M].北京：科学出版社，2017.

28.董荣芹，陈梅．儿科护理学[M].北京:化学工业出版社，2017.

29.何利君，张广清，廖卫华.儿科护理健康教育[M].北京：科学出版社，2019.

30.沙丽艳，崔文香．儿科护理学[M].北京：科学出版社，2018.

31.武君颖，王玉玲．儿科护理[M].北京：科学出版社，2018.

32.高正春．儿科护理技术[M].武汉：华中科技大学出版社，2014.

33.洪黛玲，梁爽．儿科护理学（第2版）[M].北京：北京大学医学出版社有限公司，2016.

34.胡国庆．儿科护理[M].重庆：重庆大学出版社，2016.

35.杨晓英．浅谈小儿急性喉炎的护理[J].世界最新医学信息文摘，2015：92.

36.周红梅．治疗小儿急性喉炎50例护理体会[J].中国医药指南，2017：02.

37.连瑶，陈绩．新型含银敷料在小儿先天性耳前瘘管感染期伤口换药中的效果[J].现代医药卫生，2017:06.

38.杨凤翔．甲状腺舌管囊肿及瘘管患儿围手术期护理[J].中华现代临床医学杂志,2005:379.

39.林华，潘成军，陈赛赛．鼻内镜下腺样体切除术治疗儿童腺样体肥大的效果[J].中国乡村医药，2014:23.

40.杨德英．低温等离子射频治疗儿童阻塞性睡眠呼吸暂停低通气综合征的疗效分析[J].中国医学文摘(耳鼻咽喉科学)，2014：05.

41.张新钢，杨一晖，许会卿．儿童鼻腔纽扣电池异物嵌顿临床特征分析[J].浙江临床医学，2016（18）:1.

42.宋竹青．儿童鼻腔异物存留10年1例误诊分析[J].基层医学论坛，2014（18）:20.

43.王成会，刘颖．儿童鼻腔异物治疗的临床分析[J].医药与保健，2014（22）:1.

44.商春梅．降温贴用于儿童扁桃体切除术后冷敷的效果[J].当代护士(中旬刊).2017：01.

45.肖江，成燕．吸入用布地奈德混悬液雾化吸入治疗小儿急性感染性喉炎的临床效果观察[J].首都食品与医药，2017：06.

46.李尚荣．小儿急性喉炎伴梗阻急救护理分析[J].吉林医学,2015：07.

47.习樱花，张宏乐．小儿急性喉炎的临床护理措施[J].世界最新医学信息文摘,2015：33.